암, 치매 등의 노인성 질환 완치 솔루션

닥치고
오래 살기

AI도 인정하는 건강수명 120세 사실적 진실

李東京, 朴星玩 作

자연 자체가 최고의 의사다.

"Nature itself is the best physician."

– Hippocrates

맑은샘

去頭截尾 淸長命

(거두절미하고 깨끗이 오래 살기)

120세
활력장수시대의 문을 열다

나는 공학도이다.

가족들과 주변인들이 끊임없이 암, 치매 같은 질병에 시달리는 상황에, 나 자신도 50대가 되면서 생물학, 의학, 동양의학에 자연스럽게 관심을 가지게 된 것은 어쩌면 필연이자 운명일 것이다.

이 와중에 같은 공학자임에도 불구하고 40년간, 감각의학에 매진하여 생체전기와 통증의 연관성과 난치병에 깊이 천착(穿鑿)했던 서울대 공대 故 공동철 씨의 책이나 연구에 관심을 가지고 그 이론적 타당성 등에 공감을 갖던 중, 어쩌면 우연이자 필연적으로 故 공동철 씨의 남은 과제를 이어서 연구를 해오던 의료계 사람들의 실증자료를 검토하면서 너무나 혁신적이면서도 전 지구의 아픈 이들에게 도움이 될 수 있는 현실을 직접 확인할 수 있었다.

그것은 마치 고대 이집트의 피라미드를 연구하는 것보다 더 놀라운 의학의 세계였던 것이다.

전 세계에 인공지능(AI) 열풍이 불고 있고, AI 궁극적 목표 중의 하나가 평균수명 120세 이상이 되는 해법을 찾아내는 것인데, 나는 우리 고대의 의학이 마치 이집트 피라미드처럼 그 해법을 비밀리에 가지고 있었던 것을 확인하게 된 것이다.

이에 독자들은 이 놀라운 실제 감각의학의 이론적 토대를 살리고 몸으로 확인만 하면 되고, 이 책 제목처럼 말 그대로 아프지 말고 오래오래 살면 되는 것이다. 이 책『닥치고 오래 살기』가 K-medicine 또는 Old Korea Medicine 실체이며, 말 그대로 OK Medicine인 셈이다.

그래서 나는 확신한다. 서구의 어떤 AI 같은 의학보다 우리의 OK Medicine이 인공지능을 넘어선 신의 인공지능(神I)으로써 인류를 질병과 노화의 고통에서 대부분 해결할 수 있음을….

이 책에서 소개하는 의학의 궁금증은 내가 직접 확인했고, 많은 부분은 故 공동철 씨와 관련된 의학자들의 1인칭적 시점에서 서술하고 있음을 독자 여러분이 이해하기 바라며, 공상과학소설 같지만 지금 현재 대한민국에서 구현 가능하고, 아니 구현되고 있는 공상과학소설이 아닌 실제 다큐멘터리임을 증명하고자 한다. 아울러, 동양의학 자체가 분자생물학적 기전보다는 경험에 의한 것이 많았기에 공학도로서 이해가 난해한 부분은 비유적으로 설명할 수밖에 없음도 이해하기 바란다.

하지만, 인체 자체가 과학적, 기계적 메커니즘보다는 경험적이거나 不可知의 영역이 많기에 실제 효과가 있으면 받아들이는 것만이 답이라고 본다.

글을 쓰는 내내 AI을 넘어서는 神I 지능 의학이라는 느낌을 지울 수가 없는 다소 황당하고 놀랍기까지 한 OK Medicine을 개발하고 그 맥을 이어 온 분들, 그리고 추천의 글을 남겨 주신 前 한국장애인노동조합 총연맹 명예회장 최서윤 회장님, 한국과학기술원 명예교수회 신항식 회장님, 그리고 이 책의 공동저자로 의학적 지식, 견해 및 실증사례로 책에 생명을 불어넣어 주신 박성완 원장님께 경의를 표하는 바이다.

그럼, 치매, 암 같은 노화세포를 궁극적으로 치료할 수 있는 숭고한 세놀리틱 제제(製劑)에 대한 깊은 세계로 빠져보고, 단지 단순한 이야기가 아닌 궁극적인 해결책을 가지고 있는 OK Medicine에 대해 각자(各自)가 각자(覺者)가 되어 평균수명 120세 이상 활력장수시대의 문을 활짝 열어보길 진심으로 바라며, 어떤이들에게는 보잘 것 없지만, 또 어떤이들에게는 생명의 길잡이가 되어 줄 수 있는 이야기의 서문을 열어볼까 한다.

노화 패러다임의 전환,
井庵活人法에 대하여

인간이 원시상태에서 벗어나 사색을 하고 철학이라는 학문이 생겨난 것에는 '삶'과 '죽음'이라는 화두가 존재하였다. 인간과 신들의 가장 큰 차이점은 '不老不死'의 영속성에 있다. 올림퍼스산의 12신 중 가장 맏딸이자 막내딸이며, 모든 그리스와 로마의 신 중 가장 존경을 받는 여신인 '가정과 부엌의 여신', 즉 '헤스티아' 여신은 영원한 처녀들의 수호신이며 신들의 음식, 암브로시아(Ambrosia)를 신들에게 바친 가장 중요한 여신이다.

또한, 신들의 만찬에서 마시는 신들의 음료(마시면 신이 된다), '넥타르'를 따르는 제우스와 헤라 여신의 딸 '헤베(Hebe, 영원한 젊음의 여신)'가 있다.

불경 '화엄경'에 보면 하늘과 땅과 물에 있는 신들이 등장한다.

여기에 건달바(乾闥婆)라는 신이 있다. 향과 음악과 약품을 관장하는 신을 말한다. 이 신이 천상의 신성한 물인 소마수를 지킨다. 소마수는 다른 이름으로 마드라(꿀), 암리타(감로) 등으로 불린다.

이를 마신 사람에게 무한한 활력과 심신을 건강하게 해주고 병마를 쫓고 자손을 번창시키고 장수하게 해준다고 한다. 사실이라면, 식약동원(食藥同原)이라는 말이 있는 것처럼 이보다 좋은 약은 없겠다.

세계 유수의 日本 京都大學 출신의 '井庵' 선생이 펴낸 본서에는 인간의 가장 원초적인 욕망인 죽음에서 멀어지기 위한 하나의 새로운 패러다임을 제시한다.

인간의 육체가 늙어버려서 되돌릴 수 없는 상태가 되기 전에 젊은 시절부터 노화의 속도를 조절하여 "현재까지 인간수명의 한계라고 하는 120세까지 전성기의 신체능력을 유지하면서 살아갈 수 있게 만드는, '인간이 만드는' '넥타르'와 '소마수'에 대한 이론적인 기초와 실제로 실행하여 입증할 수 있는 근거를 이 책에서 제시한다.

또한, 그간의 실제 환자들을 치료하며 얻은 임상 결과를 사례로 들어, 이 이론이 사실임을 실증하고 인간들의 두려움의 원천인 죽음에서 멀어지며 젊음의 활기를 오래오래 만끽할 수 있는 방법을 독자 제현과 공유하고자 하오니, '21세기 현대인의 필독서'라

고 감히 자부하며 졸필이나마 이글로써 추천의 글을 남기는 바입
니다.

2025년 12월

前 韓國障礙人 勞動組合 總聯盟 名譽會長 崔瑞允

놀라운 不可知 영역의
감각의학

평생을 공학도의 삶을 살아온 저자가 과학적인 메커니즘보다 경험적이거나 不可知 영역의 감각의학의 관련한 책 『닥치고 오래 살기』를 출간한다는 전언에 걱정보다 놀라움의 시각을 가지고 책의 서문을 열어보게 되었다.

하지만, 서문을 접하고 나의 놀라움은 확신으로 변하였다. 책의 시작부터 남다른 사고와 관련 의학자들의 경험과 연구에서 비롯된 이야기는 노년에 접어든 나 같은 사람들에게 활력장수를 제안하는 날카로운 통찰이 엿보였기 때문이다.

저자가 제안하는 노인 질환의 치료 해법은 지질 독소의 배독(排毒)현상으로, 기존 의학적 접근과는 너무나도 다르며 궁극적 'sublime'한 세놀리틱 제제를 이용한, 가히 혁명적 실천의학이라고도 말할 수 있을 것이다.

이 책은 의학적 전문 지식이 없어도 누구나 쉽게 이해할 수 있을 정도로 저자의 착실한 비유와 설명은 책을 읽어 내려갈수록 놀랍고 노년기의 활력장수시대의 해법을 정확히 제시하고 있다.

평생 경험에서 깨달은 연구내용들과 근거 있는 지식을 기반으로 저술된 해법은 의학계에 혁신을 가져오리라 믿는다. 책명『닥치고 오래 살기』처럼 노년기에 접어든 사람들은 말 그대로 아프지 말고, 건강하게 평균수명 120세 이상까지 활력 있게 장수하면서 행복한 삶을 살기만 하면 된다.

노년기를 깨끗하게 아프지 않게 보내길 바라고, 고통 없이 삶을 마무리하고 싶어 하는 마음을 가지고 활력장수시대를 열고자 하는 독자들에게 일독하길 권합니다.

2025년 12월

한국과학기술원 명예교수회장 신항식

목 차

1장. 노화에 대하여

2장. 기승전脂, 기승전前

3장. 인체 내 노폐물의 진실

4장. 호르메시스 - 세놀리틱 제제

5장. 호르메시스
　　　 - 세놀리틱 제제에 대한 다각도의 접근

6장. 호르메시스 - 세놀리틱 제제 적용의 난제

7장. 궁극의 호르메시스
- 세놀리틱 제제 적용은 존엄하다

8장. 궁극의 호르메시스
– 세놀리틱 제제는 노화세포를 제거하는 활인핵이다

9장. 궁극의 호르메시스
– 세놀리틱 제제는 궁극의 'Sublime'한 감각의학이다

10장. 궁극의 'Sublime'한
세놀리틱 감각의학은 各自가 覺者해야 한다

저자의 마지막 말

궁극의 건강수명 120세의 파랑새를 찾는 길은

各自가 覺者해야만 하는

감각의학인 궁극의 'sublime'한 세놀리틱 제제의 실천 수행이다.

이것만이 노년을 보다 아프지 않고 깨끗하게

장수 할 수 있는 방법이다.

굳이 말하자면, '아파야 낫는다'는 말을 잊지 않고

믿기만 하면 된다.

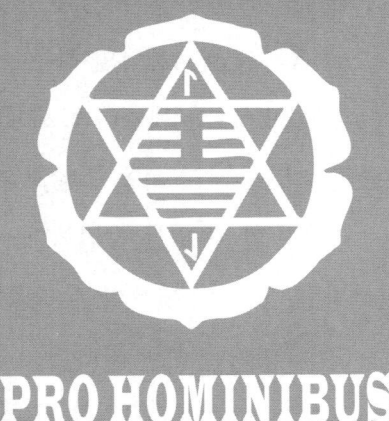

PRO HOMINIBUS

1장

노화에
대하여

노화의 도미노

　"닭이 먼저냐? 알이 먼저냐?" 하는 우선순위의 논란처럼 "이해가 먼저냐? 암기가 먼저냐?" 하는 것은 그저 순서상의 차이이지만, 먼저 외운 뒤에 오랜 시간이 가다 보면 이해가 가는 경우도 많이 있다. 다소 설득력이 없을지라도 익혀두면 이 의학의 의미를 알게 될 것이다.

　질병과의 전쟁에서 그 출발점을 차단하면 좋은 결과를 얻어낼 수 있다. 과거 전쟁은 전방에서만 일어나는 경우가 대부분이었다. 적이 쳐들어오는 경계선만 잘 방어한다면, 후방에 사는 백성들은 아무런 전쟁의 폐해를 입지 않았다. 이런 점 때문에 진나라의 진시황은 북방민족이 침입하는 곳에 만리장성을 쌓았고, 중세의 성주들은 말 그대로의 난공불락의 요새들을 지었다. 바이러스나 결핵도 균이 번식을 시작하거나 왕성히 번식하기 전에 치료하면 많은 중증 상태를 예방할 수 있는 것은 이런 상황과 같다.

　흥미로운 실제 현상 중 하나는 노화에도 그 순서가 있다는 것이다. 미국의 메릴랜드주 볼티모어에 소재한 국립노화연구소(NIA, National Institute on Aging)의 노화 종적에 관한 연구에 따르면 인간의 내부장기인 오장육부나 각 관절이 시간상으로 동시에 늙지 않는다고 결론 냈다. 얼핏 생각에 노화라는 시간의 비를 맞으면 온몸이 거의 동시에 젖어 들어가듯 노화에 따른 기능 저하나 변형 등의 현상이 진행되어야 하는데, 가장 먼저 오는 곳이 신장과 폐라는 것이다. 유전자 구조는 신장이나 간이나 같지만 장기 조직들은 분화된 기능 때문에 일반적 생각과는 달리 신장이나 폐가 먼저 노화에 따라 망가진다는 것이다. 물론 미세먼지가 많은 지역의 사람이 폐 기능 저하로 일찍 죽는 것은 상식이고, 이미 규명이 되었다.

그런데 장기의 노화와 관련해서 우리는 콩팥으로 불리는 신장에 주목해 볼 필요가 있다. 인체에서 가장 일을 많이 하는 곳은 간이다. 노동에 따른 누적 손상이 쌓인다면 간이 신장보다 먼저 늙어야 하지만 신장이 먼저 노화성 문제를 일으킨다. 술을 마셔도 간이 먼저 알코올 손상을 받는데, 노화에 따른 손상의 축적은 신장이 간보다 훨씬 크다. 한의학에서 수명과 깊은 관련이 있는 장기는 오장 중 신(腎)으로 보고 있다. 이 부분을 정확히 이해하고 해결할 방법을 찾아내면 우리는 외적의 침입을 막는 만리장성처럼 노화의 최초 문제를 막아냄으로써, 아주 확실하고 효율적으로 건강수명 120세를 구현해 낼 수 있을 것이다.

현대의학의 설명은 이렇다. 신장은 생명 활동으로 인한 각종 폐기물을 마지막으로 처리하는 장기이고 음식물은 대부분 최종대사산물이 남지 않지만, 분해되지 않는 최종대사산물을 남기는 약물 같은 이물질이 장기적으로 신장 손상을 누적시켜서 다른 장기보다 빠른 노화를 가져온다는 것이다. 그렇다면, 근원적인 해결책은 간단하다. 정확히 관찰된 신장 손상의 원인인 최종대사산물이라는 노폐물을 제거해 주면 되는 것이다. 노폐물 제거!

불교의 선문답에 '하나의 생각만 가지고 있기'라는 방법이 있다. 메추리알 하나가 들어가는 유리병에 메추리알을 넣고 부화기에 넣어 메추리를 길러 메추리가 큰 다음에 병을 깨지 말고, 메추리를 죽이지도 말고, 메추리를 꺼내는 방법을 찾는 식이다. 낙타가 바늘귀를 통과하는 방법 찾기도 이런 선문답의 하나이다. 낙타와 바늘귀는 물리적 크기의 차이이기에 극복이 되지 않는다. 큰 것이 작은 구멍을 통과하는 것은 애초에 불가능한 것이다. 신장에 쌓이는 노폐물은 크기의 문제가 아니라 화학적 문제이다. 신문지를 불에 태운 뒤 다시 신문지로 만들라는 것이 불가능하듯 화학적 변형에 따른 비가역적 현상이다. 기존의 과학으로는 원인까지는 파악이 되었지만, 해결 방법 즉 노폐물을 제거하는 확실한 방법이 아직은 없기에, 현재 온 인류가 시간의 흐름에 따르는 신진대사성 질환으로 해마다 수백, 수천만 명이 노후에 고통스러운 질병으로 고생하다가 죽어가고 있다.

재미난 사실은 '아직 없는' 노폐물 제거법이 아니라 '지금은 없는' 노폐물 치료법이다. 고려청자처럼 지금은 없지만 과거에 분명히 존재했던 노폐물 치료법이 마치 고고학의 유산처럼 여러 흔적이나 방법이 산발적이나마 남아있고 여러 선각자 같은 의과학자와 의철학자가 상당한 부분 치료법 복원에 성공하여, 그 인과성과 과학적 성과물들을 창출해 내고 있다.

　결과적으로 누구나 가볍게 100세를 살고(센테나리언: Centenar-ian) 현대과학의 힘으로는 슈퍼-센테나리언, 즉 110세를 평균적으로 살 수 있다는 것이다. 불교도들은 부처의 깨달음을 말하기 위해 『팔만대장경』을 썼다. 수많은 『팔만대장경』의 내용을 다섯 글자로 줄이면 '착하게 살자'라고 한다. 120세 활력장수의 수많은 이론이나 방법을 다섯 글자로 줄이면 '노폐물 제거'이다.

　서양의 의학은 인체에 안 좋거나 불필요한 것(노폐물 덩어리, 노폐물로 병든 장기)을 제거하는 방법으로 외과적 수술을 발전시켜 왔다. 현재의 수술은 간단한 쌍꺼풀 수술부터 여러 명의 의사가 하루 종일 해야 하는 복잡한 뇌수술은 물론 인체 거부반응만 없다면 두경부 치환수술[1]까지 가능한 수준이다. 그러나, 두개골을 오픈하는 수술을 포함한 장기이식까지 가능한 현대의학에서도 신장이나 뇌 속에서 치매를 일으키는 노폐물 제거를 근본적으로 해내지 못하는 상황은 어쩌면 아이러니일 수도 있다.

달나라에 로켓을 보낸 획기적인 일이 50년 이상이 지났고, 지금은 화성에 거주지를 구축하려 시도하는 인류가 신장의 노폐물 청소를 제대로 하지 못하는 것이다. 그 이유를 무지갯빛 설명하듯 이 책에서 3차원적 과학이론도 언급함과 동시에 다소 4차원적인 가능성까지 최대한 이해할 수 있도록 합리적으로 설명하고자 한다. 계속 반복되는 근원적 문제는 노폐물 제거이다. 그리고 하나의 구호에 불과할 수 있는 노폐물 제거라는 비현실적으로 보이는 이야기의 구체적 사례로 만성전립선염의 근치를 가장 먼저 들 수 있을 것이다.

유토피아가 인간이 원하는 좋은 사회이지만, 아직 지상에 구현된 적이 없듯, 노폐물 제거라는 노화의 해결이 실제 내부장기에 실현되어 평균수명 120세가 된 사례는 의학사에 없다. 현재까지도 불가능의 영역이기 때문이다.

인간이 불가능한 것을 가능케 하는 그 무엇인가에 감사함만이.

---

1 루게릭병으로 목 이하 전신마비인 환자를 뇌사상태인 환자와 목 윗부분만 바꾸어 수술로 살릴 수 있다는 기법으로 원숭이에게서 성공한 사례가 있고, 인간에게는 윤리적인 문제로 아직 성공한 경우가 없지만 이 수술법만을 지속적으로 연구를 하는 의사도 있다고 한다.

In appreciation for whatever it is that makes man accomplish the impossible.

_어니스트 새클턴(Sir Ernest Shackleton)

불가능한 것을 가능케 하는 그 무엇을 우리는 3.5차원의 의학이라고 할 수도 있을 것이다. 그 3.5차원의 방법은 현대의학적 수술 이상의, 추상적 말장난이 아닌 수술용 메스 같은 날카롭고 강력한 약물요법이 그 기본이 되며 가벼운 수기 마사지에서부터 병든 노폐물 부위를 수술 이상으로 강하게 자극하는 쑥뜸법(대표적으로 靈灸法이란 요법이 있다)도 포함된다. 대장이나 소장에 남아있는 병리적인 특성을 가진 노폐물들을 빨래하는 것처럼 세척해 내는 '파두(巴豆)'나 천남성(天南星) 같은 한약재를 사용하는 방법까지 구체적이고 실증적이며 노화까지 강력히 조절하는 화산(火山) 같은 의학이다.

화산의 초고열 속에 모든 쓰레기는 녹아버린다. 원시인들이 미사일의 폭발을 신의 무기로 보듯이 노폐물 제거의 여러 가지 강력한 반응은 여태껏 우리가 전혀 경험해 보지 못한 신비한 현상과 경험을 통해 우리를 한 차원까지는 아니더라도 적어도 0.5차원 높은 장수의학의 세계로 인도할 것이다.

우리는 언어 없이는 사유(思惟)할 수 없다. 고고학자가 과거의 유물을 살피듯 우리는 여러 가지 고대의 의학문헌과 집안 대대로 전해 내려온 가전(家傳) 의술 그 외에도, 천재적인 선구자들의 노력과 희생적 실험정신 등을 통해 복원해 낸 120세 활력장수를 보장하는 노화해결 의학을 상당 수준 재현해 낼 수 있게 되었음을 이야기하고자 한다.

이 3.5차원의 의학은 과학적이라는 수사보다는 생명적이라는 현상학을 바탕으로 한다. 생명현상은 과학을 초월하기보다는 과학을 아우른다. 과학적이라는 것조차 인간의 의식이 선행됨에 따라 바뀌는 것이기 때문이다. 다행히 3차원의 극한에 이르는 현대과학은 어렴풋이나마 현상학을 통해 3.1차원을 과학으로 인정하기 시작했다.

예를 들면, 획득형질은 유전되지 않는다는 이론에 대해 여러 가지 현상학적이고 과학적 실험으로 인해 그렇지 않은 때도 있다는 것이 밝혀졌다. 획득형질은 유전되지 않는다는 근거 중 하나로, 꼬리를 자른 고양이의 새끼는 꼬리가 어미의 잘린 꼬리와 상관없이 생기기에 획득형질은 유전되지 않는다고 여겨졌지만, 최근 플라나리아를 전기자극으로 머리를 두 개로 만들면 플라나리아의 자손은 어미를 닮아 머리 두 개로 태어남을 관찰함으로 그 이론은 깨졌고, 후생 유전학이 새로운 과학으로 연구되고 있다. 현대과학은 이분법적 사고에서 벗어나 여러 가지 혼돈 확률을 양자역학적 현상학에서 인정하고 발전시키는 중인 것이다.

> 맺을 수 없는 사랑을 하고
> 견딜 수 없는 아픔을 견디며
> 이길 수 없는 싸움을 하고
> 이룰 수 없는 꿈을 꾸자.

이 문학적 표현을 의학에서 구현한 것이 3.5차원의 라이프스팬(Lifespan) 의학이다. 어쩌면 다행스럽게 미국의 관념의학은 500세 장수법을 머지않은 미래에 도달하겠다고 선언할 지경이고, 평균 120세 활력장수의학이 허황되게 들리지 않는 토대가 마련되었기에 늦게나마 오해의 여지를 줄이며 이 책이 나오게 되었다.

생명은 희한하면서 특이하게 기계론적 과학이기보다는 문학적 서사 현상을 보인다. 현대 생물학의 대가인 폴 데이비스(Paul Davis)는 인체의 생명현상을 '세포라는 분자기계 속의 악마'라는 현상 외에는 설명할 수 없다고 서술하기도 했다. 논리적으로 설명할 수 없는 기괴함을 악마성으로 비유한 것이다. 더구나 암과 같은 비극을 초래하는 세포 속의 불행한 현상은 악마의 현신으로 보이기도 한다.

서양이 세포 속에서 악마를 보았다면 동양에서는 세포 속의 림프요정을 보았다. 서양의 노화는 악성 질병 속의 악마를 서술했다면 이 책은 120세 노화의 해결이라는 문학적 천사를 말할 것이다. 인간은 궁극적인 진리를 알 수 없다. 문학적 비유를 통해서나마 이해의 한계를 넘어 이해의 지평을 넓힐 수 있을 뿐이다. 더구나 생명에 관해서는 더욱더 그러한 측면이 있다. 『팔만대장경』이 '착하게 살자'는 다각도의 설명이었다면 이 책은 '노폐물 제거'라는 다섯 글자 화두를 중의반복적(衆意反復的)으로 설명해 나갈 것이다.

태권도의 격파술은 책을 읽어 이해한다고 실행되는 일이 아니다. 격파의 원리, 방법에 대해 인체공학적으로 수십 권의 책을 쓴들 그 기술이 습득되지 않는다. 한 장의 기왓장부터 같은 동작을 수십, 수만 번 반복 심화하여 체득되는 것이다.

虛空可量, 風不可契.
허공을 잴 수 있으나, 바람은 묶을 수 없다.

먼저 우리는 기존 의학의 3차원적 한계를 명확히 인식해야 한다. 그리고 그 한계 안에서 100% 3차원 의학에 안주하고 고통을 감당하던지, 용기를 가지고 3.5차원 의학을 터득해 나갈 것인지는 각자 자유의지의 선택일 뿐이다. 신장의 노폐물을 제거하는 것으로 수명을 늘릴 수 있다는 3차원적 현대의학의 이해까지는 설명이 되었을 것이다. 이제 우리는 0.1차원이 높은 3.1차원 정도 수준의 이야기를 해보자.

우주는 원자가 아니라 이야기로 만들어졌다는 아인슈타인의 말을 상기해 보더라도, 우리 인체는 진화론이라는 속성상 개연성이 있는 스토리에 따라 만들어진 면이 있다고 보기에, 당위성 내지는 존엄성 개념에 따라서 치료법이 나올 수 있다. 이 글은 처음부터 끝까지 전립선을 이야기한다. 전립선이 노화 최전방이라는 현상은 그냥 팩트다. 전쟁터의 맨 앞을 최전방이라고 한다. 탄광 속에 유독가스를 맨 먼저 탐지하는 카나리아처럼 인간의 장기중 전립선은 노화를 야기하는 노폐물의 최전방 탐지 기관이다.

노폐물을 분석해 들어가면 우리 몸에 존재하는 구성성분 중의 하나가 변형된 것일 뿐이다. 우리 몸은 물, 단백질, 지방, 무기질 네 가지로 구성되어 있다. 노폐물이 없는 물, 독성 노폐물이 없는 단백질, 독성 지질 없는 지방, 독성 무기질이 없는 무기질만 있다면 이 네 가지 근원 분자로 구성된 세포는 노폐물 없는 건강한 세포를 만든다. 인체는 독성물질을 본능적으로 거부한다. 인체를 이루는 물, 단백질, 지방은 독성이 있으면 인체는 거부반응을 보여 더러운 물, 상한 단백질, 상한 지방에 대해 냄새, 맛 등으로 거부감을 일으켜 먹는 것을 거부한다. 설사 잘못 먹은 물이나 단백질도 간에서 분해해서 소변이나 땀 등으로 내보낸다.

그런데 앞으로 이야기할 지방독(脂肪毒)은 다르다. 활성산소에 의해 산패한 지방은 세포 속 단백질과 강하게 엉겨 붙어 0.1g 이하의 양만으로도 죽을 수 있는 과산화지질 등이 되어서 '리포푸신(Lipofuscin)'이라는 비가역성 악성 변형 독소를 만들어 총알 파편처럼 세포 구석구석에 박혀 온갖 독성 노폐물의 역할을 한다. 이것이 간에 쌓이면 지방간, 신장에 쌓이면 신부전, 뇌에 쌓이면 치매 등 온갖 노화성 질병을 일으키는 노화의 근원 물질이 되는데, 물에도 녹지 않아서 뻔히 알면서도 어쩌지 못하는 일종의 시한폭탄이 되는 것이다. 눈에 생기는 수정체에 노폐물이 생기면 백내장이 된다. 백내장으로 탁해진 수정체 속의 노폐물만을 제거하는 방법은 없기에 수정체 전체를 드러내고 인공수정체를 넣어주는 것이 기존 치료법이다. 이 글에서 이야기하는 장수의학은 수정체를 들어내지 않고, 수술 없이 수정체의 노폐물만을 씻은 듯이 제거해서 눈을 잘 보이게 하는 3.5차원 의학이다. 그리고 실제로 된다. 먹는 약으로 눈 수정체가 클리어하게 된다는 것이다. 발생학적으로 눈알은 뇌에서 만들어져 나온다. 즉, 눈의 노폐물은 뇌의 노폐물과 같은 처리 과정을 거치기에 백내장도 씻은 듯이 고칠 수 있다. 그리고 이것은 뇌 내의 치매를 유발하는 노화 노폐물도 고칠 수 있다는 것이고, 실제 치매를 고친 사례도 있다.

그리고 많은 의학자가 요도를 감싼 전립선이 없으면 더 좋았을 텐데 하며 전립선을 쓸데없는 장기로 보고 있는 것도 현실이다. 하지만 실제로는 전립선은 탄광 속의 카나리아처럼 지방 독소의 최전방에 서서 인간에게 경고해 주는 조기센서 역할을 하고 있다. 3차원의 최신의학 정보는 노화는 노폐물에서 시작된다는 것을 밝혔고, 3.5차원의 장수의학에서는 이의 조기 발견, 조기 해결을 위한 최전방을 전립선으로 보고 있기 때문에 이 책 전체를 통해서 전립선을 자주 언급할 것이다.

모든 길은 로마로 통하고, 모든 노화성 노폐물은 전립선으로 통한다. 심지어 상당히 진행된 질환도 전립선 해독을 통해서 초기의 건강한 상태로 돌려놓으면, 완치하는 것뿐만 아니라 장수할 수 있다는 것이 이 책 내용의 골자이다.

전(前)립선의 전(全)적인 해결책이 전(全)부이다. 전전전(前全全) = 3전요법이라고나 할까? 전전전(前全全) '3전' 이론을 잘 이해해서 120세 활력장수할 수 있는 생(生)을 누구나 누릴 수 있도록 해보자. 그리고 평생 노화 노폐물 해결법을 찾다가 돌아가신 故 공동철 씨, 3.5차원 의학을 구현하기 위해 온갖 법적인 고난을 겪은 임상의들, 과학자들에게 감사의 태도를 가져보자.

개개인이 120세의 평균수명을 가지게 되는 것이 장수의 디스토피아가 아닌, 행복의 나눔과 증진의 복음이 되려면 (의학적 기술은 형이하학적인 기술적 도구일 뿐이기에) 이를 다루는 사람(의료인)과 혜택을 받게 될 수많은 환자는 이 장수의 행복 에너지를 자원 삼아 인문학적인 행복의 궁극적 토대를 만들어야 한다.

120세 활력장수를 가능하게 하는 의학은 온 인류가 고대하고 있는 핵융합기술만큼이나 실용적 가치가 있는 의학이다. 그리고 이 기술로 인문학적인 행복의 궁극적 토대를 만들어야 한다. 하지만, 이 꿈의 의학이 생물학적인 건강만을 위해 존치된다면, 그것은 또 다른 디스토피아의 서막이 될 수도 있기 때문에 과거에 존재했지만, 그 명맥이 자의적으로 끊긴 측면이 있다. 이 훌륭하고 멋진 의학이 훌륭한 문학적 서사의 세상을 만들 밑거름이 되길 기원하며, 모든 개인에게 Bodg(福, 몽골어로 성스러움)한 행복이 깃들었으면 하면서 이야기를 시작해 보려 한다.

잃어버린 수명을 찾아서

인간이 피뢰침의 원리를 이해하지 못하는 상황에서 벼락은 두려움의 대상이었다. 벼락의 원리를 이용해서 대부분의 벼락을 막을 수 있는 피뢰침은 그것을 알고 응용하는 사람과 그것을 모르고 당하는 사람과는 그야말로 하늘과 땅 차이가 나는 것이다.

우리는 故 공동철 씨나 숨은 동양 선인의 장수원리나 방법을 가능한 한 현대인이 이해할 수 있는 방법으로 적어보려고 한다. 동양학에 "도가도, 비상도(道可道, 非常道)"라는 말이 있다. 한 가지 분명한 사실은 여러 현인(賢人) 이상의 선인(仙人)의 비법을 풀어쓴 이 글 이상의 궁극적 진리의 장수법은 없을 것이라고 확신한다. 그리고 진리에는 끝이 없기에 저자의 이론이나 방법보다 더 나은 실증 장수이론이나 방법이 세상에 나오기를 바란다. 프란츠 오펜하이머(Franz Oppenheimer)가 원자폭탄을 만든 후 수소폭탄이 나왔듯 말이다. 본 저자의 핵폭탄급의 발명 수준 이상의 장수법은 원자폭탄과 수소폭탄의 간극만큼이나 클 것이며, 수소폭탄이 실제 전쟁에 쓰이지 않고서 원자폭탄에서 마무리되었듯 인간의 실제적 장수법은 이 책 내용 이상은 당분간 나오지 않을 것이라 감히 자신해 본다.

상식 수준에서 보면 파격적이고, 근본적으로 새로운 장수법을 이 책은 다루게 될 것이기 때문이다. 때로는 코를 묘사하면서 뱀처럼 이야기하고, 다리를 묘사하면서 기둥이라고 이야기하고, 상아를 이야기하면서 긴 뿔을 이야기하더라도 그것은 코끼리의 일부를 설명한 것은 맞다.

누구나 평균수명 120세를 거의 아픔 없이 살 수 있는 방법은 chatGPT 같은 AI의 성과 이상 혁명적 현실이기 때문이다. 이 책은 어떤 이들에게는 비교적 쉽게 와 닿을 것이고, 어떤 이들에게는 원자폭탄을 맞아본 적이 없는 일본인처럼 말도 안 되는 헛소리처럼 여겨질 수도 있을 것이다. 독자 여러분이 이미 오아시스에 있다면 비 오는 대지 이야기는 필요 없을 것이다. 하지만 궁극의 장수에 대해서 우리가 사막을 헤매고 있다면 오아시스 좌표를 설명하는 이 책의 내용을 적어도 시도해 볼 가치가 있다는 것을 느낄 수 있을 것이다. 자, 이제 실증적 장수의 세계로 들어가 보자.

실증적 120세 노화해결의
실마리를 풀어내며

흔히들 '질병과의 전쟁'이라고 한다. 눈에 보이는 적과는 전투를 할 수 있지만, 눈에 보이지 않는 상대와의 싸움은 백전백패(百戰百敗)일 수 있다. 상대방은 눈을 뜬 상태로, 나는 안대로 눈을 가린 조건에서 하는 권투시합은 눈 감고 휘두른 한 방의 주먹이 우연히 맞아서 상대를 KO 시키는 방법 외에는 이길 방도가 없다. 의학의 발달은 눈에 보이는 많은 질병을 치유해 내고 있고, 현대의학은 이제 눈에 보이지 않는 또 다른 차원의 질병과 전투를 벌이는 중이다.

바로 세월의 흐름에 따른 인체의 부정적 변화, 즉 노화와의 전쟁을 시작하고 있다. 노화는 시간에 따른 몸의 변화이기에 어쩌면 시간과의 싸움 즉, 보이지 않는 적과의 싸움일 수 있다. 동물은 자신 본인의 나이를 모른다. 그냥 살아갈 뿐이다. 원시시대의 미개인들도 40살이 넘으면 자신의 나이를 잘 모른다. 달력이 없었기 때문이다. 헤아리는 숫자 개념도 물론 없었고.

과거에 전염병이 창궐하면 세균에 대한 개념도 없었을 뿐만 아니라, 세균은 눈에 보이지 않기에 대책 없이 많은 사람이 죽었다. 300년 전후 현미경의 발명[2]으로 우리는 눈에 보이지 않는 세균과 바이러스를 볼 수 있게 되었고, 비로소 이것이 질병의 원인 중 하나임을 알게 되었다. 연이은 항생제의 발견과 위생개념의 확장으로 전염성 질환에 비로소 대응할 수 있게 되었다.

그렇다면 아이들은 걸리지 않는 성인병(Adult disease, Disease added by age)은 보이는 병일까 보이지 않는 병일까? 성인병 일부는 눈에 보이기도 하고 보이지 않기도 한다. 늙어감에 따라 관찰되는 흰 머리카락, 목의 주름, 노인성 검버섯, 허리의 굽음(Kyphosis), 치아의 탈락, 백내장, 퇴행성관절염 등은 맨눈으로 관찰할 수 있다. 하지만 나이가 듦에 따라 내부장기 기능 저하로 일어나는 치매, 신부전, 당뇨, 암 등의 대사성 질환의 많은 경우 눈에 그 기전이 정확히 보이지 않거나 설사 보인다고 하더라도 근본적이고 확실한 예방책이나 치료방법이 없는 경우가 대부분이다.

나이 드신 분들이 '10년만 젊었더라면'이라고 한탄하는 경우를 많이 들어 보았을 것이다. 10년 젊어진다는 것은 10년이라는 시간을 되돌이키는 것이기에 현실적으로 불가능하다는 것은 누구나

---

2 네덜란드 미생물학자 안토니 판 레이우엔훅(Antoni van Leeuwenhoek)가 현미경을 발명하여 미생물을 관찰했다.

알고 있다. 지나간 시간은 되돌이킬 수 없는 것이다. 과거 결핵은 사망률이 높은 무서운 질병이었다. 항생제의 발달로 인해 결핵은 더 이상 과거와 같은 치명률이 높은 질환이 아니기에 결핵 환자도 6개월에서 1년 안팎 꾸준히 처방받은 약을 먹으면 극복할 수 있게 되었다.

현대의학은 이제 노화로 인해 발생하는 많은 대사성 질병조차도 결핵같이 치료할 수 있는 질병으로 인식하고 그 해결의 실마리를 찾아내려는 걸음마 단계이다. 많은 노화학자가 세포 수준의 노화현상을 이해하려 하고, 또 그 해결법을 찾아내는 중이다. 노화는 시간을 포함한 4차원적 질병이다. 흔히들 저 사람은 4차원이라고 표현하면 다소 조롱거리일 수 있다. 하지만, 발달한 물리학(양자물리학, 핵물리학 등)은 과거에는 상상도 못 하거나 웃음거리였던, 공상과학 소설에서나 나올 일들을 현실화시키고 이제는 인체 노화에 도전하고 있다.

유발 하라리(Yuval Noah Harari)는 신이 된 인간의 등장을 예견하며, 조물주가 한 모든 일을 인간이 그 과학적 메커니즘을 구현해 넘으로써 500년을 살 수 있는 장수의 의학이 30년 이내에 가능할 것이라고 주장한다. 그리고 우리는 이 책에서 500살을 사는 4차원에는 아직 도달하지 못했지만, 건강하고 활력 있게 평균수명 120세를 사는 것을 가능하게 하는, 과학을 아우르는 재현 가능한 3.5차원의 의학을 될 수 있으면 쉽게 설명하고자 한다.

어차피 시간을 어느 정도 거스르는 노화의 해결을 다루어야 하기에 다소 비과학적인 설명이 필요한 때도 있지만, 어차피 생명에 관해서는 눈에 보이지 않고 설명할 수 없는 미지의 영역들이 많기에 비과학적인 부분이 기술되더라도 우리 몸에 실제 적용할 수 있어서 유용한 결과 도출이 가능하다면 그것이 가설일지라도 어느 정도는 수용할 수 있는 자세를 지닐 필요가 있다.

양자역학 같은 경우는 양자역학을 기괴하다고 느끼지 못한다면 양자역학을 이해한 것이 아니라고 갈파하듯이 생명현상 자체는 혼돈 속의 질서 내지는 기계 속의 악마라는 추상적인 표현을 많은 과학자가 말하고 있듯이 몇 가지의 이론으로 모두 설명하기에는 벅차 보인다. 무지개를 설명할 때 각각의 색깔은 서로 연관성이 없어 보인다. 이 책도, 연관성 없는 챕터들이 다소 중구 난방식으로 서술되어 보일 수도 있고 많은 중복적 표현이 엿보일 수도 있다. 그저, 눈에 띄는 부분부터 순서에 상관없이 읽어도 되는 면이 있기에 전체적 개념을 파악하기에는 큰 어려움은 없을 것이다.

노화의 해결이 수학 공식처럼 100% 맞아떨어지는 것은 아니기 때문이다. 어차피 깨달음은 지식이 아니다. 그렇다고 비 맞은 스님이 중얼거리는 알 수 없는 관념적인 염불은 결코 아니다. 아인슈타인이 핵물리학을 이야기했을 때 그 이론이 전개되어서 전쟁

사상 가장 강력한 무기인 핵폭탄을 만들게 되는 바탕이 되었듯 이 우리가 이야기하는 3.5차원의 의학은 인류의 건강한 평균수 명 120세를 확실히 구현해 내는 강력한 실증 의학 체계임은 확 실하다.

그렇기에 평균수명 120세를 가능하게 하는 3.5차원의 의학을 우선 잘 이해하고 자기화하여 건강한 120세 장수 행복을 잘 나누 어 보자. 다만 서구의 노화의학과는 다른 해결책을, 좀 더 다른 패러다임을 바탕으로 설명하는 부분이 있기에 좀 더 유연한 사고 를 바탕으로 받아들이는 관용(Forgiveness)을 가지면 실제 건강관 리에 많은 도움이 될 것이다.

2장

기승전脂,
기승전前

편향세균분열과 장수

흔히 짐승만도 못한 인간이라는 말을 사용한다. 한 걸음 더 나아가 벌레만도 못한 인간도 있을 것이고 심지어 세균만도 못한 인간이라는 표현도 가능할 것이다.

'세균 세포분열의 질적 비대칭성(Asymmetric Cell Division; ACD)'이라는 엄청나고도 놀라운 생존기술을 우리 인간은 인정할 필요가 있다. 이 이야기를 하기 전에 수백 년 전 바다를 항해하는 배에 함께 탄 쥐와 인간 중 누가 더 오래 생존하는가를 살펴보면 대개는 쥐가 더 오래 살아남았다. 냉장고가 없었던 근대 먼바다 항해는 많은 선원들이 괴혈병으로 죽었지만, 동일한 먹이를 먹었음에도 쥐는 괴혈병 같은 패혈증으로 죽지 않았다.

그 뒤 연구 결과, 쥐는 비타민C를 체내에서 합성하지만, 인간, 원숭이, 기니피그 등은 L-글루론올락톤 산화효소가 없어 체내 합성이 불가함에 따라 동물에게 꼭 필요한 비타민C를 체외로부터 공급받아야 한다. 즉, 극한의 상황에서 쥐는 인간보다 나은 면이 있기에 인간은 쥐 같은 하등동물에게서도 배워야 할 점이 있다는 것이다.

우리는 괴혈병의 원인인 비타민C 결핍처럼 특정 물질을 합성하지 못해서 발생하는 질환보다 더 궁극적인 노폐물 제거와 관련된 차이점을 세균에게서 찾아볼 수 있다. 세균도 살아가면서 세포 내 산화 스트레스로 인해 노폐물이 쌓여 손상된 단백질이 생긴다. 분열을 하더라도 축적되어 내재된 독소는 쌓여 노화가 빨라지고 결국에는 죽게 된다.[3] 그런데 놀랍게도 세균은 세포분열 시에 독소 물질을 늙은 세균 쪽으로 편향시키며 분열한다는 것이 밝혀진 것이다. 아주 쉽게 설명하자면 시간이 지나면 누렇게 바래는 종이가 분열을 똑같이 하면 아무리 반으로 나누어 증식하더라도 누런 종이만 나오는데 그 와중에 새로운 종이는 하얗게 나온다는 것이다.

이처럼 세균이나 효모 등은 늘 노폐물이 없는 새로운 세포를 유지하고 번성해 나가게 된다. 그런데 인간의 세포에는 이런 비대칭 세포분열 현상이 일어나지 않는다. 나이가 들면 새로운 세포가 왕성하게 생기지 않기에 누적된 변성에 따른 단백질 응집이 치매나 파킨슨병 등 각종 세포노화성 질병을 일으키게 된다.

우리가 생쥐의 비타민C 합성을 이해함으로써, 비타민C의 결핍이 발생하지 않도록 외부로부터 섭취해 괴혈병을 예방하는 것과 마찬가지로 이러한 세균의 노화 대응책을 이해하고 이를 인체에

---

3 『생물학의 쓸모』, 김응빈 저, 더퀘스트, p.216

적용하게 되거나, 아니면 그것을 대체할 만한 방법을 찾는다면 세균처럼 영생하지는 않더라도 간단히 120세 정도까지는 건강을 유지하면서 살 수 있게 되는 것이 가능할 것이다.

세균의 ACD의 원리를 이해하고 인체를 보면 전립선을 기존 방식과 다르게 이해할 수도 있을 것이다.

치매를 고치는 ACD
– 굴뚝, 전립선, 상통하달(上通下達)

인간 같은 포유류는 소변을 본다. 홍어나 가오리나 상어는 소변을 보지 않는다. 두 패턴 모두 기본 세포단위는 같다. 세포에서 나온 분비물을 인간은 걸러서 방광으로 모아서 체외로 배출시키고, 상어나 홍어는 모아서 배출시키지 않고 그냥 땀처럼 체표로 흘려 내보낸다. 그래서 홍어는 피부에 소변성분인 암모니아가 있어서 공기 중에 있어도 인간세포와는 다르게 암모니아 발효를 해 여름철에도 삭힌 홍어로 먹을 수 있다. 같은 조건에서 소변을 보는 인간세포는 부패해서 먹을 수 없다.

인간의 경우 남성에게 있는 전립선은 사실 불필요한 존재로 여겨지고 있다. 불필요하게 요도를 감싸고 있다가 나이 먹으면 부풀어 오르거나 염증이 생겨 남자들을 잠을 못 자도록 괴롭힌다.

사실 전립선은 세균의 ACD에 해당한다. 사람다운 부모는 어차피 죽을 운명이기에 죽으면서까지 자신이 자식의 불행이나 불운을 떠안으려 한다. 세균 역시 마찬가지로 새로운 분열세포는 깨끗이 하고 원세포는 노폐물을 안고 죽어간다. 이런 식으로 보면 사람이 사는 집에서 가장 헌신적인 살림살이 중 하나가 걸레와 쓰레기통일 것이다. 쓰레기통은 온갖 더러운 것을 머금고 있기 때문이다. 쓰레기통은 주기적으로 비워주어야 한다. 인간의 쓰레기통에 해당하는 전립선 역시 마찬가지이다. 소변이 모인 방광은 인간이 의지를 가지고 비워낼 수 있지만 림프액 찌꺼기와 림프 염증이 모인 전립선은 인간의 의식과 의지를 넘어서는 것에 의해 정화된다.

인간이 비타민C 존재를 알지 못해 과거 해상에서 많은 선원들이 죽었듯이 인간은 림프선 찌꺼기를 버리는 통에 해당하는 전립선이나 두개골 내 림프의 배출방법을 몰라서 치매와 같은 노화관련 질환으로 고생하고 있는 것이다. 그리고 어쩌면 이것은 인간의 마지막 판도라의 상자가 될 수도 있다.

돌처럼 딱딱한 인간의 두개골 내 전립선에도 미세 림프관이 있다는 것이 밝혀졌다. 집의 내부 구조를 살펴보자. 장작을 태우고 재래식 변기가 실내에 있는 과거 추운 지역의 집이라면 집에서 늘 신경 써야 하는 것은 변기, 하수구, 굴뚝일 것이다. 굴뚝의 수명은 막히지 않는 한 거의 반영구적이다. 하수구 역시 마찬가지이다. 굴뚝은 수증기로 막히지 않는다. 그을음성 연기로 막힌다. 인체 역시 마찬가지이다. 인체의 신진대사는 크게 수분대사와 지질대사로 나눌 수 있다. 일반적으로 수분대사를 대신하는 혈액순환이 중요하다는 것을 누구나 알고 있고, 지질대사에 대해서 인간은 세균보다 불리한 상태에 있뜻 것이 분명하다고 할 수 있다.

굴뚝의 수증기를 인체 혈액 속 수분으로, 굴뚝의 그을음을 인체 내 지질로 비유해 보면, 그 차이점은 굴뚝의 그을음은 눈에 보이는 반면 인체의 그을음에 해당하는 지질의 대사는 혈액에 비해 관찰하기 어렵고 아직은 미해결된 분야로 남아있다. 머리 두개골의 림프 통로가 밝혀진 것이 채 10년이 되지 않았다. 요도부나 하복부 림프질환도 거의 99% 해결책이 없거나 이해도가 부족한 상태에서, 평균수명 120세 실현과 치매의 완전예방은 지금의 의학 수준으로는 200년 전 달 착륙 로켓을 구현하는 상황 이상으로 요원한 것이 현실이다.

의학자들은 전립선의 존재 이유나 목적을 전혀 이해하지 못하고 있다. 있을 필요가 없는 기관이 쓸데없이 요도를 감싸고 있다가 나이 먹으면 비대해지거나 염증이 생겨 기름막에 숨어서 통증을 일으키고 소변을 못 보게 하고 심지어 암까지 생기는 해만 끼치는 존재로까지 인식하고 있는 것이다.

전립선의 기능은 세균의 ACD와 집안의 쓰레기통을 합쳐 놓은 구조물로 이해할 필요가 있다. 즉 혈관과는 별도로 인체의 지질순환을 담당하는 림프관이 인체의 모든 더러운 기름때나 노화세포 산물의 찌꺼기를 모아 놓은 세포 쓰레기통으로 이해해야 하는 것이다. 쓰레기통, 하수구, 굴뚝이 막힌 집은 아무리 좋은 집이라도 인간이 거주할 수 없다. 인체의 노폐물 처리시스템인 전립선, 대뇌 두개골 림프 통로가 깨끗이 청소되어 림프액 대사에 문제가 없다면 아무리 벼락이 치더라도 수십 개의 피뢰침으로 보호된 63빌딩이 벼락 걱정 없듯 대부분의 현대인이 앓고 있는 치매, 지방간, 비만, 심장병은 물론 2차 대사성질환과 큰 연관이 있는 암, 실명을 유발하는 황반변성과 노안(老眼)까지 100세가 넘어도 거의 완벽히 건강하게 조절이 가능하다. 사실 그 솔루션까지 이미 개발이 끝나 있다.

쓰레기통은 차고 넘쳐서 냄새나기 전에 비워야 한다. 림프관은 거의 다 막히기 전에는 증상이 없기에 미리 뚫어 놓을 필요가 있다. 인간은 머리카락이 없어도 살 수 있다. 하지만 머리카락이 전혀 필요 없는 존재는 아니다. 전립선은 사실 센서 겸 쓰레기통이다. 머릿결은 사실 건강의 상징이다. 머리카락이 잘 빠지거나 갈라지거나 색깔이 변하면 건강 상태가 좋은 것이 아니듯, 남자의 전립선이나 여성의 난소나 유선(유방)은 생명 유지에 있어 꼭 필요한 장기는 아니지만 장기적 관리 측면에서 꼭 필요한 장기인 것이다.

우리는 더러워 죽겠다는 표현을 사용할 것이다. 암도 마찬가지이다. 대개의 암은 초기에 증상이 없다가 자라게 되면 극심한 악취를 풍기고 흉측한 모양을 띠며 패혈증을 직간접적으로 유발한다. 한마디로 더러운 존재이다. 보이기에 더러운 병 중 하나가 변실금이다. 아무리 기저귀를 찬다고 해도 더러운 것이 사실이다. 요실금도 마찬가지이다. 흔히들 방귀는 생리현상이라고 하지만 지나친 악취 나는 방귀를 너무 자주 뀐다면 이 역시 더러운 일 중 하나이다. 인간이 치매를 암보다 두려워하는 이유 중의 하나가 갓 난아이처럼 기본적인 음식 섭취나 처리 과정이 여의찮기 때문이다. 치매가 심해지면 음식물을 삼키면 연하기능 이상으로 기도로 넘어가 폐로 들어가는 경우가 발생해서 심한 폐렴이나 호흡부전으로 죽게 된다. 단순한 인지장애 이상의 호흡에 관련된 질병이 생기는 것이다.

이런 끔찍한 노년의 상황들이 겹쳐서 나타나기 쉬운 복합성 노년의 상황이기에 스콧 니어링 같은 경우 100세가 넘어 스스로 단식을 해서 자기 수명을 결정한 것이다. 지금도 한국을 비롯해 수많은 사람이 스위스 등의 국가로 존엄사를 실행하러 가는 것이 현실이다.

옷 관리의 기본은 세탁이다. 노화관리의 기본은 청결이다. 노인성 질환 관리의 기본은 림프 관리이고 림프관리의 기본은 전립선 청소이다. 세탁이 되지 않은 오래된 옷은 아무리 향수를 뿌리고 다리미질을 하고 섬유강화제를 뿌려본들 입기가 어렵고 관리가 안 된다.

지금 우리의 의학은 세균성 질환이나 수술성 질환은 상당히 극복한 수준이지만 간의 임파성 질환인 지방간이나 전립선염을 전혀 해결하지 못하는 상황이다. 모든 대사성 질환의 첫걸음은 전립선의 혁신적 해결이다. 나머지는 그다음 단계일 뿐이다.

　'기승전 → 전립선'이라는 것이다. '기승전결'이 아니라 '기승전脂', '기승전前'이라는 식의 문제의식을 반드시 가져야 한다. 천 리 길도 한걸음부터이다. 안 되는 것은 안 된다는 것을 인정하고 거기서부터 사고의 혁신이나 다른 방법을 찾아 해결하면 된다. 그것이 기존의 상식이나 관념을 뛰어넘는 것이고, 어쩌면 기이해 보일지 몰라도 확률적 결과가 상대적으로 우월하다면 기존의 이론을 다 엎어서라도 우리는 해결책을 찾아내야 하는 것이다.

　그리고 동서양을 떠나서 故 공동철 씨나 우리는 치매나 치매 이상의 대사성 질환이 버터가 녹듯이 없어지는 것을 여러 번 확인할 수 있었다. 이것이 단순한 열쇠성 해결책이 아니라 복잡한 퍼즐을 각 개인에 맞게 풀어내는 입체적 프로그램이기에 어렵게 느껴지고 실제 어려운 부분이 있는 것이 사실이다. 미로 속에 갇힌 사막에서 거의 100% 출구를 찾는 방법이 있다면 그리고 그것이 건강히 평균수명 120세를 사는 방법이라면 충분히 도전하고 확인해 볼 가치가 있을 것이다.

　故 공동철 씨 같은 선구자들이 목숨을 버려가면서 몸소 실험해

이론을 완성시키고, 고수익을 보장받던 의사들이 죽을 수밖에 없는 말기 암 환자를 그들 나름 방법들을 사용해 고쳐내고도 믿기 어려운 의술이라 오해를 받아 갈릴레오가 종교재판을 받듯 소송에 휘말리는 것은 매우 비극적인 현 실정이지만, 이 수퍼-센테나리언 의학을 잘 터득해서 남들이 뭐라 하든 존귀한 생명의 고결함과 건강을 깨달아 각자(各自)가 각자(覺者)가 되기를 바랄 뿐이다.

지독한 지독(脂毒) 해결은?

인류는 혈액 속에서 수많은 검사지표를 통해서 온갖 질병을 진단해 낸다. 그리고 끊어지거나 터진 혈관을 잇거나 막는 치료를 한다. 마치 굴뚝이 막히면 연기가 바로 실내에 들어차기에 바로 굴뚝을 뚫는다. 림프는 장기적 관점에서는 혈관 이상의 중요한 역할을 보이지 않는 곳에서 해낸다. 하지만 우리는 림프액 검사를 하지 않는다. 유방암으로 림프의 흐름이 막히면 막힌 쪽의 팔이 코끼리 다리처럼 부어오르며 엄청난 통증을 느낀다. 막힌 림프가 주변 근육이나 혈관 등과 엉켜서 수술도 불가능해 환자는 상상도 못 하는 고통 속에서 죽는다. 혈관이 막혀서 죽는 질환은 단두대의 형벌처럼 단기간에 끝난다. 하지만 노화에 의한 림프 막힘은 서서히 목을 졸라 죽이는 것과 마찬가지로 서서히 인간을 고통스럽고 더럽고 비참하게 한다.

뒤에서 여러 가지 경우와 상황에 대해 노화성 임파 연관 질환을 설명하겠지만, 간단히 말하자면 지방 성분은 체내에서 과산화지질이라는 치명적 독소로 변화되는데 이것의 독성은 청산가리의 수십 배 이상이다. 인간은 약간의 청산가리도 스스로 체내에서 분해할 수 있지만, 과산화지질은 단백질과 엉겨 붙어 리포푸신 (Lipofuscin)이라는 악성 단백질 결합체가 되어 온갖 대사성 질환을 일으킨다.

림프 흐름을 막는 것은 과산화지질, 미세먼지 그리고 기타 비수용성 물질 등이다. 세균의 경우 모든 찌꺼기를 몰아 안은 노화된 대세포는 죽는다. 그렇다면 우리 몸의 하수도인 림프관의 찌꺼기를 모두 떠안은 전립선은 어떻게 해야 할까? 전립선에 쌓인 과산화지질은 아주 맹독성이라 백혈구가 해결할 수 없다. 원자력 발전소의 최종 핵폐기물은 분해해야 할 대상이 아니라 가능하다면 우주 밖으로 날려버려야 한다. 여기서 우리가 생각해 낼 수 있는 것이 궁극의 독소는 해독이 아닌 배독(排毒)의 개념이라는 것이다.

해독은 화학적 제거인 반면, 배독은 말 그대로 배제해서 밀어낸다는 뜻이다. 흔히들 쥐약 같은 독약을 먹었거나 뱀에게 물렸을 때 해독제를 먹거나 주사하지, 배독제를 먹거나 주사하지 않는다. 아주 끈적이는 마요네즈가 용기의 바닥에 가라앉아 있을 때 이 마요네즈는 짜거나 긁어내야 한다. 만약 휘발유 같은 유기용매로 녹여낸다면 제거는 가능하지만, 마요네즈 본래 기능은 상실한다. 전립선염도 마찬가지로 기름 성분이 많은 전립선은 약물 침투가 어려워 약으로는 치료가 어렵고 전립선 마사지 등으로 염증을 짜내는 데 이렇게 손으로 만지는 자극이 염증을 더 생기게 할 수도 있어서 근본적인 대책이 되지 못하고 그냥 전립선 질환은 늙어서 생기는 흰 머리카락이나 정력감퇴처럼 노화의 한 현상으로 치부하고 근본적인 치료를 포기하는 것이다.

'기승전전립선', '어쩌다 한 명의 120세'가 아닌 평균적인 건강수명 120세는 무조건 근원적 림프순환 해결을 통한 전립선의 문제 해결과 두개골 내 림프순환 회복을 통한 치매를 100% 예방하는 완치법을 찾아내야 가능할 것이다. 그것이 기본이다. 집으로 말하면 하수구나 굴뚝이 막혀 썩는 냄새나는 집은 아무리 좋은 환풍기, 공기청정기나 비싼 정수기를 가져다 놓더라도 쓸데없는 것처럼 림프 배독을 통해 전립선과 치매를 해결하지 못한 줄기세포 치료나 항노화 치료제는 아직 한계가 있다는 것이다. 피뢰침으로 번개를 해결 못 한 채, 첨단 미사일 요격 시스템에만 몰두하는 것과 마찬가지다. 번개를 미사일 요격시스템으로 잡으려고 노력하는 것과 전립선 질환을 해결하지 못한 상태에서의 모든 첨단 노화치료는 전부 어불성설일 수밖에 없다.

지방간을 100% 고치는 약은 간암 확률을 16배 낮춘다는 것이 실증적 통계로 밝혀졌다. 그런데 우리는 지방간도, 전립선도, 치매도, 효율적인 치료제가 없이 '노화의 종말'이 곧 올 것이라고 말만 하고 있다. 골프로 친다면 1미터 퍼팅을 99% 넣지 못하는 기계가 드라이브를 500미터 날려 버려서 인간보다 골프를 잘 칠 거라는 말과 같다.

의식이 없어 물도 못 마시는 사람이 혈관으로 온갖 영양제와 줄기세포를 집어넣는다고 오래 살 수 있을까? 입으로 먹는 음식을 대체할 영양제는 장기적으로 거의 불가능하다. '소화'라는 생명기전은 줄기세포 주사요법보다 장기적으로 훨씬 인체에 유익하다. 인간은 혈관으로만 영양을 주입하는 것으로는 건강수명이 몇 년조차도 지속할 수가 없다.

동양의 실증적 '비전의학'이 전립선 질환과 치매에 거의 걸리지 않게 하거나, 걸리더라도 고쳐내는 것을 여러 사례를 통해서 확인할 수 있다. 그런데 어떤 이유에서 이들 치료자들은 못 고치는 것이 아니라 안 고친다. 치매 같은 불치병이나 암 같은 죽을병에 걸린 사람을 고칠 수 있는데도 안 고친다는 것은 핑계 내지는 궤변으로 들릴 수 있다.

故 공동철 씨는 이런 궤변 같은 비전의학의 올바른 총체적 실체를 일정 부분 큰 희생을 치르는 과정을 거쳐 힘들게 밝혀냈다. 이 글을 읽는 독자들은 지독한 노화 독을 실제로 해결할 수 있는 지식과 지혜를 깨달아 인생의 결실기인 90세 이후의 삶을 신(神)나게 살았으면 한다.

대사성 질환의 핵심
- 점도, 온도, 통로

　성인병 해결의 요체는 '대사'와 '순환'이라고 할 수 있다. '신진대사'는 낡은 것이 새로운 것으로 바뀐다는 뜻이다. 완벽한 신진대사는 어찌 보면 '불멸의 원리'이다. 낡은 것이 새로운 것으로 바뀌는 것이 계속된다면 지속적으로 새로운 것으로 남아있기 때문이다. 자동차나 건물이 낡으면 그냥 새로 만든 부속을 계속 교환해주기만 하면 새것의 컨디션을 유지할 수 있기 때문이다.

　나무 레고블록의 수명이 얼마냐고 묻는다면 블록을 교체할 수 있는 한 영구적이라고 할 수 있다. 사람도 기본단위인 세포로 만들어져 있기에 레고블록처럼 계속 새로운 세포로 바꿔줄 수 있다면 영생할 수 있다고 보는 것이 구글(지금은 알파벳)의 레이 커즈와일 같은 과학자의 입장이다.

　세포의 원료라고 볼 수 있는 것은 '줄기세포(Stem Cell)'이다. 새로운 줄기세포가 인간의 각 조직별 세포로 만들어지는 방법만 완벽히 찾아내고, 새로운 줄기세포만 원활히 만들어 내는 이 두 가지 방법만 찾아낸다면 일단 500년을 살 수 있고, 그 이후 영생할 수 있는 '레고세포' 인간을 만들어 낼 수 있을 것이다.

또 다른 가능성 한 가지는 인간을 복제한 다음 컴퓨터 하드디스크의 데이터를 다른 하드디스크로 카피하듯이 인간 뇌의 모든 정보를 카피해서 다시 복제인간에 새겨 넣으면, 그 복제인간은 나의 모든 기억을 가지고 있는 나로 존재할 수 있기에, 같은 기억을 가진 몸으로 영생하는 것이라고 보는 관점에서 연구도 하고 있다.

신진대사 이야기를 하다가 잠시 이야기가 새어 나간 것 같지만 어쩌면 이런 근본적인 개념이 기본이론으로 선행되어야만 하는 부분이 있는 것도 사실이다.

다시 이 책 건강논의의 기본개념 중 하나인 신진대사로 돌아가 보자. 오래되고 낡아서 더러워진 것을 없애야 한다는 개념은 분명 필요한 부분이다. 일종의 '청소' 개념이다. 청소에서 가장 필요한 것이 '물'이다. 생명유지의 근원인 '혈액' 역시 물과 영양분(단백질, 지질), 세포성분(혈구)을 포함한 대표적인 성분이다. 혈액 속 물(혈장)은 모든 신진대사에 필요한 기본 물질로 세포 대사를 일으킨다.

물이 몸 안의 독소를 녹여낸다고 한다면 빨래를 할 때 찬물보다는 뜨거운 물에서 빨래가 잘 되듯 혈액 온도도 따뜻할수록 노폐물의 제거나 신진대사가 잘 된다. 나이가 들면 지방을 분해하는 효소의 활성도가 떨어져서 혈관이나 림프에 과산화지질이 더 잘 침착된다고 한다. 지방을 분해하는 효소의 활성도가 떨어지는 이유는 첫 번째가 혈액의 '온도'이고, 두 번째가 혈액 속 '지질의 독성화'이다.

혈액의 온도는 왜 떨어지는 것일까? 쉽게 비유해서 생각하면 자동차를 오래 타면 엔진기능의 저하로 출력이 떨어지는 것과 유사하다. 자동차 후드 안 엔진은 보통 실린더가 4개(4기통)부터 12개(12기통)까지 존재한다. 각 실린더가 원활히 작동해야 자동차의 출력이 정상적으로 유지된다.

인간세포가 하나의 자동차라고 했을 때 하나의 세포는 몇 개의 실린더가 존재할까? 엔진블럭에 해당하는 에너지 생성기관은 '미토콘드리아'다. 미토콘드리아는 각 세포당 200개에서 1,000개 이상까지 존재한다. 자동차에서 만약 냉각수가 없다면 자동차 엔진의 온도는 휘발유의 폭발온도인 1,000도까지도 올라갈 수 있다. 엔진이 가동되면 열이 발생하는 것처럼, 미토콘드리아에서 에너지가 생산되면 열이 발생하게 되는데, 미토콘드리아의 기능이 저하되면 발생되는 열도 줄어들게 된다. '구르는 돌에는 이끼가 끼지 않는다'는 말이 있다. 이 말처럼 물을 끓이는 주전자에는 물때가 끼지 않는다. 하지만, 그냥 찬물을 넣어 마시는 물 주전자는 일정 시간이 경과하면 끈적끈적한 물때가 낀다. 혈관이나 림프에 축적되는 과산화지질 같은 노폐물은 세포 내 신진대사가 저하되어, 세포 내 엔진인 미토콘드리아서 열에너지 발생이 저하될 때 심하게 축적이 된다.

혈액 속에는 여러 가지 효소가 있어 단순한 물과는 다르기에, 1도만의 차이에도 그 활성도의 차이는 크다. 물은 99도까지는 별 반응이 없다가 100도의 끓는점에서 부글부글 끓는다. 물의 임계점의 전후로 상(Phase)이 변하는 것처럼 혈액에서 작은 온도차도 큰 변화를 일으킨다. 예를 들면, 체온 1도의 상승이 면역활성도를 30%나 높인다고 알려져 있는데, 이를 보아도 체온 1도의 차이는 활성도 측면에서 큰 차이를 만들어 낸다.

자동차 냉각수가 얼어 버려, 뜨거운 물을 붓는 것은 미봉책에 불과하다. 체온이 떨어졌다고 사우나에 간다거나 온돌방의 실내 온도를 올리는 것은 오히려 호메오시스(Homeosis, 항상성) 기능을 떨어뜨려 장기적으로는 만성병이 되는 경향까지 있기 때문이다.

세포 내의 엔진에 해당하는 미토콘드리아는 어느 정도의 에너지를 낼까? 놀랍게도 나노 세계의 관점에서 봤을 때 세포 내에서 같은 단위면적 당 발생하는 에너지가 태양의 표면적 에너지보다 크다는 것이 밝혀져 있다.

미토콘드리아는 그 하나만으로도 책 몇 권 분량의 설명이 필요할 정도로 복잡한 세포 내 소기관이다. 결론적으로 말하자면 상상을 초월할 정도의 엄청난 에너지 효율이 미토콘드리아의 결과물이다. '요로법'에서 말하는 플라즈마 워터(Plasma Water)가 여기에 역할을 하는 것이다. 플라즈마 워터가 생겨난다는 것은 아주 강력한 에너지가 생성되거나 관여해야만 가능하다.

　일반적으로 바이러스들은 고열에 약하다고 알려져 있는데, 간염 바이러스와 코비드 바이러스도 마찬가지이다. 바이러스는 강력한 플라즈마 반응이 일어나는 곳에서 살기가 불가능하다. 과격하게 비유하자면 플라즈마 반응이 있는 태양 표면에서 살아남는 생명체는 없기 때문이다. 아주 미시적인 나노의 세계에서 보면 세포는 엄청난 플라즈마 에너지 시스템으로 작동하기에 엄청난 에너지 효율을 보이는 것으로 볼 수 있다. 세포의 플라즈마 반응에 바이러스는 생존하지 못하기 때문에 고열에 바이러스가 약하다고 알려져 있는 것이다.

　흔히들 피 끓는 청춘이라고 한다. 젊음의 에너지를 상징적으로 이야기하는 표현이겠지만, 실제로 20대 젊은이의 체내온도와 80대 노인의 체내온도는 다르다. 노화는 근본적으로 자동차의 엔진에 해당하는 미토콘드리아의 기능저하에 의한 세포 열의 발생이 저하되는 것과 유관하다고 볼 수 있다.

　빨래를 할 때 혹은 설거지를 할 때, 뜨거운 물로 할 때와 찬물로 할 때를 비교하면 뜨거운 물에서 빨래가 잘 되는 것은 누구나 잘 안다. 물도 그럴 정도인데 기름은 더 말할 것도 없다. 우리 몸의 세포는 인지질이라는 지질막을 가진 세포막으로 둘러싸여 있다. 고무풍선에 바람을 넣었다 뺐다 하는 것처럼 인지질막을 통해서 물질대사를 하는 것이다.

돼지고기를 넣고 끓인 김치찌개가 식으면 버터 덩어리 같은 기름층이 생겨난다. 다시 온도를 올리면 흰 버터 같은 기름층은 사라진다. 나이가 들면 나잇살이라고 해서 뱃살이 나오고 운동을 해도 좀처럼 빠지지 않는다. 심지어는 간이나 췌장 같은 내부장기에도 축적이 되곤 하는데, 이런 엉뚱한 장기에 생기는 지방을 '이소지방'이라고 하여 각종 성인병을 야기하는 원인으로 지목되고 있다.

근본원인은 세포 내 에너지 생성기관인 미토콘드리아의 기능저하이기 때문에, 의사 입장에서는 미토콘드리아의 기능을 정상적으로 되살려야만 한다. 흔히 '언 발에 오줌 누기'라고 한다. 북극에 사는 펭귄이 얼어 죽지 않는 이유는 자체 세포 미토콘드리아 기능이 높기 때문인데 펭귄의 몸이 차가워졌다고 따뜻한 물에 담그는 것은 펭귄의 생리를 잘 안다면 이것은 미봉책에 불과한 것이다.

온도 발생장치의 기능이 정상적인지를 고려해야 하는데 지방만 녹이려고 화학적인 약제를 써서 그것을 녹이려고 하니 근본적인 치료가 되지 않은 채 부작용만 발생하고 나이 탓만 하게 되는 것이다. 같은 이유로 전립선에 지방 기름이 쌓여 전립선염, 전립선 비대증, 전립선암 등이 생기고, 여자는 자궁암이나 치명적인 난소 암이 발생한다. 즉, 혈액순환이나 림프순환은 단순한 물의 흐름이 아니다. 태양보다 강한 에너지 효율 시스템을 바탕으로 혈액의 경우 시속 200km 이상으로 순환하고 있기에 노폐물이 여간해서는 끼기가 어렵다.

10년이면 강산이 변한다고 피 끓는 청춘의 건강도 나이가 먹으면 플라즈마의 생성시스템이 망가져 갖가지 순환부전성 대사질환이 생기기에 실제로 좀비세포가 생기고, 자동차 엔진 내부에 슬러지가 생기듯 혈관이나 임파를 막기 시작하는 과산화지질이 죽상경화증을 일으키며, 고인 물이 썩듯 대사가 되지 않는 각종 세포나 림프액 찌꺼기들이 온갖 대사성 질환을 일으키는 것이다.

현대의학이 대사성 성인병을 근본적으로 해결하기 위해서는 이러한 대사의 결과물인 플라즈마 워터를 연구해야 한다. 인체에서 나오는 플라즈마 워터는 인체 자체가 플라즈마 에너지 발생 유기체라는 확증적 증거이다. 그러기에 이 플라즈마 워터가 들어간 체액을 'Your Own Perfect Medicine'[4]이라고까지 표현하는 것이다. 무기 중에 가장 강력한 무기가 원자폭탄이라고 한다면 플라즈마 워터는 모든 악성 세균을 죽이고 신진대사를 원활하게 하는 기본 물질이다. 이러한 플라즈마 워터를 기본적 역발상으로 그 기원인 미토콘드리아의 복구까지 가능케 하는 것을 '플라즈마 메디컬'이라고 표현할 수 있고, 향후 미래의학이 될 수 있다.

분당 수천 번씩 돌아가는 고온의 자동차 엔진에서도 플라즈마 워터는 생기지 않는다. 자동차 엔진 내부에 생긴 슬러지는 그런 고속, 고온에서 생성된 슬러지이기에 웬만한 방법으로는 제거되지 않고 분해해서 연마해 내거나 부품을 교환해야 하는 것과 마찬가지로 나이 들어 플라즈마 생성기능이 떨어지며 생긴 노폐물성 대사산물은 웬만한 방법으로는 제거되지 않기에 이 때문에 발생한 전립선 질환이나 백내장 등 같은 질환을 못 고치는 것이다. 영하 100도의 차가운 극자극을 주거나, 신부전을 유발할 수 있는 강한 면역억제제인 라파마이신(Rapamycin)[5] 같은 약물을 사용하여 노화세포인 좀비세포를 죽이거나 억제해야 해결할 수 있을 것이다. 궁극의 목표는 모든 좀비세포를 라파마이신보다 강력하게 제거하면서도 부작용이 없는 물질을 찾아내거나 만들어 내는 것이

---

4 요로법을 설명한 마르타 크리스티(Martha M. Christy)의 베스트셀러인 『Your Own Perfect Medicine:The Incredible Proven Natural Miracle Cure that Medical Science Has Never Revealed!』라는 제목에서 유래한 표현이다.

5 칠레의 이스터섬 토양세균에서 발견된 물질로, 1999년에 면역억제제로 미국 FDA의 승인을 받았다. 동물실험에서 라파마이신을 투여하면 수명이 늘어 많은 관심을 모아왔다.

어야 한다.

원자폭탄은 그 위력을 말로 떠들 필요가 없다. 미국이 일본과 전쟁 시 항복하라고 말로 해봐야 소용없었고 실제 핵폭탄을 터뜨리자 항복을 하고 전쟁이 끝났듯 대사성 질환의 해결을 위해서는 전립선염, 백내장, 임파암, 지방간, 통풍 같은 질환이 낫게 되면 그 위력이 확인되는 것이다.

자동차 슬러지로 막힌 실린더 밸브나 매연으로 막힌 머플러가 뻥 뚫리듯 림프가 뚫리면 노화로 인한 거의 모든 대사성 통증이 사라지고 질환이 낫고 평균수명이 거의 120세 안팎으로 늘어난다. 치아 스케일링할 때 통증과 불편함을 참는 것처럼 막힌 림프를 뚫어주는 고통을 참고 분해 청소하듯 미토콘드리아 기능을 살려주는 2가지 방법을 동시에 혹은 순차적으로 해주기만 하면 된다.

이 방법을 강자극요법이라고 할 수 있다. 호르메시스[6]-세놀리틱(Hormesis-Senolytic) 방법으로, 故 공동철 씨의 '아프면 낫는다'는 통증전기 생리학 이론, 故 김봉한 씨의 미세순환설, 하버드 의

---

6 호르메시스(Hormesis) 효과란 유해한 물질이라도 소량이면 인체에 좋은 효과를 줄 수 있다는 것이다. '호르몬(Hormone)'과 같은 활동을 한다는 이유로 이런 이름이 붙었다.

과대학 데이비드 싱클레어 교수의 원시세포 혹한생존론[7]을 통한 영하 100도 자극, 강한 기아요법, 숨이 찰 때까지의 운동, 신부전을 유발할 수 있는 라파마이신 요법 등이 지금까지 검증된 방법들이라고 할 수 있다.

이 방법들은 기존의 세포를 보존하면서 강화하는 방법이라면 구글(알파벳)의 레이 커즈와일은 아예 세포를 몽땅 갈아엎어 버리고 새로운 줄기세포 합성과 기억 카피 기술을 통해 30년 이내에 500살을 사는 방법을 찾을 수 있다고 자신 있어 한다. 그리고 양

---

7 '마그나 수페르스테스(Magna Supertes)'에 관해서는 좀 깊은 이해를 해야만 한다. 유전자 A는 환경이 안 좋을 때 번식을 멈추게 하는 일종의 관리자이다. 이 점은 대단히 중요하다. 초기의 지구 행성은 세포 입장에서는 환경이 가혹할 때가 대부분이기 때문이다. 또 이 회로에는 유전자 B가 있다. B는 '침묵시키는' 단백질을 만든다. 이 침묵 단백질은 상황이 좋을 때 유전자 A에 달라붙어서 그 유전자를 꺼버린다. 그러면 세포는 번식 즉 자신을 복제할 수 있다. 마그나 수페르스테스의 독특한 점은 침묵 유전자 B에 돌연변이가 일어나서 기능이 하나 더 추가되었다는 것이다. 바로 DNA의 수선을 돕는 일이다. DNA가 손상을 받으면 유전자 A에 붙어 있던 침묵 단백질은 유전자 A를 떠나서 손상된 DNA를 수선하는 것을 돕는다. 수선이 완료되기 전까지 '침묵 단백질'에서 해방된 유전자 A에 의해 번식이 제한된다. 이런 일련의 과정은 이치에 맞는다. DNA가 손상되었을 때는 복제하지 않는 것이 세포 입장에서는 유리하다. 손상된 채로 복제가 되면 유전 물질을 잃을 것이 거의 확실하기 때문이다. 마그나 수페르스테스는 DNA를 수선하는 이 새로운 유형의 침묵 유전자를 지님으로써 또 한 가지 유리한 입장에 놓인다. DNA가 손상되면 숨죽이고 있다가 수선된 뒤에 다시 활동하기 때문이다. 이런 행동은 생존에 유리하다.

자컴퓨터 등을 이용하여 모든 인간 유전자 정보와 줄기세포 정보를 통합하여 궁극의 생명세포 재창조 및 조합이 가능하다고 확신하고 있다. 구글의 이런 방법은 자동차 자율주행기법 같은 공학적 확신으로 어찌 보면 120세 무병장수법보다 쉽지 않을 수도 있다. 완전자율주행의 경우에도 인간의 판단력만큼 따라오는 것은 불가능할 수 있다. 설사 가능하더라도 몇십 년 이상 걸릴 수도 있다. 또 자율주행 자동차는 가능하더라도 윈드서핑 하는 인간 수준의 로봇은 불가능할 것이다.

인간은 놀라운 위대성과 모순, 엄청난 에너지 효율 시스템이 있음에도 의외로 황당한 질병으로 고생스러운 말년을 보내고 있다. 앞으로의 미래는 융합의 시대라고 한다. 스콧 니어링의 100세 건강, 故 김봉한의 미세순환설, 故 공동철의 통증전기의학, 데이비드 싱클레어의 강자극 요법 등을 모두 융합한 장수법은 과연 어떻게 가능한 것일까?

3장

인체 내
노폐물의
진실

노폐물 제거의 어려움

우리는 앞선 도입부에서 신장의 노폐물이 노화를 유발한다는 개념을 살펴보았다. 청산가리가 맹독성이라 사람이 청산가리에 중독되면 죽는다는 것은 상식이다. 나이가 들어가며 신장이나 폐 등에 쌓이는 노폐물과 청산가리 중 어느 것이 더 치명적일까? 청산가리는 쥐약으로도 사용되는 맹독이기는 하지만 우리 몸은 로다네제(Rhodanese)라는 효소가 있어서 청산가리 독소를 해독할 수 있기에 우리 몸에 축적되지 않는다. 그런데, 쥐약에는 잘 대응하는 우리 몸은 우리 세포가 신진대사를 하면서 자동으로 만들어 내는 지방 찌꺼기에 저항하지 못하고 온갖 노화성 질병에 시달리다가 죽는다.

우리가 매일 먹는 음식물이 세포 내 대사를 하면서 만들어 내는 활성산소가 지방과 엉키면서 만들어 내는 과산화지질이 다시 단백질과 결합한 리포푸신은 분해가 되지 않고 서서히 체내에 축적되면서 돌이킬 수 없는 각종 노화를 유발하면서 해결이 되지 않는 것이다. 즉, 맹독성 쥐약 성분보다 훨씬 소량의 지방 찌꺼기 독소가 인간의 장수에 더 치명적인 것이다.

우리 몸은 지방을 먹지 않더라도 당분을 지방으로 만들어 내기에 기름기를 먹지 않는다고 지방독을 막을 수는 없다. 자동차가 달리면 생기는 여러 가지 가스가 자동차 밸브나 배기구를 막으면 차는 고장 난다.

인간이 먹는 음식물의 대사 과정에서 생기는 찌꺼기가 결국 노화성 질환의 최종 원인이다. 유감스럽게 청산가리조차 분해해 내거나 치료하는 해독약이 있지만, 자연적으로 우리 몸에는 늘 발생하는 지질 찌꺼기가 만드는 각종 찌꺼기에 속수무책이다. 이 찌꺼기가 안구에 쌓이면 노안이 되고 백내장이 생기고 안압을 높여 녹내장을 만들고, 신장에 쌓이면 신부전이 생기고, 발바닥 혈관에 생기면 족부 궤양이 와서 하지 절단을 해야 함에도 치료약이 없다.

요도를 막으면 자다가도 수시로 화장실을 가느라 잠을 설치고 40대에는 40%, 50대에는 50%, 70대에는 70%, 100세에는 대부분 노인들이 어린아이처럼 요실금이나 대변을 지리는 상황이 옴에도 대책이 없는 것이다. 호모 데우스(Homo Deus), 신이 되어가는 인간이 원자폭탄을 반세기 전에 개발했음에도 지질독(脂質毒, Fat Toxin) 해결에 실패한 것이다.

갓난아기는 일 년 내내 누워서 지내지만, 욕창이 생기지 않는다. 나이 들어 병들어 누워 지내는 노인들은 욕창이 생겨 낫지 않고 패혈증으로 죽는 경우가 많다. 노인성 패혈증은 세균보다는 지질 독소 합병증으로 인한 경우가 더 많고, 이것은 더 치명적이지만 노인들의 패혈증은 갑작스러운 심장마비처럼 근본적인 대책이 없기에 해마다 수백만 명이 죽는다. 나이 들어 신장이 가장 먼저 손상을 받지만, 확실한 신부전 예방법도 없기에 신부전 치료법도 없다. 투석은 신장의 회복이 아닌 것이라 근본적 치료법이 될 수 없다.

사람은 숨을 못 쉬면 죽는다. 숨을 쉬면 발생하는 이산화탄소는 완전 배출이 되는데 신진대사 후 남은 지질 독소는 완전 배출이 되지 않고 각종 노인성 폐기물 질환을 유발한다. 이 책은 이런 노폐물을 왜 해결하지 못하고 있는지 고찰해 보고, 어떤 이론을 근거로 어떠한 확실한 해결책(Solution)을 찾아낼 수 있는지 여러모로 제시해 볼 것이다.

큰 호텔의 모든 방문을 열 수 있는 마스터키와 같은 개념의 모든 노인성 질환을 일으키는 노화독의 실체를 파악하고 이 책을 덮을 즈음에는 나름 해결책도 어느 정도는 찾을 수 있을 것이다. 우리는 농담 삼아 '9988234'라고 한다. 이 농담의 의미는 '99세까지 팔팔(88)하게 살다 2~3일 동안 아픈 후, 죽(死, 4)는' 100세 시대라고 한다. 이 책은 그 한계를 넘어 9988231 after 120세 off를 이야기한다. 99세까지 팔팔(88)이 살다 2~3일 아프다가 1(일어나서) 20여 년을 다시 건강히 사는 신나는 노후를 보여주고자 하는 것이다. 노(老)를 제(除)하는 제노의학의 구체성을 현실 속에서 구현해 내는 것을 같이 느껴보자는 것이다. '제노사이드(Genocide)'가 민족, 종족, 인종, 종교 집단의 전체 또는 일부를 파괴하려는 의도로 행해지는 모든 행위의 대량 학살이라면, 공교롭게도 발음이 절반 정도는 같은 '제노의학(除老醫學)'은 수많은 사람들의 건강 활력장수를 이루어 낼 수 있다. 인류에게 꼭 필요한 의학이었음에도 왜 아직 구현되어서 널리 행해지지 않았을까?

노폐물 제거의 과학,
노폐물 제거의 문학

2025년 현대과학은 유사 동물의 고유수명이 차이가 나는 이유를 알지 못한다. 같은 무게의 쥐와 비둘기의 수명차를 결정짓는 노폐물 생성도 차이를 바로잡는 방법을 모른다는 것이고, 그 원인과 차이를 같아지게 하는 방법을 찾아낸다면 쥐의 수명을 3~4배 이상 늘릴 수 있고 인간에게도 적용할 수 있다고 보고 연구 중에 있다.

인간수명이 3~4배 연장되면 300~400살까지 살 수 있다는 미래 의학의 목표이기에 우리는 현실적 목표로 120세 평균수명을 실행해 보자는 것이다. 어쨌든 지금은 불가능한 상태이다.

사람이 살면서 고통을 극복하는 방법과 소원과 희망을 성취하는 길을 뭐라고 불러야 할까? 고통 없고 소원이 이루어지는 장소는 천국 내지는 유토피아라고 할 수 있다. 소원이 이루어진다는 것은 지금은 그렇지 못하다는 것이다. 서양에서 뭔가 새로운 것을 찾아내거나 발견했을 때 '유레카'라고 한다. 창조적인 발명이나 발견 시 터져 나오는 기쁨의 환호이다. 뭔가 기존의 한계를 깨고 보다 더 나은 상태에 이르는 기쁨이나 행복의 순간에 나오는 감탄사를 유레카라고 한다면, 동양학에서는 '어떤 것을 깨고 도달한다'를 '깨달음'이라고 한다.

깨달음은 '깨다'와 '도달하다'의 합성어이다. 기존의 한계나 불가능을 극복해 새로운 능력을 갖추거나 관점을 가져 삶이 좋게 변화하는 것을 의미한다. 현재 우리는 이런 깨달음이라는 측면에서 볼 때 노화성 노폐물 제거를 성공적으로 못 하고 있기에 120세 활력장수를 구현하지 못하고 있는 것이다. 세포 속 노년에 미세하게 박힌 과산화지질 복합물을 어떻게 제거할 수 있을까?

인간이 동물과 다른 이유 중의 하나는 생각하는 힘이다. 여기서 우리는 흥미로운 관점 하나인 세균의 내성 문제를 잠깐 짚고 넘어갈 필요가 있다. 세균이 항생제에 내성을 가진다는 것은 누구나 알고 있다. 내성을 가지는 기전(Mechanism)을 과거에는 무작위적 유전자 조합으로 보았지만, 최근 여러 과학적 실험증거는 세균 등의 대장균이 어떠한 의도를 가지고 유전자를 어느 정도의 흐름을 가지고 유전자 결합을 만들어 내고 있다는 것이다. 이를 과학적으로 연구한 과학자들은 '돌연변이 마법'이라고 문학적으로 표현하고, 이스라엘의 생물학자 에바 자브론카(Eva Jablonka)는 '적응적 돌연변이'라고 표현할 정도이다.

아주 더 극단적인 예를 들자면 일반 곰은 대나무를 먹으면 죽는다. 그런데 판다 곰은 대나무 지역에 고립돼 먹을 것이 없어지자, 소화 유전자가 대나무만 먹을 수 있게 유전자가 바뀌었는데, 이것이 그냥 무작위적 확률이 아니라, 마치 예정된 기도를 들어주듯 대나무를 먹을 수 있는 유전자 변형이 생겼다는 뜻이다. 이것을 자기 진화라고 표현할 수도 있는데 어쩌면, 조물주가 판다가 대나무를 먹을 수 있게 창조, 진화시켰다고 볼 수 있다.

어떠한 살충제나 제초제도 시간이 흐르면 내성이 생기는데 우리 인간은 왜 노화 독소 해독 능력을 갖추지 못했을까? 왜 생로병사라는 고통의 노인성 질병을 겪어야만 하는 것일까?

이 책의 취약성(Volnerability)과 『아함경』을 참조하면 조금 더 입체적인 이해가 가능하겠지만, 인간이 너무 부족한 것이 없이 완전하면 교만해지고, 후손들에 대한 배려심이 없어지기 쉬워서일 수 있다. 인간은 사물의 본질을 보지 못한다. 많은 물리학자가 밝혔듯이 원자의 구성은 빈 공간으로 되어 있기에 인간이 사물의 본질적인 원자를 본다면 세상이 온통 혼란스러울 것이다.

노화독(老化毒)을
어떻게 제거할 것인가?

노폐물 제거는 개념적으로는 청소 개념이다. 우리는 청소를 어떻게 하는가? 먼지 털 듯 압력을 주어 털어내거나 찬물 혹은 뜨거운 물로 빨거나 세제 등의 용제를 넣어 녹여내는 것이 보통이다. 그렇다면 인체는 어떤 방법으로 체내 노폐물을 청소해야 할까 하는 난관에 봉착한다. 최근에 토양은 각종 농약 잔류물과 대기 중의 산성비 성분 등으로 오염이 심하게 되어 생물 성장률이나 새싹 발아율이 떨어지고 있다.

토양 정화 기술 중의 하나가 30도에서 만들어진 숯가루를 넣고 땅에 전기를 흘리면 토양의 불순물이 제거되고 식물 발아율이 높아지는 것이 확인되었다. 재미난 것은 아주 미시적인 나노입자 세계에서 인체에 고열을 가하고 세포를 자주 통각하고 광독성 유발 채소나 약초를 환자 상태에 맞게 6개월에서 1년간 다양한 변화를 주면, 체내 노화성 노폐물이 제거된다는 것이다.

흥미로운 것은 인체 내의 생물학적 대사는 기계론적 과학보다는 서사론적 당위성이 결과를 만들어 내는 경우가 있다는 것이다.

아무리 생각해도 일어나기 힘든 마법 같은 일이 발생한다. 심해 열 누공의 섭씨 300도의 바닷물에도 생물체가 살아서 존재한다. 암세포나 노화 좀비세포는 제거해야 하는 죽여 없애야 하는 존재 이다. 이런 존재들을 죽이는 개념의 치료로는 마치 섭씨 300도의 물에서 사는 생물을 끓이면 죽는다는 일반적인 방법으로는 되지 않는다. 그러하기에 늙고 노폐물이 가득한 몸 안의 암세포 등은 아무리 죽이려고 해도 곧바로 내성이 생겨 문제가 해결되지 않는 다. 불멸의 암세포, 불사의 노화세포 등은 일반적 정상세포보다는 제거가 어렵다.

인간은 인체에 꼭 필요한 비타민C를 음식으로 섭취하면 된다. 인간은 겨울에도 비타민C가 들어간 식물을 보관하거나 온실재배를 통해 섭취할 수 있지만, 쥐 같은 동물은 채소 섭취가 쉽지 않은 경우가 많아 호르몬처럼 비타민C를 스스로 체내에서 합성해서 조달한다. 비타민C의 경우처럼 자연계에는 인간의 체내 노화 노폐물을 제거하게 할 수 있는 물질이 존재하는 것으로 보인다. 만약에 없다면 인간은 이를 개발해 내야 한다. 아직 완전히 개발이 안 된 상태에서 현대의학은 20~30년 이내에 평균수명 150세가 될 거라고 기계공학의 발달을 근거로 곧 될 것이라고 말한다. 이 분야는 모든 지식의 축약체인 AI의 연구성과물보다는 동양의 지혜인 깨달음에서 해결될 가능성이 더 커 보인다. 동양학에서는 이러한 방법을 깨닫는 것만큼 어려운 것이 각 개인에게 구현시키는 것이라고 한다.

즉, 150세 사는 방법을 찾는 것이나, 찾아낸 그 방법을 개개인에게 각자가 적용하기도 상당히 어렵다고 한다. 각자(各自)가 각자(覺者)가 되어야 한다는 것이다. 생명현상의 근원은 진리를 바탕으로 한다. 이 진리는 수학이나 과학이 바탕이 되는 것이 아니라, 이러한 수학이나 과학은 하나의 도구로서의 일부일 뿐이다. 인간은 신화적, 문학적 당위성을 근거로 생명현상이 발생하고 지속 발전된다고 본다. 120세 활력 건강을 위한 당위론을 아직 가지지 못했다. 노인성 질병 없는, 대부분 인류가 행복할 수 있는 유토피아의 활력 에너지로서 궁극의 'sublime'한 세놀리틱 프로그램은 존속되어 나가거나 어쩌면 과도한 도전성으로 인해 사라질 수도 있을 것이다.

4장

호르메시스
-세놀리틱
제제

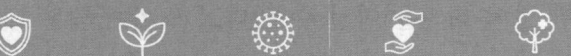

논리와 실제의 차이

사과 농장에서 사과꽃은 일정 부분만 남겨두고 잘라낸다. 꽃이 너무 많으면 사과의 질이 떨어지기 때문이다. 사과가 열매를 맺은 뒤에도 열매의 일정 부분만 남겨 놓고 솎아낸다. 사과의 개수가 많으면 사과의 크기가 줄어들기에 질(質)과 개수 당 무게를 위한 조치이다. 그런데 이런 사과 농장의 상식과는 달리, 『스칸디나비아 산부인과 저널』에서는 세쌍둥이 임신 생존율에 관한 연구의 경우에는 오히려 인공 제거를 하지 않고 3명을 전부 출산을 시킨 225건과 한 명을 인공 제거한 300여 건의 출산 결과를 비교했을 때 '3명 모두 생존율'은 91.6%이고 1명을 인공 희생시킨 '2명 모두 생존율'은 82.9%로 나타났으며, 다른 질병이나 뇌성마비 차이는 별로 없었고, 발달장애는 3명 모두 낳게 한 그룹이 장애가 오히려 적었다. 사과 농장의 교훈이 세쌍둥이 임신 생존율에는 적용되지 않았다. 인간의 잘못된 선입견과 논리로 잘 자랄 아이 하나를 무의미하게 희생시킨 셈이다.

스콧 니어링(Scott Nearing)[8]이 의사들은 장수에 대해 아는 것이 별로 없다고 한 말이 허언은 아닐 수 있다고 느끼게 되는 대목이다. 모든 병은 세포에서 시작된다는 세포 병인론 관점에서 보게 되면 암은 일종의 돌연변이이기에 포유류의 경우 체중이 2배, 즉 세포사가 2배로 늘면 그만큼 유전자 변형 확률이 높기에 암에 걸릴 확률도 그에 비례해서 2배 정도로 늘어야 한다. 하지만 실제 체중이 2배로 늘어도 암 사망률은 2.9% 정도로 미미하다. 크고 오래 사는 동물의 암 발생은 그 세포의 수에 따라 커지지 않는다는 것이 현실로 확인이 되었다.

즉 코끼리와 쥐는 몸을 이루는 세포 수가 수천 배 차이가 나지만 실제 암 발생률은 비슷하다. 오스트레일리아의 유대류인 코와리(Kowari)[9] 같은 경우 크기는 쥐의 크기인데, 암은 코끼리보다 수십 배나 더 걸리는 경향이 있다. 논리적으로 변이를 거스르는 원인을 모르기에 이 차이가 나는 원인을 찾아내어 보정을 하면 노화와 암을 상당 부분 해결하는 데 도움이 될 수 있을 것으로 보고 있다. 즉 몸에는 해를 끼치지 않으면서 암세포나 노화세포를 제거하는 자연적인 항암기술을 개발할 수 있다고 보고 연구를 계속하고

---

8   스콧 니어링(1883~1983)은 미국의 경제학자이다. 반자본주의, 친사회주의, 반전, 친평화의 길을 걸은 것으로 전 세계적으로 유명하다. 품위와 존엄이 있는 방식의 죽음을 맞았는데, 일체의 생명을 연장하려는 의학적 배려도 거부하고, 고통을 줄이려는 진통제, 마취제의 도움도 물리치고 물과 음식조차 끊고, 온전한 몸과 마음으로 100세에 죽음을 맞았다.

9   호주의 건조한 초원 지대와 사막에서 사는 작은 육식성 유대류

있는 것이다.

야생 상태의 동물은 암에 걸리는지, 얼마나 자주 암이 발병하는지 알기가 어렵다. 암 같은 치명적 질병에 걸리면 조기에 굶어 죽거나 천적에 잡아먹히거나 하기에 암이 자랄 시간이 없어 암과 동물 간의 상관관계를 알기가 어렵기에 동물원에서 기르는 동물을 상대로 연구하거나 실험실 속에서 암을 이식해 관찰하는 것 정도이기에 인간의 추론이 개입될 여지가 많기 때문에 노화나 암 같은 질병은 인간 스스로가 자기 몸에 실험하면서 그 감각을 끝까지 검증해야 하는 경우가 많다.(감각의학의 필요성)

호르메시스(Hormesis)[10]는 기본적으로 손상받기 직전까지의 강도로 자극을 순간적으로 주어서 세포에 충격을 주는 것이다. 충분히 복구 가능한 충격을 주어 좀비세포나 노화세포를 죽이고, 림프를 흔들어 주는 것이다.

나이 들어 고관절이 골절되면 25%는 순환부전 합병증으로 사망하게 된다. 장기간 누워있는 거동이 불편한 장기입원 환자도 살이 썩는 욕창으로 고생한다. 이런 상황을 보면 기존 의학에서는 도대체 무엇을 어떻게 해야 하는지도 모르고 있고, 유일한 해결책

10　독성물질이 생체에 억제를 일으키는 농도보다 낮은 농도에서 자극 효과를 나타내는 현상

이 될 수도 있는 호르메시스–세놀리틱(Hormesis Senolytic)[11] 분야
는 아직은 완전 미개척한 상태로 남아있다.

전립선염과 백내장을 고치는 방법을 찾아내는 과정에서 보건
대, 실험실에서가 아닌 '직접 몸으로' 찾아내야 하는 수밖에 없다
고 생각한다. 그러기에 구글(알파벳)의 레이 커즈와일이 장담하는
과학기술의 특이점(Singularity)에서의 노화 대책은 실험실에서만
찾기에 아직 완전한 해법이 나오지 못하는 것이다.

'과산화지질 분해제'에 관한 연구에서도 실험실 내에서는 과산
화지질을 분해하거나 녹이는 일은 쉽다. 문제는 그 분해제를 먹거
나 주사를 하면 인체세포가 견디어 내지 못하는 문제를 해결하기
가 실제로는 거의 불가능한 모순에 가깝기 때문이다.

하버드 의과대학 유전학과의 데이비드 싱클레어 교수는 숨이
찰 정도의 격렬한 운동을 주 3회 정도 실시하는 것이 장수의 비법
중 하나라고 그 기전을 어느 정도 밝혀 놓았다. 일종의 호흡 중
추를 힘들 정도로 자극을 주는 방법이다. 어떤 약을 먹어서 운동
을 격렬히 했을 때 힘든 만큼 숨이 차게 하는 약물도 찾을 수 있
다. 먹어서 부작용 없이 숨이 차게 호흡 중추만 힘들게 하는 약물

---

11 노화세포 제거제. 노화한 세포를 공격하고 제거하여 신체의 노화를 막는
    약물

을 찾으면 되는 것이다. 실제 그런 약은 개발 중이고, 10년 이내에 나와서 시판될 가능성이 크다고 한다.

자연계에도 그런 예비약들은 존재한다. 일부 버섯들은 호흡곤란을 유발한다. 먹어보면서 호흡이 곤란할 정도의 유발 용량을 경험적으로 찾고, 농도를 맞추어 복용법 등을 찾아내고 다른 장기손상이 있게 되면 손상을 막는 약까지 찾아내야 하는 과정이 필요하다. 이 작업은 '직접 몸으로' 찾아내야 하는 과정이기에 상당한 희생을 감수하는 리스크가 큰 일이다.

여태껏 많은 산악인들이 산을 오르다 사망했다. 역사상 등반 중 사망한 사람은 수백 명은 될 것이다. 산을 오르다 죽는 일과 인류의 고통을 줄이는 일에 대한 의학적 도전, 두 가지 중 어떤 것이 더 가치 있는 일일까? 후자가 일반적으로는 더 인류 전체에 대한 기여도가 더 큰 일일 것이다. 하지만 이러한 일에 자발적으로 목숨까지 던지면서 실험 도중 목숨을 잃은 이에 대해 알려진 이야기는 그리 많지가 않다. 공동철[12], 김봉한[13], 퀴리[14] 부인 등 그 외에 몇 명 정도일 것이라 추정한다.

---

12 서울대 전기공학과를 졸업 후 한국전력, 호남정유, 금성기전 등 국가기간 산업체에서 근무했고, 출판사 정신세계사 등에서 출판기획자로 근무. 한의학 연구에 평생 노력했고 관련 저서를 다수 출간하였다. 대표적인 저서로 『아프면 낫는다』, 『백혈병은 없다』, 『한약은 죽었다』, 『김봉한』 등이 있다.

글쓴이도 개인적으로 故 공동철 씨와 인연이 있어서 그의 연구 노트에 적힌 몇 가지 방법을 시도하다가 응급실까지 실려 가서 죽을 뻔한 적도 있었다. 이러한 경험이 있었기에 감히 건강수명의 혁신적 연장을 논할 수 있게 된 것이다.

전립선 내부에 침착된 과산화지질을 녹여내는 것은 일반적으로 알려진 방법으로는 전혀 가능성이 없다. 그 역할을 하는 특별한 자극 요소 즉 '약물'을 찾아내야 한다.

과거 동양의학의 이론 중의 하나가 '이류보류(以類補類)'라는 이론이 있다. '유유상종'이라고, 유사한 것으로 유사한 것을 보강한다는 미신 같은 이론이다. 간이 안 좋으면 간을 삶아 먹고, 뼈가 안 좋으면 동물 뼈를 먹는 그런 방법이다. 호랑이가 앞발로 소를 때려잡는 힘이 세니까 호랑이 앞발의 뼈를 갈아 먹으면 사람의 팔에도 힘이 생길 수 있다는 '미신적'인 방법이다. 그런데 이 미신적인 방법이 우주의학에도 응용되고 있다는 사실이다. 실제로 자연계에는 영하 200도에도 죽지 않고, 끓는 물에 넣어도 죽지 않는

---

13 한국의 의학자. 1916~1966. 경성제국대학 의학부 졸업. '산알이론'으로 유명하며 '산알'과 '경락'을 발견했다고 주장하여 큰 주목을 받았다.

14 1867~1934. 프랑스의 화학자, 물리학자. 라듐과 폴로늄을 발견했고 노벨물리학상, 노벨화학상 등 2차례 노벨상을 받았으며, 특히 다른 분야의 노벨상 2회 수상은 최초이며 물론 여성으로 노벨상을 받은 최초의 인물이다.

움직이는 벌레 같은 생명체가 있다. 완보동물이라고 부르는 이 신비한 생명체만 평생 연구한 일본의 구니에다 다케카즈[15] 도쿄대학교 극한미생물학자는 '쓸모없는 동물' 연구가로 무시당하기도 했다. 그런데 이 동물의 단백질을 인간의 배양세포에 넣어 방사선을 쐬게 했더니 거의 절반 정도의 방사선 피해가 감소했다. 이류보류로 설명해도 될 것이다. 이 기술은 앞으로 화성으로의 이주나 방사능 피폭으로 인한 방사선 질병 치료에 응용할 수 있을 것으로 보고 있다.

코끼리의 경우 풀만 먹고도 매일 1.3kg씩 무게가 느는데, 코끼리에서 추출한 DNA를 활용한 단백질을 암세포에 주입하였더니 유방암, 골암, 폐암 등이 모두 사라진 사례도 있다. 이 사례도 채

---

15 2016년 9월 21일 아사히 신문에 따르면 도쿄대학 과학자 등으로 구성된 연구팀은 극한 환경에서도 거뜬히 생존해 '최강동물'로 불리는 완보동물인 '구마무시'의 게놈 해독 결과를 『네이처 커뮤니케이션』 온라인판에 발표했다. 구마무시는 초저온이나 매우 건조한 환경에서도 생존하며 특히 강한 방사선이 피폭되어서도 살아남는 크기 1mm 이하의 미소동물이다. 연구팀은 구마무시의 일종인 '요코즈나 구마무시' 1만 5천 마리분의 게놈을 해독해 약 2만 개의 유전자가 있는 사실을 확인했다. 이 가운데 40%는 구마무시에만 있는 고유 유전자였다. 이중 DNA와 결합하는 단백질을 만드는 유전자를 'Dsup'로 명명했다. 'Dsup'을 사람의 배양세포에 집어넣은 후 X선을 대량으로 쐬게 했더니 절단되는 DNA의 양이 절반으로 줄었다. 그것도 1주일 후에는 다시 증식할 정도가 됐다. 이 연구팀의 대표가 구니에다 다케카즈 도쿄대학교 극한미생물학자이다.

식과 암치료의 관계에 관한 이류보류적 관점을 적용할 수 있지 않을까?

『노화의 종말』의 저자 데이비드 싱클레어 하버드 의대 교수는 모든 생물은 세포 수준에서 생존 본능 회로를 공통분모로 가지고 있기에, 다른 동물의 원시적이고 근원적 생명에너지 복구기전은 인간에게도 적용할 수 있기에 원시 자극인 굶주림, 극한 추위, 숨이 차게 하는 극한 운동이 왜 세포 생명력을 복구시키는지 그 가능성과 실제를 어느 정도 규명을 하였다. 기존의 장수법은 고단백, 따뜻함, 풍부한 산소였다면, 이들이 제안한 것은 그것과 정반대로 몸을 괴롭히고 혹사시키는 강자극들이었다. 이런 괴롭힘의 방법이 호르메시스(Hormesis)이고, 동시에 세놀리틱스(Senolytics)[16]이다.

인체 내 세포는 종류가 워낙 많고, 그를 둘러싼 미생물이나 효소들이 각각 달라서 여러 가지의 강자극을 주어야, 여러 다른 종류의 장기들이 죽든 살든 자극에 반응할 것이다. 대부분의 약은 유효량, 극량, 치사량을 가지고 있다. 현재로서 호르메시스-세놀리틱의 올바른 용량을 찾아내는 방법은 그 치사량, 극량, 유효량 순으로 내려오면서 치료 반응지점을 '직접 몸으로' 찾아내 인체에 적용하는 방법뿐이다. 기존의 실험실적 방법론과는 정반대의 발

---

16   노화세포제거제

상 전환일 수 있다. 이런 방법으로 새로운 성분을 찾고 그 유용한 사용법을 찾기 위해 많은 학자들이 아마존 같은 밀림 속을 헤매고 있는 것이다.

보톡스 같은 주름 치료제는 1g으로 100만 명을 죽일 수 있는 약(보튤리즘)을 응용한 것이다. 피부의 주름을 펴는 것이 보톡스인데, 작은 용량으로 원하는 효과를 얻는 측면이 호르메시스의 효과라고 할 수 있다. 또 어떤 물질을 후보로 언급할 수 있을까? 화장품으로 많이 쓰는 알로에 같은 경우 변비약으로 먹기도 하는 선인장 같은 식물이다. 김치의 재료 중 하나인 고춧가루는 그 매운맛이 대장암 예방작용이 있다고 밝혀져 있다. 그렇다면 선인장과 고추의 두 가지 속성을 가진 식물이 있다면 약이 될 수도 있을 것이다. 선인장을 고추에 버무려 김치처럼 익히면 상승작용으로 일정한 효능을 나타낼 수도 있을 것이다. 자연계에는 실제 '매운맛 선인장'이 있다. 만일 고추보다 10배 매운 맛이면 10배의 항암작용이 있을 수도 있을 것이다. 운동을 심하게 하면 땀 나고 열나고 숨이 차다. 매운 고추를 먹으면 운동한 것과 비슷한 효과가 있고, 매운맛은 통각이기에 순환 자극을 유발함으로 군인들이 신발 깔창에 고추를 얇게 펴서 넣으면 겨울날 동상 예방도 된다. 엄청나게 매운 고추를 먹으면 눈물, 콧물, 재채기, 목의 작열감, 안면홍조 심지어 약간이라도 기도를 자극하면 호흡곤란까지 겪을 수 있다. 대표적인 매운 고추인 하바네로 고추[17]를 한 입 먹었을 때 나오는 반응이다.

기네스북에 오른 세계에서 제일 매운 고추의 매운 정도는 50만 SHU(매운 단위)인데, 어느 정도냐 하면 경찰이 쏘는 최루가스의 ¼ 수준이다. 먹게 되면 죽도록 매운 수준인 것이다.

의학용으로 사용되는 100% 캡사이신 추출물은 최루가스의 10배 정도의 매운맛이기에 실험용으로만 쓰이고 요리용으로 절대 사용하지 않는다. 그렇다면 자연계에 있는 매운맛 선인장은 고추의 몇배나 매울까? 고추와도 비교가 안 되는 최루탄의 50배 안팎이다. 너무 강해서 독으로 인식되는 이 선인장의 성분은 래시니패라톡신(Resiniferatoxin, RTX)[18]으로 자연계에 존재한다. 이러한 자연성분을 잘 연구하면 보톡스처럼 궁극적 노화치료제로 쓸 수 있다는 것이다.

---

17 Habanero. 멕시코산 고추. 스페인어로 아바네로라고 발음한다. 같은 멕시코산 고추인 할라페뇨는 명함도 못 내민다.

18 모로코의 산악지대에 자라는 등대풀속의 식물인 백각기린(Euphorbia resinifera)이 가진 독으로, 스코빌 척도는 순수 캡사이신의 1,000배인 무려 160억이다. 이 독은 감각수용체 TRPV1에 대하여 고추에 함유된 활성성분인 캡사이신보다 500배 높은 결합 친화력을 나타낸다. 진통제 연구나 말기 암의 통증을 완화시키는 비마약성 진통제로 사용하는 연구가 진행 중이다.

"복많이 받으세요" 할 때 쓰는 '복(福)'이라는 글자에 '수명을 늘리다'는 의미인 '수(壽)' 자를 쓰는 '복수초(福壽草)'의 생태도 무척 특이하다. '복 많이 받고, 오래 사세요'라는 이름과는 다르게 많이 먹으면 위험하다. 한겨울을 지나 흰 눈 속에서 꽃을 피우는데 복수초 주위에만 눈이 녹는다. 전 세계 수십만 종의 식물이 있지만 식물은 스스로 열을 내지 못한다. 주변의 온도를 따라갈 뿐이다. 더운 지역에서 일부 식물들이 잎으로 수분을 발산해서 더운 날 물 뿌리면 시원해지듯 자신의 온도를 떨어뜨릴 수는 있지만, 주변 환경의 온도보다 높은 온도를 지니는 식물은 없다. 즉 영상 10도인 기온에서 식물 내부온도가 15도인 식물은 없다. 하지만 복수초라는 식물은 스스로 열을 내는 것이 결과적으로 확인되었다. 어떻게 식물이 스스로 겨울 눈 속에서 열을 발생시켜 주위의 눈을 녹여내는지 과학적 발생기전은 아직도 모른다. 암이 말기가 되면 저체온증이 심해지며 복수가 차게 되는데, 복수초를 적당량 쓰면 체온이 올라가기도 하고, 복수가 빠지는 경우도 있다. 즉, 암독을 복수초의 독으로 중화시켜 암 환자의 수명을 연장시킬 수 있는 것이다. 이것도 일종의 호르메시스적 치료법이라고 할 수 있다.

소크라테스가 사형당했을 시 복용했던 독당근[19]은 10여 년 전 코끼리가 암세포를 죽일 때 사용하는 유전자와 공조하여 암세포를 억제하는 것이 증명되기도 했다. 이렇듯 호르메시스-세놀리틱 분야에서 모든 생물학적 독성은 인간의 건강에 매우 이로운 성분도 있는 경우가 많다는 사실이 밝혀지고 있다.

피마자[20] 속의 '리신'[21] 성분은 구토, 설사, 발작을 일으켜 과량 복용 시 사망을 초래하는 독성으로 테러와 암살에 쓰이는 데, 토양의 카드뮴을 중화시켜 일본의 유명한 이타이이타이병을 예방할 수 있고, DDT 같은 토양의 잔류농약을 분해하는 것이 최근에 입증이 되었다.

바닷속 산호 성분인 '셈브라노이드'[22]는 항암작용이 있는데, 이 성분이 담배에서도 발견이 되었지만, 담배 맛을 떨어뜨린다는 이유로 이 성분을 제거 후 판매가 되고 있다. 일부 담배 식물의 꽃에서는 암세포만 죽이는 성분이 발견되기도 했다. 자연은 인간에게 일부는 병을 주기도 하고 동시에 약을 주기도 한다. 뜨거운 물

---

19 Conium maculatum. 과거에 독약 또는 사약 제조에 주로 사용되던 식물이다. 소크라테스 또한 독당근으로 만든 사약을 마시고 사망했다.

20 Ricinus communis. 대극과에 속하는 한해살이풀

21 리신은 세포 내에서 단백질을 합성하는 리보솜을 변형시키거나 절단하는 것을 촉매하는데, 이 결과 세포는 살아가는 데 꼭 필요한 단백질을 합성할 수 없게 되어 리신에 중독된 세포는 결국 죽게 된다. 리신의 독성은 아주 강하여 한 분자의 리신이 한 개의 세포를 죽일 정도라고 한다. 리신에 중독되면 단백질 합성이 저해되어 물질대사가 제대로 일어나지 않기 때문에 몸이 무기력해지고 고열, 구토 등의 더 심한 증상이 나타나다가 결국 사망한다.

이 사람에게 도움이 되는지 안 되는지는 온도조절 능력에 따라 달라질 수 있는 것과 마찬가지이다.

어차피 세놀리틱은 노화세포를 죽이는, 죽여야 하는 약이다. 호르메시스도 거의 마찬가지 개념이다. 말장난 같기도 하지만 우리나라 말 중에 '죽인다'라는 말이 있다. 감탄사로 쓰이는 '죽인다'라는 표현이다. 더 이상 좋을 수 없을 때 쓰는 극상의 칭찬이다. "그 음식 맛이 어때?", "죽여줘…", "그거 효능이 어때?", "죽여주는 약이야…". 농담이 아니라면 좋다는 뜻의 최상급이다. 온천에서 사우나 할 때 몸을 데우다가 간혹 사람이 죽기도 한다. 운동 중에 죽는 사람도 있고 자다가 죽는 사람도 많다. 우리나라에서 극상의 세놀리틱 치료를 하면 어떤 일이 일어날까?

호르메시스–세놀리틱의 어려움은 어느 정도 이해했을 것이다. 의학, 과학, 철학이 융합된 첨단의 장수학이라고 충분히 추론해 볼 수 있고 없다면 만들어야 하는 영역이다. 이제 남은 부분은 제

---

22 Cembranoid. 칼리드 엘 사예드(Khalid El Sayed)는 1998년 셈브라노이드라고 알려진 화합물에 암 제거 가능성이 있다는 최초의 연구를 발표할 때, 이 발견이 조만간 생명을 구할 일은 없을 거라고 여겼다. 이 분자가 발견된 연산호(soft coral)의 일종, 시눌라리아 가르디네리(Sinularia gardineri)가 홍해에서 자라는 탓이다. 아무리 이 산호가 인간세포에 폐암, 피부암, 결장암과 생쥐에게 생기는 백혈병을 억제할 가능성을 보여주었다고 해도 "바다에서만 자라는 것을 재배하기란 쉽지 않다"고 그는 말했다.

도적, 법적, 사회적 수용이다. 안타깝게 우리나라에서는 서양의사와 한의사의 영역이 서로를 불법화하고 있어서 높은 수준의 리스크 있는 세놀리틱 치료를 하는 서양의사나 한의사는 난치병 치료에 있어서 법적 처벌을 받을 가능성이 높아서 중환자를 대상으로 적용하기가 어렵다.

선진국에서 극한 고통의 환자를 조력사시킨 것 때문에 초창기 많은 의사들이 사법 처리를 받았듯이, 세놀리틱 치료 과정 중에 그 안정성을 높이는 용도로 사용되는 치료 중의 하나이면서 한의과대학의 교과서에도 실려 있는 '산삼면역 약침치료'를 한의사는 할 수 없게 되었다. 왜냐하면 양방의 치료법이 일부 포함되어 있다는 법적 판단 때문이다.

그리고 기존 치료만으로는 죽음이 100% 예정된 환자조차 세놀리틱 치료를 하다가 사망하면 과실 치사로 몰아가는 경향이 존재하기에 말기 환자의 고통을 줄이고 수명을 늘리고 완치까지 실현되는 방법이 존재해도 사장되거나 기술이 외국으로 넘어가고 있는 상황이다. 실제로 우리나라에서 불법화한 할미꽃주사제(SB항암제) 같은 경우도 독일에서는 승인되어서 좋은 치료로 인정받고 있다. 이런 부분을 우리 사회에서는 어떻게 인식해야 하고 받아들여야 할지 생각해 보아야 할 문제임은 틀림없다.

여기에는 의료단체 간의 갈등과 사회적 인식을 해결해야 하는 현안이 있다. 굳이 비유하자면 원자력 발전소의 건설 여부와 같이 국민적 상식 변화와 그에 맞는 정책적 보완이 있어야 사회적으로 활성화하고 세계화할 수 있는 측면이 있기 때문이다. 세놀리틱 분야는 그만큼 논리와 현실적 실제의 괴리감이 매우 큰 분야이다.

'파란센'이 우리가 바라는 궁극의 목표다

'파란센'이라는 조어를 이해하고 활용해 보자.

> '팔'팔하게,
> '안' 아프고,
> '센'테나리언: 100세 이상 장수하는 사람(Centenarian).

앞에서 이야기했듯, 흔히들 '9988234(99세까지 팔팔하게 살다가 2~3일 아픈 후 죽는다)'라고 한다. 이 숫자를 좀 더 의미 있게 조어하면 '파란센'이다. '팔팔하게 안 아프고 100세 이상 사는 것'이다.

동양의학과 서양의학을 통틀어 120세를 건강하게 사는 것이 가능하다는 기본이론은 어느 정도 밝혀져 있다. 즉, 나이 듦에 따르는 여러 가지 '병리적인 원인'을 찾아서 해결만 하면 120세를 건강하게1 살 수 있음이 상당 부분 밝혀져 있기에 이를 좀더 발전시켜 완성된 프로그램만 찾아내면 된다. 그 병리적 원인 중 하나가 '노화성 염증'이다.

염증성 노화(Imflamation + Aging, Imflamaging)를 제거해 주는 것만으로도 인류의 수명을 평균 20년 이상 늘릴 수 있다. 모든 대사성 질환의 원인이 노화성 염증일 수 있기 때문이다. 이것을 제거하는 것이 바로 '세놀리틱 기술'이다.

현재까지 개발된 세놀리틱 기술(노화제거제)은 10여 종 안팎이다. 그런데 동물실험에서는 비교적 성공적인 세놀리틱 물질들이 사람에게는 여러 부작용이나 장애요인이 있어 좀 더 발전적인 방법이나 새로운 조합을 찾아내야 하는 상황이다. 여기서 우리에게 필요한 것이 기계적인 성분분석의학이 아닌 '감각의학'의 방법론이다. 기존의 수리적 성분분석의학으로는 한계가 있다. 워낙 복잡하고 미세하게 움직이는 세포의 대사활동이기에 치료자와 환자 사이에 유기적으로 감각을 교감하고 실천해야 하는 측면이 있는 것이다. 또한, 여러 가지 현실적인 위험성과 심리적인 측면의 문제들이 복잡하게 얽혀 있는 부분도 있다. 이는 궁극적인 세놀리틱 제제를 찾아냈다고 해도 마찬가지이다.

예를 들면 리스크는 이런 경우이다. 나이가 들어 치매가 오기 시작하면 기도와 식도의 연하작용에 이상이 생겨 음식물이 기도로 들어가서 심하면 사망할 수도 있다. 우리가 제안하는 세놀리틱 제제는 기본적으로 노화세포를 '깎아내는' 성질이 있는 자극성 제제이다. 복용 도중 잘못해서 기도로 넘어가는 경우 100명 중의 한

두 명 정도는 위험할 수도 있다. 또는 장기기능이 너무 허약한 경우에는 노화세포를 죽이는 정도의 충격을 주는 정도로 충격으로도 쇼크사할 수도 있다. 신체 허약이 너무 심한 경우이거나 심하거나 여러 가지 기저질환이 있는 경우, 마치 코로나19 예방주사를 맞다가 드물게 쇼크사하는 경우처럼 말이다.

이런 극히 드문 경우를 제외한 나머지는 체내의 모든 노화 독소가 제거되어, 있던 통증이 사라지고 신진대사가 회복되며, 궁극적인 수명연장 효과를 누리게 된다. 그 효과는 남자의 경우 전립선 질환이 현저히 완화되고 여자의 경우는 목주름이 개선되는 등 피부노화가 개선되고, 여러 가지 부인과 질환이 상당 정도 호전되는 것을 확인할 수 있다(극심한 주기적 생리통도 완화된다). 기존의 마약성 진통제로도 잡히지 않던 통증이 완화되고, 자동차 엔진을 보링(Boring)[23]한 것같이 인체세포 하나하나의 기능이 근본적으로 살아나서 활력을 유지하며 건강한 120세가 충분히 가능해지는 것이다.

---

23 엔진블록의 보어 손상을 수리하기 위해 블록이나 라이너를 깎아내고 보어의 내주면을 가다듬는 작업

지방간, 치매, 전립선!

대한간학회가 발행하는 공식 학술지에 발표된 논문[24]에 따르면 비알코올성 지방간(NASH)[25]의 진단지표인 '지방간 지수(FLI, Fatty Liver Index)'의 정도에 따라 세 그룹으로 나눈 뒤 그룹별 '치매 발병률'을 비교 분석한 결과, 대상자의 7%인 4만 8천여 명의 치매 발병자 중 높은 지방간 지수가 노년기 치매발병 위험을 높이는 독립적인 위험인자로 확인이 되었다. 또한 지방간 지수가 낮으면 치매발병 위험이 유의하게 낮아지는 경향도 확인된 것이다. 현재 이에 대한 대응으로는, 전 세계적으로 지방간을 고치는 약은 없기에 치매가 우려되는 60대 이상 고령자는 지방간을 막기 위한 평소 건강한 식습관과 꾸준한 운동을 대책으로 제시하는 정도에 그치고 있다. 이 연구는 어떤 측면에서는 치매 이전에 지방간에 주

---

24 보라매병원 김원 소화기내과 교수 연구팀. 2009년부터 2010년까지 건강검진을 받은 60세 이상 성인 60만 8,994명을 분석한 결과

25 알코올성 지방간과는 달리, 술을 전혀 마시지 않는 사람에게도 생길 수 있다. 과식하면 에너지로 쓰이다 남은 탄수화물이 몸 안에 저장되고, 그 과정에서 중성지방으로 바뀐다. 중성지방이 간세포의 5% 이상 쌓이면 이를 비알코올성 지방간이라고 한다.

의를 기울여야 하는 이유를 밝힌 것으로 볼 수 있다.

우리는 앞서 '기승전전(결국 전립선염)'이라고 설명을 누누히 했다. 누누이 설명했다. 피부염, 근육염증, 골수염 세 가지 염증성 질환은 그 병의 깊이가 피부 → 근육 → 골수로 들어가기에 골수염이 피부염증보다는 치료하기가 어려운 것이 상식이다. 따라서 전립선염, 지방간, 치매 세 가지 질병 중 감각의학적으로 치료 가능성이 높은 것은 전립선염이다. 즉, 지방간 이전에 전립선염에 주의를 기울여야 한다. 현재까지의 의술로는 치매는 불치병이고 전립선염은 난치병이라고 하지만 실상은 전립선염도 만성 노인성의 경우라면 불치병에 가깝다. 하지만, 만성전립선염을 거의 100% 고칠 수 있고, 그 단계 이후 지방간도 만성전립선염처럼 고칠 수 있다면, 다음 단계인 치매도 정복할 수 있다.

'호르메시스−세놀리틱 제제요법(Ultimate Senolytics)'을 쓰면 만성 전립선염이나 지방간은 거의 100% 낫는 것을 볼 수 있다. '기승전전', 즉 모든 노인성 대사성 질환의 기본은 만성전립선염의 확장된 형태로 보면 되고, 그 질환을 치료하는 것은 전립선염을 완치시키는 과정이다.

만성 전립선염증이 기존 의학방법으로는 낫기 어려운 이유는 전립선 조직이 지방으로 되어 있어서 수용성이 대부분인 약물의 침투가 어려워서라고 한다. 지방간도 그 병의 원인은 지방이고,

치매 역시 뇌의 구성성분 중 많은 부분을 차지하는 지방이 노화하며 과산화지질로 변하면서 뇌단백질과 엉키면서 뇌대사가 되지 않기 때문으로 추정되고 있다.

그러하기에 대사질환의 기본인 지질대사 중 가장 쉬운 것이 전립선의 지질대사이므로 전립선염부터 해결할 수 있어야 한다. 체내 과산화지질이 병적 단백질과 엉겨 붙은 잠복 염증이 경화되어 림프, 동맥내피, 세포간극, 관절강 등에 축적된 것은 치아에 끼어 있는 치태나 치석 같은 상태라고 보면 된다.

치석을 먹는 약으로 고치는 것은 불가능하다. 치석은 치과에서 물리적인 도구로 긁어내는 것이기 때문이다. 마치 오래된 여드름을 짜내거나 피부에 박힌 가시를 뽑아내듯이, 아니면 한국인 특유의 목욕 방식인 때밀이 수건으로 각질을 벗겨내듯이 밀어내야 한다. 치석은 육안으로 보여 도구로 긁어낼 수 있지만 전립선, 지방간, 치매의 경우는 지질성 독소를 녹이거나 긁어낼 방법이 없다는 것이다. 치과에서 스케일링을 받아 본 사람은 스케일링 도중 가글링을 해서 양치액을 뱉어보면 응고된 혈액이나 갈아 놓은 치석가루 같은 것을 육안으로 확인할 수 있다.

만약에 치석제거를 약물로 가능하다면 그것도 먹는 약으로 가능하다면, 복용한 약이 잇몸 근처에서 물리적으로든, 화학적으로든 작용을 해 치석이 분해되어 가글링 하면 치석분해물이 녹아 나오는 것을 육안으로 볼 수 있어야 한다.

스케일링할 때 통증이 당연히 있듯이 치석을 제거하는 약이 있다면 약이 위장으로 흡수된 후 혈류나 림프 흐름을 따라 잇몸 부위에 도착해서 치석과 반응하여 걸쭉한 가래처럼 나와야 한다. 그런 강력한 자극이 있는 약이 과산화지질만을 녹여낸다는 것은 기존의 과학으로는 아예 발상 자체가 불가능한 모순이다. 그런데 호르메시스적 감각의학에서는 이미 이루어지고 있는 존재하는 현상학이니 확인하고 받아들이면 된다.

더 쉬운 비유로 이야기하면, 오래된 금속 상수도관의 녹슨 내부관을 관 교체 없이 뚫는 것이다. 부작용 없는 약물이나 미세전류로 수도관에 미세진동을 일으켜 수도관 내부에 침착된 녹성분을 닦아 내는 것과 거의 같다. 녹슨 수도관을 근본적으로 개선한 후 수돗물을 틀면 녹물이 나와야 하는 것처럼 전립선염의 경우 염증의 뿌리를 후벼파는 근치제를 쓰게 되면 전립선 부위가 귀를 세게 파는 것과 같은 통증이 다소 수반되며 소변으로 피고름처럼 걸쭉한 버터, 분유 같은 죽상 소변이 배출되면서 근본적 치유가 되는 것을 볼 수 있다. 오래된 여드름을 짤 때 고름이 바깥으로 터져 나오는 것과 거의 같은 양상이다. 마치 소젖 짜듯이 심할 때는 거의 6개월간 요도를 통해 만성적 노폐물이 엄청난 분량으로 질질 흘러나오는 것을 경험하는 경우도 있다.

충치가 심한 치아는 치석제거가 아닌 발치를 해야 한다. 지방간은 100% 낫는다. 간암 같은 경우도 발치에 해당하는 치료가 필요한데, 재미난 것은 간암세포가 과산화지질처럼 녹는 경향을 보인다는 것이다.

호르메시스-세놀리틱 제제를 환자 상태에 맞추어 투여 시 과산화지질과 함께 암세포가 녹아 나오는 것을 확인할 수 있다. 단 너무 늦게 치료를 시작한 경우 암이 녹은 뒤에 새살이 나오는 속도가 늦어 사망할 수도 있다. 즉 암종이 점유하고 있던 공간이 채워지지 않아서 생기는 문제가 간혹 있다는 말이다.

호르메시스-세놀리틱 제제로 암을 녹이는 것은 그리 어렵지 않다. 종양분해 반응을 별다른 부작용 없이 거의 정확히 유도해 낸다. 암의 예방도 거의 100% 가능해 보인다. 인류 역사에서 암을 완벽하게 예방해도 인류의 수명이 7년여밖에 안 늘어나는 것은 암 이외의 다른 대사성 질환에 확실한 솔루션이 없기 때문이다. 평균수명 7년을 늘리는 정도가 아니라 평균수명이 120세가 되도록 가능케 하는 호르메시스-세놀리틱 제제는 분명히 절대적인 감각의학으로 기존 의학의 한계를 정확히 넘어서는 방법론임에 확신하지 않을 수 없다.

인류 최대 최후의 적
– 죽상동맥 경화증과 전립선 질환

듣기만 해도 무서운 심근경색(일명 심장마비), 뇌경색(중풍), 신부전, 협심증 등은 혈액을 심장에 공급하는 관상동맥(심장 혈관), 뇌에 공급하는 뇌동맥과 경동맥(목의 혈관), 신장에 공급하는 신동맥 등에 죽상동맥 경화증이 심각한 상태까지 진행하게 되면 발병하는 질환이다.

죽상동맥 경화증은 오래된 수도관이 녹슬고 이물질이 쌓이는 것과 같이 혈관의 가장 안쪽 내막에 콜레스테롤이나 염증세포가 쌓이고 혈관이 딱딱하게 경직되어서 혈관이 점점 좁아지는 병이다. 이러한 죽상동맥 경화증의 위험인자는 콜레스테롤 이상, 고혈압, 당뇨, 흡연, 운동부족, 과체중, 복부비만 등이다. 고량후미(膏梁厚味, 기름진 음식), 운동태만 등으로 대사성 물질들이 축적되어 혈관 안에 기름기가 혈관 내벽에 침착되면 발생한다. 죽상동맥 경화증은 대표적인 성인병으로 증상이 없는 침묵의 살인자라고 불리는 비가역성 질환이다. 비가역성 질환이기에 미리 예방하는 것이 중요하다는 것이 거의 상식화되어 있다.

혈관 내막에 침착된 이런 찌꺼기는 누누이 말하지만, 치아에 생긴 치태나 치석과 같은 것이다. 치아 관리의 기본이 매일 치태를 제거하고 주기적으로 치석을 제거하면서 적정한 섭생을 하는 것이고, 이런 관리만 잘 된다면 치아는 적어도 100년을 버틸 수 있다. 그렇기 때문에 매일 치과에 다니며 치아관리를 열심히 하면서 치아를 건강히 관리하는 것은 당연하다.

치아가 썩게 되면 뽑으면 된다지만, 림프가 썩으면 어떻게 해야 할까? 이는 그야말로 노화의 결과로 만들어지는 치명적인 문젯거리가 될 것이다. 하지만 치석을 먹는 약으로 치석을 안에서부터 녹여낼 수 없듯이 신진대사 과정에서 생기며, 죽상동맥 경화증을 야기하고 악화시키는 최종당화산물(AGEs)[26] 등은 림프를 썩게 하는 치명적인 것이지만 마땅한 치료약이 없다. 최종당화산물은 그 종류가 100여 가지가 넘어서 설령 약이 있다 하더라도, 100여 가지 약을 먹을 수는 없다. 이렇듯 죽상동맥 경화증은 모든 치명적

---

26 최종당화산물(AGEs: Advanced Glycation End products)은 당이 결합(glycated)된 지방이나 단백질을 말한다. 이 물질은 노화와 관련된 물질로 당뇨, 동맥경화, 만성신부전, 알츠하이머병 등의 퇴행성 질환을 진행, 악화시킨다. 노화는 신체 내 생화학적 변화가 만성적으로 축적되어 세포 내 생체분자의 구조와 기능이 손상된 상태이다. 계속된 산화 스트레스로 인해 생체분자 구조가 변해서 세포 기능이 장애를 일으키는 것이다. 산화 손상된 분자들은 단백질에 축적된다. 최종당화산물(AGEs) 및 최종지질화산물(ALE)은 산화 손상된 분자 물질을 수용하는 단백질이다.

인 대사질환의 근본이기에 이것은 '인류 최대 최후의 적(敵)'이라고 할 수 있고 실제 그렇게 보는 의학자들도 있다.

인생에서 고통과 죽음은 피할 수 없으나, 그 고통과 죽음의 노예가 되는 길을 피할 수 있는 필연적 · 실천적 방법론은 찾을 수 있다. '인류 최대 최후의 적'을 해결한다면 그보다 가치 있는 일은 없을 것이다. 인류가 3차 대전을 하지 않는 이유는 역설적으로 핵무기 때문이다. 인류 건강을 위협하는 최후의 적을 해결하는 호르메시스적 세놀리틱 솔루션 역시 핵무기와 같은 면이 있다. 막강한 최종당화산물을 제거하고, 병리적 지질대사 산물들의 완벽하고 강력한 해결법이기 때문이다. 그런데 문제는 사용자의 의식이다. 그리고 질병의 최종 상황이다. 다시 말해, 충치로 치아가 붕괴되기 직전인 상태에서 스케일링은 아무 의미가 없다. 여성에게 가장 많이 발생하는 난소암의 경우 미리 예방적으로 미세 제거를 한다면, 거의 100% 난소암을 예방할 수 있고 건강수명을 120세 안팎까지 연장할 수 있다. 문제는 4기 말에 이른 난소암인데, 이 경우 조직들이 거의 붕괴 직전이기에 호르메시스적 세놀리틱 제제를 쓰면 병이 낫든지 아니면 편안히 더 일찍 죽을 수 있다. 그리고 이런 논리는 모든 말기 암 환자에게 해당된다.

기승전전(起承轉前)

현대의학은 의학발전의 최고 정점을 선언하고 있음에도 노화성 대사질환 부분이 별다른 진전이 없는 이유와 의학의 기본적이면서도 최대 난제인 신진대사성 질환이 전 세계적으로 해결되고 있지 않은지를 앞서 살펴보았다.

우리 몸은 물, 단백질, 지방, 무기질 네 가지 성분으로 구성되어 있는데 그 중 지질대사가 근원의 문제이고, 그 지질대사의 마지막은 전립선으로 대표되는 림프의 문제이고, 림프의 문제를 해결하면 '님프(Nymph)'[27]가 된다고 지금껏 설명해 왔다. 지질대사를 해결해 전립선의 노화를 근원적으로 해결하지 못하면 죽기 전 10년을 고생하는 대사성 질환이 필연임을 이해했을 것이다.

부검이 가능한 동물들의 사인을 보더라도 소, 영양, 사슴 등 발굽동물[28]은 육식을 하는 동물들에 비해서 암에 걸리는 가능성이 최대 100배 차이가 나기까지 한다. 연구자들은 다른 동물도 마찬가지의 림프 순환계를 가지고 있기에 발암 요인으로 알려진 고지

---

27 요정, 천사

방, 저섬유질이 식육목 포유동물의 암 위험을 높이는 주원인으로
보고 있다. 림프를 자극해 '전립선'을 위시한 림프의 고유기능을
극대화하는 방법으로는 자연계의 모든 가능성을 동원한 세포자살
을 유도하는 강자극만이 그 해결책이다. '기승전 전립선(起承轉前
立腺)'은 기승전지방(起承轉脂方)'이라고 할 수 있다.

최근 미국심장학회(American Heart Association, AHA) 동맥경화
학술지[29]에 따르더라도 간에 지방이 쌓이는 지방간처럼 근육에 지
방이 쌓이는 근지방증은 여성에게도 생긴다. 즉, 술을 안 마셔도
생긴다. 지질대사 이상으로 볼 수 있다. 여성은 남성처럼 전립선
이 없고 난소는 보이지 않는 내부장기이기에 지방화가 적은, 이른
바 '질 좋은 근육'을 많이 갖고 있을수록 동맥경화 위험률이 거의
70%까지 적게 걸린다는 것이 4천 명의 검사자를 통해서 상관관
계를 밝혀냈다. 많은 연구들이 근육량과 심혈관 질환의 연관성을
연구해 왔는데 최근에는 근육의 양뿐만 아니라 근육의 질까지 심
혈관 질환과 관련이 있다는 사실을 밝혀낸 것이다.

---

28   유제류(有蹄類). 발굽이 있는 포유류를 말한다. 해부학적으로 볼 때 발톱
      이 넓적하고 단단하게 발달한 형태이다. 발굽이 있는 동물은 모두 초식
      성으로 육식동물의 먹이가 되는 것이 많다. 날카로운 발톱이나 이빨과
      같은 투쟁할 무기가 없는 동물들이 천적으로부터 자기 몸을 보호하는 방
      법은 빨리 달리는 것이고, 그에 맞춰 진화한 것이 발굽이다.

29   『Arteriosclerosis, Thrombosis, and Vascular Biology』

지방간을 근본적으로 고치는 약은 없다. 호르메시스-세놀리틱 제제를 사용하면 지방간은 3~6개월 전후로 거의 낫는 것을 볼 수 있다. 전신의 림프 흐름을 타고 전립선 등 방광 쪽 림프에 모여 있던 지방 성분이 마치 데워진 프라이팬 위에서 버터가 녹아내리듯 누런 기름이 섞인 소변으로 녹아 나온다. 이 소변을 비커나 투명한 페트병에 받아서 보면 달걀노른자를 풀어놓은 것처럼 기름 성분이 육안으로 보이고 생선기름 썩는 비린내가 난다. 이런 소변이 마치 마가린을 풀어 놓은 물처럼 나온 뒤에 병이 낫는다.

치석을 깎아낼 때 잇몸에서 피가 나오지만, 치석 제거는 거의 100% 된다. 치과에서 치석 제거하는 것처럼 림프조직에 침착되어 있는 지질들도 제거가 된다. 미리 염증을 예방하면 전립선염 예방은 될 것이고, 전립선암도 거의 예방될 것이다. 치과에서 치석제거로 충치를 예방하는 것처럼 인과관계가 명시적으로 확실한 것이다. 그러기에 '기승전지', '기승전전'이라고 말할 수 있다. 거의 모든 대사성 질환의 근본적 문제가 사통팔달로 뚫리게 되어 노화를 해결하고, 노인성 질환의 대부분을 예방하고 또 해결할 수 있게 된다.

질병관리청이 발행한 『2021년 만성질환 현황과 이슈』에 올라온 통계자료를 보더라도 2019년 기준 만성질환은 전체 사망원인의 79.6%로 나타났다. 코로나 시기 이전 통계이기에 비교적 정확하다. 만성질환은 약물치료로는 근본적인 완치가 되지 않고, 거의 죽을 때까지 낫지 않고 가지고 가는 비감염성 질환이다. 심혈관질환, 당뇨병, 만성 호흡기질환, 암 등이 대표적이다. 나머지 세균이나 바이러스성 감염이나 교통사고 등의 사고사가 20% 정도 차지한다.

림프의 기능 중 하나가 림프구의 세균살균 작용이다. 림프액의 플라즈마 기능 효력의 일종인데, 이 역시 림프액이 맑아지면 플라즈마 기능이 더욱 활성화되어 세균성 질병에 대한 저항력이 더 상승한다.

『네이처』에 따르면 젊은 쥐의 혈액에서 혈구세포를 제거하고 혈장 성분만 늙은 쥐에게 주사했더니 근육이 늘고 치매 증상이 확실히 개선되었다고 한다. 혈액에서 혈구만 제거하면 거의 림프액과 같은 내용물이다. 운동을 하지 않은 쥐에게도 운동한 쥐의 혈장을 주사만 해도 운동한 것같이 근육강도가 증가한 것이다. 맑은 물에서 사는 물고기가 더 생생하듯이 림프액이 맑아지면 젊어지는 반응이 나오는 것이 여러 가지 경로로 확인된다. 이러한 림프액을 맑게 하는 역노화기술은 한국에서는 산삼(山蔘)이 현대화되는 것 등을 통해서 한의과대학 『약침학』 텍스트에 등재되었지만 앞서 언급한 것처럼 안타깝게도 양방 기술과의 영역교차로 불법화되어 활용되지 못하고 있다.

질병과의 전쟁에 있어서 기존에 존재하지 않았던 혁신적인 기법이 개발되었음에도 불법으로 판단하니, 첨단의학의 발전 속도를 따라가지 못하는 시대에 뒤떨어진 법의 규제는 인문학적인 판단과 결단으로 해결하는 것만이 그 해답이다. 안타깝지만 실정법이 이런 상황을 충분한 식견을 가지고 이해할 때까지 시간이 걸리더라도 법의 규제를 준수해야 한다. 하지만, 이 때문에 아주 중한 환자들에게 이 치료법을 쓰기가 불가능한 현실은 아무리 생각해도 안타까운 일이다. 다음 장에서는 호르메시스나 세놀리틱에 대해 다각도의 접근을 통해 실체적 감각을 찾아보도록 하자.

5장

호르메시스
- 세놀리틱
제제에 대한
다각도의 접근
(궁극적 장수의 길)

생명은 모든 이론을 뛰어넘는다

양자물리학, 중입자의학, 심리학, 생명공학, 나노의학, 나노모터, 창발성, 호르메시스….

하나의 원자라도 지구만큼의 목적이 있다.
도저히 그러지 않을 수 없다.

_캐롤라인 미스(Caroline Myss)

모든 꿈에는 반사적으로 저항이 따르기 마련이다.

구글(알파벳)의 레이몬드 커즈와일[30]은 생명과학의 특이점을 선언 중이다. 즉 생명과학의 첨단에서 우리를 500년 살게 할 수 있다는 의미이다. 첨단의 반대 의미는 첨저일 수 있다. 첨저의학도 있다는 말이다.

레이 커즈와일이 미래의학을 논했다면 하버드 의과대학의 싱클

---

30 레이몬드 커즈와일(Raymond Kurzweil): 미래학자, 컴퓨터과학자, 발명가, 공학자, 작가, 사회운동가, 경영자, MIT박사, 구글 딥러닝 엔지니어링 이사, 싱귤레리티 대학교.

레어 교수는 그의 베스트셀러『노화의 종말』에서 원시 생명세포의 생명력에 대해 기술하면서 진화적 복구기전을 설명했다. 사실 이 것은 극도의 추위나 기아 등 악조건을 이겨내는 모순이 생명의 본 질이라는 가설 내지는 추론이다. 죽어라 괴롭히면 거꾸로 건강해 진다는 모순적 상황을 설명하기 위한 설명 체계이다.

양자물리학에서도 비슷한 이론이 있다. 우주의 종말은 필연적 이라고 한다. 즉 발사된 총알은 언젠가는 정지하듯이 우주의 무 질서도(엔트로피)는 증대하다가 언젠가는 정지해서 끝난다는 뜻이 다. 태엽을 감아 놓은 시계는 언젠가는 풀린다는 법칙이다. 우주 의 종말이다. 물리법칙상 그렇다는 것이다. 그런데 여기서 끝이 아니라고 한다. '창발(Emergence)'이 나타난다는 것인데, 창발 현 상이 생겨나 다시 스스로 시계태엽이 되감긴다는 이론이다. 그 이 유는 원래 존재했기 때문에 다시 원래 존재로 돌아가려는 힘이 자 발적으로 작동한다는 뜻이다. '존재하는 것은 사라지지 않는다'라 는 말과 별반 다르지 않은 이야기다. 맥아더 장군이 한 말[31]과 별 다르지 않은 느낌은 착각일까?

'시작이 있으면 끝이 있다'에서 다시 더 나아가 원래 있던 '시작 이 있었으니 다시 시작도 존재하게 된다'는 이야기이다. 이런 연

31 "노병은 죽지 않는다. 다만 사라질 뿐이다."

유로 아인슈타인은 다음과 같은 철학적인 이야기를 하고는 했던 것이다.

> The universe is made of stories not atomics....
> 우주는 이야기로 만들어졌다. 원자가 아니라….

　그렇다면 생명은 양자물리학과 철학 등과 어떤 연관이 있을까? 연관이 있기는 한 것일까? 연관이 있든 없든 우리는 인간의 비참한 죽음을 해결하고 건강한 활력수명(Lifespan)을 위해서는 어떠한 이론이라도 실제 방법론 개발에 도움이 된다면 받아들이고 응용하고 발전시켜야 한다. 우주의 끝에 가서 다시 원시 상태로의 시작이 일어난다는 창발은 ‘Emergence’라고 한다. 위기는 ‘Emergency’이다. 그 기원이 언어적으로 보면 ‘Emergence’이다. 즉 ‘위기’는 ‘새로운 나타남’을 발생시킨다고도 볼 수 있다.
　생물학적인 호르메시스는 니체의 ‘우리를 죽지 않게 하는 것은 우리를 강하게 한다’는 개념에서 나온 말이다. 그리고, 이러한 양자물리학적, 철학적 개념에서 나온 극한적 치료방법은 실제적인 효과를 나타내고 있고 구체적 치료방법 확장의 기본 이론이 되고 있다.
　극한 상황의 죽음을 곧 앞둔 말기 암 환자들의 경우, 심리적인 희망이 수명을 눈에 띄게 연장시킨다. 해마다 많은 암 환자가 사망하지만 1999년 12월 말에는 통계적으로 눈에 띄게 죽은 암 환자가 적었다. 그 이유는 죽음을 눈앞에 둔 많은 암 환자들이 새로운 2000년대의 시작을 보려는 강한 열망이 있었기 때문이다. 이처럼 심리적인 부분도 생명현상에 큰 영향을 끼치는 것이다.

생명현상은 혼돈 속의 질서이기에 때로는 생명을 죽일 정도의 반대되는 자극이 생명을 살리기도 한다는 것이 증명되고 있다. 앞서 언급한 국내에서 개발된 할미꽃주사제(SB 항암제)는 국내에서는 불법으로 금지되었지만, 독일에서는 서양의사들이 암에 걸리면 할미꽃 주사를 항암제로 사용하며 그 효과를 인정하고 있다. 유전자를 조작하고 뇌세포 정보를 AI로 읽어내 생명을 연장하는 방법이 레이 커즈와일 방식의 '첨단의학'이라면 원자와 전자의 활력을 응용한 플라즈마 의학은 '첨저의학'이라 할 수 있는 동양의학적 방법이다.

두 방법 모두 동서양을 떠나 인간에게 유익한 방법으로 발전해 나가고 있다는 점은 언급할 필요조차 없다. 인간의 생명현상 자체가 워낙 생화학적으로도, 물리학적으로도, 심리학적으로도, 그리고 양자역학적으로도 복잡하게 얽혀 복잡다단하므로 이에 대응하기 위해서는 다양한 의학이 필요한 것이다. 여기서 우리는 어떤 방법론을 어떤 자세와 개념으로 받아들여 실행할 때 현실적으로 가장 바람직한 결과물을 얻을 지 모든 가능성을 열어 놓고 고찰해 보아야 한다.

지도 없는 여행은 피곤하고 두려운 일일 수 있다. 지도가 있다면 길을 찾기가 편할 것이다. 만약 지도가 없다면 방향이라도 알아야 한다. 우리가 사막에서 길을 잃고 지도조차 없고 방향조차 잡을 수 없다면 그야말로 요행만을 바라고 헤매다 죽거나 할 것이다. 궁극적 건강을 위해서 알아야 하는 하나의 방향 감각의 역할은 생명은 결과론적 현상학이라는 것이다. 논리적으로 되어야 할 것 같은데 안 되는 것이 있고, 비논리적이고 황당한 가설이 실제로 효과가 있는 상황이 벌어지기도 한다.

염색하지 않아도 머리카락이 붉은 사람들이 있다. 동양학에서 붉은색은 '화(火)'를 뜻하는 열정을 가지고 있기에 차분하지 않다는 점쟁이 같은 논리를 편다면 이는 그냥 연상추론[32]에 불과할 수 있다. 이런 빨간 머리 연상추론을 근거로 빨간 머리카락 소유자는 수술 시 마취가 잘 안된다고 주장한다면 많은 이들이 이를 그냥 연상추론에 의한 점쟁이 같은 헛소리에 불과하다 보는 것이 과학적 사고방식일 것이다. 그런데 실제로 맥길대학교 제프리 모길(Jeffrey Mogil) 교수가 실제 수백 명을 대상으로, 수술 시 빨간머

---

32 장작불이 붉기에 피도 붉고 머리카락도 붉으면 불처럼 열정적이다.

리 소유자는 그렇지 않은 사람보다 마취가 잘 되지 않는다는 점을 실제로 찾아내 발표했다. 이에 대해 많은 수술의사들이 본인들의 경험적으로도 맞는 말이라고 동의했다. 실제 과학적으로는 같은 DNA 염기 순서가 인간이 모르는 이유로 두 가지 특질(머리카락 색깔과 통증의 민감도)에 동시에 영향을 미쳤기 때문이다. 이는 붉은 머리카락을 가진 사람을 위한 진통제는 일반인과는 다르게 개발해야 하는 현실적 이유이기도 하다.

붉은 머리카락을 가지고 있는 통증 민감자에 대한 진통제는 어떻게 찾아내야 할까? 우연히 찾아낸 현상이기에 여기에 맞는 약도 아무 근거 없이 무작위로 시험해 보는 수밖에 없다. 자연계에 천연 진통제가 생약으로 존재한다고 해도 수천수만 종의 약을 먹어보거나 주사로 맞아보는 수밖에 없다. 된다는 보장도 없이 지속적 시험을 계속해야 하는 게 현실이기에 약을 하나 개발하는 데 엄청난 시간과 인력이 필요한 것이다.

진통제 하나가 이런데 암치료제나 심장병 치료제, 치매 치료제는 얼마나 어려운 일일까? 꿩 잡는 게 매이고 모로 가도 서울만 가면 된다는 생명현상에 가장 부합한 방법론은 '방향감각'이다. 첨단의학으로 갈수록 논리적으로 약을 찾는 것이 확률적으로 너무 어렵기 때문이다. 아무런 지침 없이 단순 나열식 확률에 의존한 반복 실험을 수행해야 하는 방법은 문제를 푸는 것이 아니라 문제의 나열 검증과 다를 바 없기 때문이다.

　비유하건대 결혼을 앞둔 남자가 전 세계 수억 명의 여자 중에서 자기에 맞는 짝을 찾는 데 있어서 한 달씩 살아보고 결혼을 결정하는 것과 같다고나 할 수 있다. 어차피 랜덤이라면 키가 비슷하다거나 같은 모발 패턴이라든지 혈액형별 패턴을 먼저 매치시킨다든지 하면서 비교적 확률이 높은 순서의 패턴을 맞추어 보는 것이 무작위 랜덤 결합보다는 나을 것이다. 사막에서 지도도 없이 방향 감각도 없이 길을 찾는다면 그냥 무작정 헤매는 것보다는 차라리 몇 분간의 기도라도 하고 영감을 받아 그것을 신념 삼아 나름의 확신을 가지고 한 방향으로 가는 것이 조난을 피할 가능성이 높을 것이다.

　흔히 명상의학이라고 하는 계열과 양자의학을 응용한 방법론까지 나오는 이유는 그만큼 방향성을 잡기가 어렵고 논리만으로 해결되지 않는 인류의 건강 문제가 결과론적으로 결말이 좋지 않기 때문에, 기존의 이론을 넘어 모든 좋은 결과를 낼 가능성만 있다면 어떤 이론이든 방법이든 받아들여야 하는 절박한 상황이기 때문이다. 다시 말해, 사막에서 우리가 간절히 원하는 것은 물과 음식이 있는 곳으로 최대한 빨리 가는 것이다.

　다시금 우리의 목표를 점검해 보자. 이론과 방법이 무엇이 되었든 통증 없이, 활기차게, 오래 살면 된다. 순서는 상관이 없다. 어떤 연구를 먼저 하든 세 가지 목적(통증없이, 활기차게, 오래 살기)이 달성되면 된다. 기존 인류의 지식으로는 이러한 궁극의 의학목표를 아직 달성하지 못했다.

인류는 99.9% 안전한 원자력 발전소를 만들고 지구를 두 쪽 내고도 남을 원자폭탄과 수소폭탄을 만들었지만, 평균수명 120세까지 누구나 활기차게 걸어 다니며 통증 없이 살 수 있는 의학적 이론이나 방법론을 찾아내지 못한 것이 오늘 현대의학의 현주소이다.

누구나 120세까지 암에 걸리지 않는 방법이 있기는 있는 것일까? 있다고 하더라도 언제쯤 실현이 될까? 이러한 궁극적 의학방법론을 찾는 것은 어쩌면 인간의 한계를 넘는 것일 수 있다. 적어도 지금까지의 인간의 모든 의학적 논문을 학습한 의료 AI조차도 그것을 찾지 못하고 있다. 기존 지식으로는 불가지론적 영역인 것이다. 그렇다고 한다면 인간의 영역이 아닌 신의 영역에서는 찾을 수 있을까? 과학으로 해결되지 않는 영역이 초과학적 영역이나 신의 영역에서 해결책을 찾을 수는 있을까? 다시 한번 강조하지만, 생명은 결과론적 현상학이다. 어떤 이론을 도입해 무슨 짓을 하든 병이 낫고 활기차게 오래 살면 된다.

한 가지 비유를 들자면 2022년 2월 프란치스코 교황은 이탈리아 공영방송 토크쇼에 출연했다. 그 토크쇼에서 격의 없는 인터뷰를 통해 진행자가 무고한 아이들이 고통을 겪는 것을 신이 왜 내 버려두는지 묻자, 교황은 "그에 대한 설명은 없다"라고 답했다. 교황은 부연 설명에서 "내 믿음을 갖고 하느님을 사랑하려고 노력한다. 다만 왜 아이들이 고통받는지에 대해서는 답을 갖고 있지 않다"고 덧붙였다. 이러한 원론적 종교에 대해 의학적 해답을 구하는 것은 진실로 모른다는 사람에게 사막에서 오아시스를 물어보는 것과 같기에 의미가 없는 것과 마찬가지이다.

천재와 점쟁이의 차이는 삶에 도움이 되는 방법론을 얼마나 효율적으로 찾아내느냐에 있다. 기존 의학으로는 근본적인 해결이 불가능해지자 이제는 양자의학까지 등장하고 있는 상황이다.

우리의 목표는 구글의 제안처럼 500세를 사는 것도 아니고, 120세 안팎을 아프지 않고 가벼운 산책 정도를 하면서 사는 것이다.

생로병사(生老病死)라고들 한다. 생로사(生老死), 즉 늙기만 해서 죽기는 어렵다. 늙다가 무언가 죽을병에 걸려야 죽는다. 2017년 기준으로 70세 이상 사망질환을 전 세계적으로 보면,

심장질환 27%

암 16 %

뇌졸중 15 %

폐질환 10 %

신경질환 10 %

전염병 9 %

당뇨, 신장질환 각 2.5 %

기타 만성질환 5%

이런 순서이기에 암을 완전히 없앤다고 해도 다른 사망원인이 84%나 남아있기 때문에 통계 계산상으로는 평균수명은 7년밖에 늘어나지 않는다. 암을 견뎌내더라도 다른 질병이 여전히 남아있기 때문이다. 설령 모든 질병을 정복한다고 해도 우리는 영원이 살지는 못한다. 대부분의 질병은 '노화'라는 과정을 끼고 발생하기 때문이다. 위에 열거한 사망 직전의 노인성 질병을 다 정복하면 몇 살까지 살 수 있을까?

우리가 잠을 잘 때 아파서 자는 것이 아니라 그냥 졸려서 자는 것이다. 여러 가지 관찰적 추론으로 보아 130세에서 150세까지가 되면 질병이 없더라도 마치 어린아이가 잠을 자듯 모든 신체기능이 조용히 정지할 것으로 추정할 뿐이다.

일단 현재까지의 우리의 목표는 120~130세 정도를 위에 열거한 10여 종의 주요 사망질환을 피하면서 활력수명을 유지하는 것이다. 이러한 방법은 허들을 하나하나 넘는 방식으로는 되지 않는다.

의사 알렉스 리커만(Alex Lickerman)[33]은 어떤 질병으로 사망할 위험을 줄이니 다른 질병으로 사망할 위험이 증가했고, 이는 거의 예외 없이 전자보다 더 끔찍한 질병이라고 불편한 역설을 이야기했다.

의학이 발달한 선진국일수록 암으로 죽는 비율이 높다. 그리고 현대의학은 말한다. 암 같은 질병이 늘어나는 이유는 의학이 발달했기 때문이라고. 즉 의학의 발달은 심장병으로 죽지 않게 치료제를 개발하여 수명은 늘었지만 결국은 심장병보다 끔찍한 더 고통스러운 병으로 죽는다는 것이다. 여러 가지 질병 중에 가장 고통이 극심한 질병이 암이라고 할 수 있다. 결국 가장 고통이 큰 노화를 포함한 암성 질환은 죽음 직전에 대면하게 되기에 나이 들어 발생한 암은 대개는 완치가 되지 않고 5년 생존율의 제한 속에서 수명만 근근이 유지하다가, 설사 암이 사라진다고 해도 치료 후유

---

33 미국소비자연구위원회 선정 최고의 명의. 환자들과 함께 시련을 극복하며, 커다란 좌절 앞에 포기하려 했던 이들의 인생을 다시 일으켜 세운 '연민의 의사'로 널리 알려져 있다. 불교의 가르침을 수행하는 특이한 이력의 의사이기도 하다. 보다 조화로운 방법으로 몸과 마음의 건강을 증진하는 프로그램을 알리고 환자들을 치유하는 데 앞장서고 있다. 『사이콜로지 투데이』의 「지금 여기에서 행복」이라는 칼럼이 인기가 있다. 시카고대학교 메디컬 센터 이사. 학생건강 및 상담서비스 센터의 부소장으로 재직, 학생들의 육체적, 정신적 건강을 돌보며 그들의 진로 및 인생 설계를 함께 고민하고 있다.

증과 다른 노환이 겹치면서 고통스러운 죽음을 맞이하게 되는 것이 아직까지 선진의학의 현실이기에 노화를 해결하지 못한 암치료는 큰 의미를 부여할 수도 없다. 따라서 암을 정복해도 평균수명은 7년 정도밖에 늘어나지 않는 것이다.

결국 우리는 궁극의 의학을 가지지 못할 경우 삶의 질과 수명을 선택할 때 어디에 선을 그을 것인가에 대한 각 개인의 철학적 관점을 가질 필요성이 있다. 온몸에 고슴도치처럼 주삿바늘을 꽂고 하루에 몇십 분만 의식이 돌아오는 반식물인간 상태로 점점 치명적 고통 속에서 죽음을 맞이할 것인지, 어느 정도의 선에서 인간적인 존엄성을 유지할 수 있는 죽음을 맞이할 것인지 선택해야 할 필요가 있기에 인간다운 죽음에 대한 개인의 관점이 있어야 하는 것이다.

죽기는 죽는데, 죽기 전에 단 하나의 질병이 불가피하게 있는 상태에서 죽어야 한다면 어떤 상태가 가장 바람직할까? 별다른 질병 없이 지내다 다소간 기력이 떨어진 상태에서 통증과 고통도 없이 잠시 잠을 자듯, 기절하듯, 술 취한 사람이 술에 취한 상태에서 갑자기 잠들 듯 죽는 것일 것이다.

앞에서 최종당화산물(AGEs, Advanced Glycation End products)에 대한 개념과 대책에 대해 충분히 '기승전전'의 개념으로 이해했을 것이다. 나이 들어 생기는 노화세포는 분열을 멈춘 성장정지 세포이다. 분열을 하지 않으므로 암으로 발전하지는 않는다. 즉 미친 듯 날뛰는 암세포와 달리 늙어버린 세포들은 힘이 약해 분열하지 못한다. 20세의 몽둥이 든 폭력범은 무서울 수 있지만, 걸을 기력조차 없는 노인의 경우는 몽둥이를 휘두를 힘이 없는 것과 같다.

걸을 기력조차 없는 노인은 세포 역시 스스로 노폐물을 제거하는 기능이 떨어져 자체 염증을 만들어 낸다. 음식물에서 생긴 독소가 최종당화산물(AGEs)이라면 노화세포는 SASP(Senescence Associated Secretory Phenotype, 노화 연관 분비 표현형)이라는 독소를 만들어 낸다. 이 SASP는 마치 오래된 고기 안에서 썩어 나오는 분비물 같은 것이라 일반적인 약물이나 소염제로는 없어지지 않는다. 일반적인 세포는 죽으면 자가포식(Autophagocytosis) 등 자정작용 등을 통해 자동 분해된다. 그러나 이 SASP를 만들어 내는 노화세포는 죽지 않는다. 그래서 실제 죽지 않으면서 해를 끼치고 노화성 질환을 유도하기에 '좀비세포'라고 부르기도 한다. 결국 우리는 스스로가 만들어 낸 노화세포의 쓰레기 더미 속에서 죽는다.

이러한 노화세포를 죽이는 약제를 세놀리틱(Senolytic: '노화'의 어두 'seno-'와 '파괴'라는 어미 '-lytic'을 묶은 단어)이라고 하고, 세놀리틱 관련 치료법을 'Senotherapy(노화요법)'라고 하며, 여러 가지

약제들이 개발되어 있어 쥐 같은 동물의 경우 세놀리틱 덕분에 수명을 25% 연장되는 것이 증명되기도 했다.

생명은 결과론적 현상학이라고 했다. 그렇지만, 유감스럽게도 아직까지 서양의학에서는 사람에게 결과론적으로 수명연장 효능이 확실히 입증된 약이 존재하지 않는다. 노화세포를 제거하고 암세포를 파괴하면서 부작용 없이 활력을 증진시키며 수명을 궁극적으로 늘리는 약을 찾아야 하거나 개발해 내야 하는 상황이다. 그 방법은 지도나 나침반이 없이 모든 약을 실험해 보는 수밖에 없다. 이를 위해서 서양의학은 무작위 대규모 실험을 하고 있다. 치매약 하나 개발하는 데에만 수십조의 돈을 쓰고도 뚜렷한 성과가 전혀 없는 상황이다. 어쩌면 눈을 감고서, 없을 수도 있는 진시황의 불로초를 찾는 것과 같다. 그렇다면 동양의학에서는 어떨까? 놀랍게도 방법은 있었다. 아니, 지금도 있다.

노화를 유발하는 단백질,
노화를 해결하는 단백질

쥐 실험에 있어서 나이 든 쥐는 모근의 기능이 떨어져 털의 윤기가 떨어질 뿐만 아니라 볼품없게 털이 빠진 곳이 생기게 된다. 피부는 내부장기의 건강과도 연관성이 있다. 즉, 20대 젊은이의 탄력 있는 피부와 머릿결은 젊음과 건강의 상징이다. 나이 든 쥐가 털이 수북하게 다시 나고, 운동능력이 상승하고 내부장기 기능이 회복된다면 젊어지는 것이라 할 수 있다. 쥐는 나이가 들면 P53 단백질이 세포질에서 세포핵 안으로 이동하지 못한다. 나이 든 노화세포에서 발생하는 찌꺼기 단백질인 FOXO4라는 단백질이 P53 단백질 대사를 방해하기 때문이다. FOXO4 단백질이 P53 단백질과 엉기기 때문인데, P53 단백질 결합 부위에 붙는 작은 단백질을 합성하여 늙은 쥐에 투여하니 P53 단백질이 세포핵 안으로 이동하면서 늙은 세포가 사라지고 쥐의 노화 증상이 대부분 사라지는 현상이 나타났다. 2017년도 네덜란드 연구팀[34]의 논문

---

34 2017년 『Cell』에 네덜란드 에라스무스 대학 연구팀이 발표한 논문

이다.

벌써 8년이나 지났지만 아직 인간에게는 뚜렷한 성과가 없는 상황이다. 쥐와 인간의 신체 내부 상태의 차이 때문이다. 이런 실험은 치매 같은 질환에서도 마찬가지이다. 쥐 실험에 효과가 있는 물질은 200여 가지도 넘게 발견되었지만, 인간에게 효과 있는 약은 아직 발견되지 못한 것 같다. 인류는 과연 언제쯤 노화세포를 큰 부작용 없이 제거할 수 있는 방법을 찾아낼 수 있을까? 과학은 실행과 결과로써 입증이 된다. 특히 생명과 관련 있는 의학은 그런 경향이 강하다. 다시 말해 논리적 이론보다 실제적 현상이 중요한 경우가 있다.

즉, 페니실린의 발견에 중요한 곰팡이의 항생제로서의 기능은 이론 연구에서 시작된 것이 아니었다. 푸른곰팡이의 대사산물이 다른 균을 죽이는 현상을 우연히 발견하고서 연구를 하다 보니 그에 관한 이론이 나온 것이다.

지금은 명상(Meditation)이 장수에 도움이 된다는 것이 어느 정도 밝혀져 임상에도 적용이 되고 있지만, 사실 명상과 수명은 얼핏 상관없어 보일 수 있다. 무념무상이라는 '멍때림'과 차이 없어 보이는 명상이 수명연장이나 면역력과는 큰 상관관계가 없어 보일 수 있다. 하지만, 암 환자의 수명연장에 명상요법이 결과적으로 효과가 있다는 것은 상당 부분 밝혀져 있다.

명상이론의 과학적 근거 중 하나가 대사 억제에 의한 활성산소의 저감과 둔화이다. 흥분하면 교감신경이 활발해져서 과긴장 상태가 되고, 맥박과 호흡이 가빠져 과도한 활성산소가 발생하여 체내 독소가 생성되는데 그것이 명상으로 억제된다는 말이다. 꿀벌도 벌통 안에서 청소만 하는 벌은 꿀을 따러 장거리 비행하는 일벌보다 훨씬 오래 살고, 날아다니는 파리의 날개를 잘라 걸어 다니게 하면 더 오래 사는 것이 밝혀졌다.

아무리 동물실험을 통해서 그 기전이 자세하게 밝혀졌다 하더라도 인간에게 적용되지 않는 경우라면 이용할 수 없다. 하지만 일단 유용하다는 치료방법을 감각적으로 또 경험적으로 알고 있다면, 페니실린 활용에서 볼 수 있는 것처럼 그 이론이나 실험실에서의 검증이 이루어지지 않더라도 활용하는 것이 맞다. 우리는 어떤 연구를 통해, 어떤 방법을 찾아 궁극적인 장수의 길을 찾을 수 있을까?

우리가 모르지만
존재하는 특이한 능력들

치매나 파킨슨병(Parkinson's disease)은 아직 정확한 예비진단을 할 수 있는 방법이 없다. 물론 정확한 완치 방법도 없다. 파킨슨병의 경우 뇌의 도파민 분비 기능이 떨어져 생기는 것 정도로 추정될 뿐이다. 그런데, 파킨슨병 환자가 입고 있던 옷의 냄새로만 파킨슨병을 100% 가깝게 진단할 수 있다고 한다면 말도 안 되는 비과학적 난센스라고 할 것이다.

그런데 스코틀랜드 퍼스(Perth, Scotland)시에 사는 조이 밀른(Joy Milne)이라는 나이 든 여성에게 건강한 사람과 파킨슨병을 앓고 있는 사람이 입던 속옷을 무작위로 섞어서 건네주었더니 옷의 냄새만으로 12명의 파킨슨병 환자의 옷을 찾아냈다. 실제 의학적으로 그중 11명이 파킨슨병 환자였기에 1명 빼고는 거의 다 맞춘 것이다. 그것만으로도 대단한 일이다. 더 놀라운 일은 진단이 틀렸던 1명도 8개월 뒤에 파킨슨병이 발병했다고 진단이 내려졌다. 즉, 나중에 걸릴 파킨슨병까지 미리 알아냈던 것이다. 이런 실례를 근거로 의사들이 연구한 바에 의하면 파킨슨병 환자는 건강한 사람과 달리 땀샘에서 옥탄올, 페릴알레하이드, 헥실아세테이트 등과 같은 냄새를 생성하는 화합물이 분비된다는 사실이 밝혀졌다.

현재 후각을 이용하는 인공지능(AI) 시스템은 파킨슨병을 약 70% 정도의 정확도로 진단해 내고 있다. 조이 밀른 할머니의 경우처럼 일부 특이한 능력을 갖춘 사람의 경우를 심사숙고해 보면 '감각의학의 세계'를 개척해 낼 수 있을 것이다. 어쩌면 조이 밀른 할머니는 인류 역사 이래 파킨슨병을 냄새로 알아낼 수 있는 단 한 명이자 마지막 감각 소유자일 수도 있다.

아직 인공지능은 인간의 수명을 혁신적으로 늘릴 수 있는 방법을 찾지 못하고 있다. 인간이 암을 완전히 정복한다고 한들 평균수명이 길어야 6~7년 늘어나는 정도일 것이다. 즉 전 세계 선진국의 현재 평균수명이 85세라고 했을 때, 암이 정복된다고 한들 90세 안팎 정도밖에 수명이 늘지 않는다. 지난 수십 년간 인류가 암 정복에 쏟아부은 비용이 500조 원이 넘지만, 아직 암의 효과적인 정복은 멀기만 하고, 정복을 한다 하더라도 고작 수명을 몇 년 더 늘리는 정도일 뿐이다.

의학적인 관점에서 보면, 암의 정복보다 당뇨병의 정복이 더 힘들다고 한다. 암이야 없애버리면 된다고 하지만 당뇨병의 경우 없어져 버린 췌장의 기능을 되살려야 하기에 암보다 더 어려운 병으로 여겨지고 있다. 미래의학의 목표 중 하나인 마이크로 나노봇(Nanobot)을 대량으로 혈관 안에 넣어 암세포 하나하나를 잡초 뽑듯이, 파리 잡듯이 제거하기만 하면 되지만 당뇨의 경우 없어져버린 췌장세포 하나하나를 만들어 주어야 하는데 이것이 암치료보다 훨씬 어렵다는 것이다. 당뇨병을 완치시킨다는 것은 같은 원리로 체내 모든 장기(Organ)의 복원이 가능하다는 것이기에, 당뇨병이 완전 정복된다는 말은 체내 모든 장기의 교환으로 인간은 현재 알파벳(구글)이 세운 자회사 칼리코(Calico)[35]가 목표로 하는 인간수명 500세가 충분히 가능케 된다는 것이다. 그러나, 이것이 가능하기에는 아직 요원해 보인다. 이런 상황에서 조이 밀른 할머니의 케이스는 인간의 감각이 첨단과학의 나노봇처럼 아직 도입되지도 않은 기술들을 앞서서 해법들을 제시할 수 있다는 점을 시사해 준다.

조이 밀른 할머니는 파킨슨병을 미리 냄새로 알아내는 천부적 능력을 가지고 태어났다. 어릴 때부터 가지고 있었지만 정작 본인이 이런 능력이 있는지 알게 된 것은 60세가 넘어서였다. 남편

---

35 알파벳이 자회사로 설립한 바이오 기업 칼리코(Calico Life Science LLC)는 안티에이징을 통한 생명 연장을 추구하는 기업이다. 칼리코는 '캘리포니아 생명 기업(California Life Company)'의 약자다. 구글과 아서 레빈슨이 노화의 근본 원인을 알아내어 인간의 수명을 연장하는 것을 목표로 2013년 9월 13일에 설립했다.

이 의사였던 조이 밀른 할머니는 남편이 파킨슨병을 앓다가 사망한 것이 계기가 되었다. 남편이 본격적으로 파킨슨병 진단을 받기 6년 전부터 이상한 조짐을 느꼈던 것이다. 남편의 몸에서 묘한 냄새가 나기 시작했다고 한다. 그리고 남편이 입원한 후 병원에 있던 다른 파킨슨병 환자에게서도 같은 냄새가 나는 것을 알게 되었다고 한다. 다행히도 연구자들이 그냥 지나치지 않아서 결국 파킨슨병 진단기의 개발로까지 이어졌다. 조이 밀른 할머니의 능력은 전 세계 인구수(2025년 기준) 약 82억 명 중의 하나일 것이다. 이런 능력을 지닐 확률은 적어도 100억분의 1 이하로 극히 드물다. 미약한 확률이 현실화된 인공지능 파킨슨병 진단기 개발까지 이어진 상황은 어쩌면 전혀 불가능해 보이는, 말도 안 되는 하나의 현상을 극히 희박한 가능성까지 포기하지 않고 주의 깊게 확인해서 그 사실관계를 현실 의료에 적용한 결과물이다. 이는 우리가 모른다고, 그럴 리 없다고 하는 일반론을 뛰어넘는 가능성과 세계를 찾아낼 때 한 차원 높은 건강을 누릴 수 있을 것이다.

안 아프고 활기차게
오래 사는 방법

치료기 한 대를 설치 사용하는 데 1조 원이 들어가는 중입자가속기가 2023년 국내에 드디어 설치되었다. 주변 인체 조직에 해를 끼치지 않고 암세포만 깨끗이 죽이는 꿈의 기술이다. 암이 여러 개가 아닌 단일 매쓰(Mass)인 경우 암을 거의 100% 없앨 수 있는 기술이기에 꿈의 암치료 방법이라고 한다. 모든 암에 적용되진 않지만 암 완치의 길을 어느 정도 확장시켰기에 초고가임에도 사용되고 있다. 이런 중입자가속기를 모든 암에 적용이 가능해서 암을 완전히 없애면 인류의 수명은 얼마나 늘어날까?

앞에서 설명했듯이 암이 아니어도 다른 질병으로 죽기 때문에 암을 완전히 정복한다고 해도 인류의 평균수명은 7년 정도 늘어난다. 입자물리학을 이용해 암을 다 때려죽여도 획기적인 인간의 평균수명 연장은 어렵다고 보아야 하는 것이 맞을 것이다.

암 덩어리를 파괴해서 없애는 입자치료의학은 그 적응증의 한계가 있기에 모든 암 환자가 중입자가속기 치료를 받는다 해도 전체 평균수명의 연장은 5년 정도로 봐야 한다. 그러므로 암을 없애는 방법만으로는 궁극적인 건강장수의학이 성립하기 어렵다.

'활성산소를 막아야 한다'는 '항산화이론'은 전자의 산화-환원 반응 원리를 이용하는 것이다. 이처럼 원자단위의 미시세계를 연구하는 입자물리학도 의학의 여러 분야에 응용되고 있다. 원자를 구성하는 원자핵과 전자의 크기와 활동 반경을 보자면, '원자핵'을 축구공 크기로 확대했을 때 원자핵 주위를 도는 전자는 4km 원의 바깥 거리에 위치한다. 즉 원자핵과 전자핵 사이는 거의 대부분이 비어 있는 공간이다. 물질을 이루는 미시세계는 대부분 빈 공간이고, 우리가 최근 밝혀낸 대부분 99% 정도의 미생물이 우리가 알지 못하는 암흑 미생물이고, 우리가 아는 우주는 거의 대부분 반물질(Antimatter)로 이루어져 있다고 과학은 밝히고 있다. 여기서 우리가 복잡하고 난해한 입자물리학 등을 설명하는 것은 이런 첨단의 물리학으로도 건강문제는 해결이 안 된다는 것을 어렴풋이나마 설명하려고 하기 위함이다. 즉, 첨단 물리학조차도 인간의 건강에 관해서 큰 혁신적인 도움을 주지 못한다는 것이다. 다만 이 복잡하고 난해한 미시세계의 양자역학에서 우리가 필요로 하는 신진대사에 대한 감각과 통증의 근원을 찾아볼 수 있기 때문이다.

현재 인류는 통증의 근본적인 원인이나 해결책을 모르는 경우가 대부분이다. 통증의 원인을 근본적으로 해결하기보다는 마약성 진통제로 통증을 잠시 덮거나 잊게 만든다. 한의학에서는 '통즉불통(通卽不痛)'으로, 뒤집어 말하면 '불통즉통(不通卽痛)', 즉, '어딘가 막혀 있으면 아프다'라는 뜻이다.

　대사성 질환에서 대사가 안 된다는 말을 계속 파고들어 가보자. 신진대사가 안 되면 무슨 일이 일어나기에 문제가 되는 것일까? 인체 60조 개의 세포 단위에서 어떤 일이 생기면 통증을 느끼는 것일까? 우리가 아프다는 것은 너무나 포괄적이다. 우리 몸의 어떤 세포가 왜 아프냐는 것이다. 젊어서는 별로 아픈 부위가 없다가 나이 들면 젊을 때보다 아픈 부위가 늘다가 아프다가 죽기까지 한다.

　통증은 각각의 세포 차원에서 감정이입을 해봐야 해결된다. 원인이 분명한 경우를 제외한 대부분의 노화성 통증은 각자의 세포 입장이 되어보아야 한다. 허리를 다쳐서 디스크탈출증이 되었다든가 협착이 되었다든가 하는 통증은 전체적 물리적 구조의 이상이 그 기원이다. 이것과 달리 나이 들어 생기는 대표적 암성 통증은 암 덩어리가 커지면 아프다. 덩어리가 있으면 왜 아플까? 예를 들어, 임신한 여자와 자궁에 암이 생긴 여자는 어떤 통증의 차이가 있을까? 자궁 안에 1kg 태아를 가지고 있는 산모는 배만 살짝 부르지 아프지 않다. 하지만 자궁에 1kg 암 덩어리가 있는 여자는 죽을 정도의 통증을 느낀다. 같은 덩어리라도 태아와 암 덩어리는 하늘과 땅 정도의 격차를 보이는 차이의 통증양상을 보인다.

자궁암이 커지면 암에서 나오는 악성 독소(Cachexia)가 림프의 흐름을 막는다. 인체는 림프 흐름이 막히니까 암성 독소를 더 많이 처리하기 위해서 신생 혈관을 만든다. 현대의학의 암치료 중 하나는 신생 혈관을 통해 암세포가 영양을 공급받아 암이 커진다고 보고 신생 혈관의 생성을 억제하는 치료를 한다. 그렇게 되면, 암성 독소를 처리하지 못해 통증이 더 심해진다. 암성 독소가 근본적 원인임에도 독소 제거는 하지 않고 혈관 생성 억제제와 마약성 진통제만 투여하니 환자는 죽기 전에 큰 고통을 호소한다. 폐암의 경우 마약성 진통제 투여 시 부작용으로 호흡근 마비가 유발되어 암성 통증이 설사 잡힌다고 하여도 숨을 못 쉬는 고통이 따른다.

혈관과 림프를 통해서 우리의 세포가 얻는 것은 산소와 영양분이다. 산소와 영양분이 세포에 에너지를 주는 것을 우리는 호흡이라고 한다. 우리는 대사성 질환의 통증을 이해하기 위해 사람이 입으로 숨을 쉬는 호흡, 세포 수준의 호흡, 자동차 내연기관의 작동시스템을 연동해서 이해할 필요가 있다. 자동차가 휘발유와 산소를 전기 스파크로 태워 에너지를 얻듯 호흡은 포도당이나 지방을 태워 인간이 필요한 에너지를 얻는 일이다. 자동차가 매연을 내뿜듯 세포호흡의 결과물은 물(H_2O)과 이산화탄소(CO_2)이다. 자동차의 실린더 안에서 연소가 이루어지듯 세포 내 소기관인 미토콘드리아에서 에너지의 화학반응이 인체 내 미세전류를 통해 일어난다.

인간이 얻는 포도당의 기원은 식물의 광합성이다. 빛(광자)은 전자의 무한 공급원인 물을 깨서 이산화탄소를 고정할 주재료를 만든다. 인체 내의 모든 생체전기도 전자의 흐름이다. 태양은 전자에 에너지를 공급하고 식물은 엽록체를 이용해서 이산화탄소를 고정한다.

식물의 엽록체 하나는 4만 6,630개의 원자로 이루어져 있다. 문제는 이 전자가 광합성 산물인 산소를 아주 좋아해서 산소에 붙은 전자는 여기저기 빛의 속도 이상으로 빠르게 튀어 다니며 세포 내 구성물질인 미토콘드리아나 유전자 등을 손상시킨다. 이러한 흐름을 볼 때 생명의 현상은 미세전기, 즉 전자의 흐름임이 분명하다고 할 수 있다.

자동차에는 점화플러그에 전기를 공급해 주는 배선장치가 있다. 인체에는 어떤 배선장치가 있을까? 전압 측정기를 인체에 붙여 전압을 측정하면 0.5V 정도의 전기가 흐른다. 순수한 단백질이나 지방은 부도체이기에 전기가 흐르지 않는다. 인체의 각 세포마다 흐르는 전기의 배선장치는 보이지 않지만 정확히 그 기능을 하고 있다. 보이지 않는 규칙적 전기의 흐름을 한의학에서는 '기

(氣)'라고 한다.

암세포도 하나의 세포이지만 증식속도가 빨라 전압이 높고 변화가 불안정하다. 게르마늄 같은 양성 원소이자 반도체 소자는 인체에 쉽게 이온과 결합하여 활발하게 움직이며 반도체의 성질을 가지는 세포의 전위와 전류를 조정함으로 결과적으로 인체의 컨디션을 조정한다. 인체 내 산소가 어떠한 이유로 부족하면 수소이온이 축적되어 병이 생길 수 있는데 유기 게르마늄을 투여하면 수소와 결합하여 소변으로 배출시켜 산소 낭비를 막아 세포의 기능이나 손상을 복구시킨다. 즉 원활한 전자의 흐름은 세포의 에너지 대사를 정상화시키는 근본 현상이다.

흔히 이야기하는 나트륨의 경우, 몸속에서 양이온형태(Na^+)로 세포 '외'에 존재하여야 하는데, 병이 나면 이러한 양이온들이 세포 '내'로 진입하여 병든 세포가 되는 경향이 있다.

이러한 음이온이나 양이온의 비정상적 분포를 정상화하는 것은 사실 굉장히 어렵다. 기존에 알려진 방법으로는 STB-HO[36]라는 암세포 이온 교정 물질이 세포 단위의 미세전기를 교정하여 암세포를 효과적으로 파괴하고 있다는 것이 밝혀진 정도이다. 실제 3D입체 현미경으로 나노화된 STB-HO의 세포 내 활동을 관찰해 보면 경이로울 정도이다.

결국 통증의 원인은 전신의 모든 세포 단위에서의 전자의 활성화

이상으로 세포의 영양과 호흡에 문제가 생긴 것이기에 혈액과 림프의 흐름을 소통시켜 주고, 마지막 관문인 각각의 세포막 장애물인 과산화지질, 당독소(당과 단백질 결합물로 세포막을 막음) 등 각종 노폐물성 염증유발 물질을 없애 주면 거의 모든 통증이 유리창에 먼지 닦아 내듯이 없어지면서 순차적으로 수명까지 느는 것을 확인할 수 있다.

---

36 STB-HO란 우리나라에서 개발된 광물질 무기 화합물로 광물질을 특수 가공해서 제조된 것이다. 이산화규소(SiO2)와 같은 생물학적 활성 성분을 함유하고 있다. 국내에서는 2019년 2월에 GMP 인증을 받고 품목허가를 취득하였다. 사실 운모는 오래전부터 사용되어 온 약재이다. 하지만 광물이기 때문에 약용으로 만들기가 매우 까다롭다. 우선 운모 자체를 구하기도 어렵지만, 약용 가능하도록 만드는 것은 매우 힘든 일이다. 운모가루를 제조하는 전통방식은 원재료가 되는 운모를 불에 달구고 가죽 주머니에 넣어 망치 같은 도구를 이용해서 빻고는 초가지붕에서 채취한 이슬에 담근다. 이 과정을 최소 아홉 번 이상 반복하면 고운 가루가 되는데 이렇게 만들어진 약재를 사용했다고 한다. 현재는 과학적인 공정과 시설을 구비하고 제조되는데 다만 약재로 쓸 수 있는 운모가 자원이 한정되어 있고 약성을 갖고 있는 재료를 구하기 어렵다고 한다. STB-HO, 암세포와 같은 전기적 신호로 암세포 사멸이 무기물이 인체에서 암세포를 찾아 사멸시키는데 분자 단위처럼 아주 작은 입자들이 서로 전기적 신호를 갖고 있다. 그 신호에 따라서 서로 끌어당기기도 하고 밀어내기도 하는데 자석처럼 같은 극일 때는 밀어내지만 다른 극일 때는 당기는 성질을 보인다. 암세포도 마찬가지로 전기적 신호를 갖고 있는데 STB-HO의 전기적 특성이 암세포가 필요로 하는 신호와 같다. 즉, STB-HO는 암세포를 끌어당기는 성질이 있는 것이다. 그래서 암의 근원이 되는 암줄기세포뿐만 아니라 테라토마(Teratoma, 기형종암)까지 사라질 수 있도록 하는 가능성을 본 것이다.

'양자의학'을 너무 복잡하거나 어렵게 생각하지 말자. 그냥 바른 전자의 흐름이라고 보면 된다. 명상이 효과가 있는 것도 심신이 차분해지면 전자의 흐름이 정상화된다고 보면 된다. 인간의 뇌는 크기에 비해 많은 산소를 쓴다. '정신의 안정'은 뇌로 필요 이상으로 들어가는 산소와 에너지를 뇌 이외의 내부장기로 보내는 역할을 하기에 역시 중요한 것이다. 건축물에서도 전기발화는 전선이 가늘어진 부분(전기저항이 높은 부분)에서 주로 발생한다. 전기는 전기에너지가 잘 흐를 때는 열이 나지 않는다. 그래서 고급 오디오의 경우 전기가 잘 통하는 백금이나 은 같은 소재를 쓴다. 인체 역시 마찬가지이다. 인체 내의 미량 활성 나노 금속이온들은 각종 생체신호를 보내거나 증폭시키는 데 중요한 역할을 한다.

유기 게르마늄이나 나노화된 STB-HO. 심지어는 티타늄 같은 미네랄도 인체 내에서 긍정적인 역할을 한다. 이러한 초미세 활성 미네랄 등은 인간이 인위적으로 만들기가 거의 불가능하다. 대표적인 실례로 바닷물고기가 잘 사는 바닷물을 인간이 만들지 못한다. 즉, 바닷물 속 미네랄 성분을 완전히 분석한 뒤 그 성분 물질 비율대로 용량을 맞추어 물에 섞은 뒤에 바닷물고기를 집어넣으면 모두 죽는다. 즉, 바닷물에는 인간이 성분상으로 알지 못하는 무언가가 있다. 인간의 혈액 역시 마찬가지이다. 아직 인간은 인공혈액을 만들지 못한다. 유명한 물리학자 존 던[37]은 이런 말을 남졌다.

"지식의 섬이 커질수록 미지의 해안선이 늘어난다."

 나이 들어 생기는 모든 통증은 물질대사가 온전치 못해서 생기는 것이다. 물질대사는 영양공급과 호흡이라는 전자의 흐름이다. 즉, 인간은 배고프고 숨을 못 쉬면 고통을 느낀다. 인체 내의 각각의 세포 하나하나가 배고프지 않고 숨을 잘 쉬어야 인간이라는 개체는 통증을 즉 고통을 느끼지 않는 것이다. 우리는 입과 코로 숨을 쉰다. 인체의 모든 세포는 입과 코처럼 세포막의 통로로 물질과 에너지 대사를, 거의 빛의 속도로 양자역학적으로 하고 있는 것이다. 모든 세포 속의 원자는 수백조 개의 원자와 전자의 흐름이 일구어내는 경이로운 생명의 하모니이다. 모든 물질은 원자로 이루어져 있다. 인체의 모든 세포는 원자의 집합체임이 분명하다. 하나의 인간은 그 고유성과 신비로운 생명현상을 만들어 내는 것이 하나의 우주를 만들어 내는 것보다 공학적으로 어려울 것이다. 인체가 소우주라는 말은 그런 연유로 표현된 것이다. 더 나아가 인간 하나의 생명은 우주보다 더 정교하고 복잡하고 신비롭다. 즉 우주의 별의 움직임은 예측할 수 있지만, 인간의 생명현상은 예측

---

37   John Donne, 케임브리지대학 교수

이 어렵고 모르는 부분이 많은 것이 사실이다. 이제 우리는 우리가 원하는 부분을 축약해서 우리가 느끼고 해결가능한 범위의 의학적 방법을 이해하고 느끼고 실천해 볼 차례이다.

지식이 커질수록 우리가 알지 못하는 것은 더 커지게 된다고 고백한 바 있다. 인간은 자연과 생명 앞에 더욱 겸허한 자세를 가질 때 인간의 여러 비극적인 질병의 상태를 개선하는 궁극적인 방법을 찾아내서 모든 인류의 행복을 위해서 쓸 수 있을 것이다.

6장

호르메시스
- 세놀리틱 제제
적용의 난제

(근원적 장수에 대한
잠재적 모순)

평행선, 기하학, 생물학

앞서 우리는 조이 밀른 할머니의 경우에서처럼 파킨슨병을 후각으로 감지해 내는 특이감각 소유자의 사례를 살펴봤다. 그리고 명상요법 분야가 신체의 면역기능을 어느 정도 상승시키는 것도 상당 부분이 밝혀졌다. 왜 이런 현상들이 가능한지는 그 설명이 만족스럽지 않지만 이런 현상이 있고, 이것을 응용할 수 있다는 것에 반대하는 사람은 없을 것이다.

재미난 현상은 치매 환자는 암에 거의 걸리지 않는다는 것이다. 치매 환자가 암에 걸리지 않는 기전을 찾아낸다면 암을 정복할 수 있다고 보고 연구를 계속하는 과학자들도 실제 존재한다. 뇌신경을 거의 치매나 바보 정도의 수준으로 안정시키면 암 정복이 가능하다는 것이다.

현대의학에서 스트레스는 만병의 근원이라는 것이 밝혀지고, 이는 현대인이라면 누구나 공감하는 부분이다. 명상의 목표 중 하나인 무념무상이 실제로 명상을 해보면 잘 되지 않는다. 머릿속에 잡스러운 생각이 끊이지 않기 때문이다. 하지만 강제로 무념무상이 되어 버리는 케이스가 있다.

실례를 하나 들면, 건강하던 남성이 병원에서 갑자기 6개월 시한부 진단을 받고 큰 충격을 받은 상태에서 집으로 운전하며 집으로 돌아가던 중 전봇대에 부딪혀 뇌에 충격을 크게 받아 영화에서처럼 기억상실증이 되었다. 일종의 바보상태가 되었던 것이다. 그 후 수개월 뒤에 암이 줄어들기 시작했다는 실사례가 있었다.

즉, 뇌신경과 치매, 기억상실과 암의 유발은 과학적 통계상 분명한 상관관계가 있음이 분명하지만, 그 메커니즘은 아직 자세히 규명하지 못한다. 명상할 때처럼 뇌의 신경을 치매 환자나 바보 수준으로 가라앉혀 암에 걸리지 않는다면, 뇌 기능을 거의 치매 수준으로 안정시키거나 작동을 저하시키는 약물을 찾는다면 우리는 손쉽게 암을 정복할 수도 있을 것이다.

커피를 마시면 각성효과로 잠이 오지 않는다. 그렇다면 커피처럼 교감신경을 활성화하지 않고, 반대로 부교감신경을 활성화시켜 면역기능을 활성화할 수 있는 물질도 있을 것이다. 뇌에 기질적 병변을 일으키지 않고 뇌의 뇌파를 최대한 안정시키는 이런 물질을 찾게 된다면, 그 물질을 암치료에도 사용할 수 있을 것이다. 실제로 신경이 극도로 예민한 환자에게 산삼(山蔘)을 먹이면 수일 동안 가수면(假睡眠) 상태로 잠을 자는 경우가 있는데, 이런 상황에서 산삼이 암을 치료하는 기전의 단서를 찾을 수도 있을 것이다.

여기서 우리는 혁신적 방법을 찾기 위해 하나의 가설을 검토해 볼 필요가 있다. 기존의 기하학이 평행선은 만나지 않는다는 유클리드 기하학과 평행선은 언젠가는 만난다는 비유클리드 기하학 두 가지가 공존하고, 빛보다 빠른 물질은 없다는 이론과 빛보다 빠른 양자현상이 있다는 두 가지 이론이 함께 존재하는 것처럼, 생명과 관련된 의학도 두 가지 상반된 이론이 공존하는 부분이 있다. 결론부터 말하면 기존의 진화론과 대칭에 서 있는 창조론이 아니라, 지적 설계론을 바탕으로 의학을 연구하는 것이 더 실용적일 수 있다는 것이다.

진화론에서 생물은 '우연히' 그리고 '이기적'으로 태어나서 그냥 사라진다. 여기에 인간도 예외가 아니다. 진화론 적자생존의 법칙상 강하고 적응력이 강한 것만이 살아남는다. 인간과 침팬지는 본질상 같고, 죽고 나서 무(無)로 돌아가는 것은 같다. 다만 인간은 머리 좋은 원숭이일 뿐이다. 인간은 원숭이를 잡아먹기도 하며, 고릴라도 작은 원숭이를 잡아먹기도 한다. 적자생존의 법칙으로는 그렇다.

진화론적으로 암세포는 진화론적 최상위 세포로 보기도 한다. 그렇다면 인간은 진화론의 법칙상 암을 궁극적으로 이길 수 없다. 암세포의 생존능력은 일반 세포보다 훨씬 강력하기 때문이다. 힘의 논리대로라면 '머리 좋은 사자'가 인간을 마구 잡아먹는다고 해도 진화론적으로는 당연한 것이다. 우주로 범위를 넓혀서 진화론적으로 인간보다 지능이 발달하고 힘이 센 외계인이 지구를 찾아서 지구인을 소, 돼지처럼 잡아먹는다고 해도 진화론적으로는 당연한 일인 것이다. 본래 생명은 약육강식, 적자생존의 원리에 지배당하고 있기에….

생존력과 힘만이 '절대선'이라는 진화론, 아무런 목적도 없이 태어나 진화한 생명들, 그런 와중에 태어나 오랫동안 고통스럽게 살다가 사라져 가는 인간이라는 종, 과연 인간은 타 생물에 비해서 어떤 존엄성을 가지긴 가진 것일까?

종교가 생기고 '신'의 이름으로 종교 전쟁과 마녀사냥으로 수많은 인간이 야만적으로 비참하게 죽어갔다. 페스트라는 전염병 속에서도 모여서 기도하는 종교 집단과 단순 종교 교리를 위반하였다고 사형에 처해지는 상황은 지금도 벌어지고 있다. 진화론에는 옳고 그름이 없다. 얼마나 강하냐, 얼마나 잘 적응하느냐, 얼마나 잘 살아남느냐만이 절대 생존의 법칙으로 지배할 뿐이다.

인간은 힘 있는 (지적 능력을 포함해서) 생물종의 왕이라는 현실보다 인간은 '만물의 영장'이라는 말이 더 익숙한 표현이다. 그렇다면 '영(靈)'이란 또 무엇이고, 우리의 생명과는 어떤 관계가 있을까? 똑똑하고 강한 것만이 진리라면 암은 왜 치매에 약한 것일까? 현대인은 왜 암보다 치매를 더 두려워하는 것일까? 이런 생각들이 장수치료법 연구개발에 어떤 도움이 될 수 있을까?

핵물리학과 장수의학

　현대 핵물리학은 원자폭탄과 수소폭탄을 개발해 핵보유국들은 이미 지구를 두 동강 내고도 남을 만큼의 핵무기를 생산했다. 하지만 인간의 평균수명의 근본적 연장에 관한 진척은 그에 비하면 상대적으로 미미한 수준으로 볼 수 있다.

　건축의 기본이 벽돌 쌓기에서 시작된다면 우리는 아직 생명의 기본단위인 세포조차 만들어 내지 못한다. 만들기는커녕 현상 유지도 못해 망가지는 것을 지켜보는 정도의 수준이다. 평균수명이 늘어났다고는 하지만, 이는 통계적으로 영유아 사망률이 줄어들어서이지 노년의 건강수명이 그다지 증가했다고 보기는 어렵다. 자동차는 최근 50년 사이에 엔진의 내구성이 평균 100만km를 거뜬히 달릴 정도로 좋아졌지만, 100세 시대라고들 하지만 이는 아직 수치상의 평균수명이 아니다. 적어도 평균수명이 120세 정도는 가능한 상황이고, 또 더하여 120세까지 활기찬 활력 수명이 이루어져야 궁극적인 장수의학이 무르익었다고 볼 수 있다. 하지만 현실은 대개 비참한 노후가 기다리고 있을 뿐이다. 즉, 노후는 대개 원하지 않는 인생 말년 고통의 시기를 맞는 것이 대부분이다. 대개는 병고(病苦)로 수십 년씩 앓다가 죽는 경우가 많기 때문이다.

우주에서 가장 강한 것을 '필연'이라고 한다. 그렇게 될 수밖에 없기 때문이다. 우리가 이루고자 하는 것은 '필연적 장수의학'이다. 하지만 지금까지 의학은 쥐(동물) 실험에서 성공했지만, 인간에게 적용하기 어려운 미봉책 의학 내지는 (필연에 반대되는) 우연 의학 내지는 낮은 확률의 의학이었다. 우리는 왜 궁극적인 노화세포 제거제를 아직도 찾아내지 못하고, 설사 찾아냈다고 하더라도 널리 활성화시키지 못했을까?

쥐의 노화세포에 지구상의 모든 물질을 하나하나 대입한 뒤 다시 그중 유의성이 있는 것을 사람에게 대입해 찾아내는 지금까지의 방식으로 언제 궁극적 노화세포 제거제를 찾아낼 수 있을까? 암세포 정복에 수십 년간 500조를 쓰고서도 미미한 성과만 밝혀 냈는데, 그보다 더 어려운 노화세포 제거에는 얼마나 많은 시간과 인력과 자금을 쏟아부어야 할까? 어쩌면 이 방법은 화석연료를 찾기 위해 지구를 전부 다 파헤치는 만큼의 무모한 일일 수 있다.

지구상에 존재하는 수많은 동식물을 다 찾아내서 쥐 실험을 하고, 연이어 동물실험을 해서 지금껏 찾아온 것이 이 정도이다. 만약 찾아낸 성분을 몇 가지 섞어야 한다면 이는 더욱 불가능한 복잡한 과업일 수 있다. 기하학에서 평행선은 아무리 길게 늘여도 결국 만나지 않는 것처럼 인간의 노화세포 제거제는 시간의 법칙을 거스르는 일이기에 영원히 불가능해 보이기까지 한다.

인간은 나이 50세가 넘어가면 20대에 비해 사망률이 해마다 기하급수적으로 증가한다. 마치 절벽에서 떨어지듯 급가속이 붙는다. 특히 110세가 넘어가면 해마다 50%씩 사망률이 증가한다. 즉 전 세계에 110세 인간이 1,000명 남아있다면 이듬해 500명, 그다음 해 250명, 그다음 해 125명, 그다음 해 60명, 그다음 해 30명, 그다음 해 15, 그다음 해 7명, 그다음 해 3명, 그다음 해 1.5명, 그 뒤 1명, 그다음 해에는 아무도 없게 된다.

20대에는 스무 살과 스물한 살의 사망률 차이가 그리 크지 않다. 그러기에 늙을수록 1년, 1년이 위태로운 것이다. 거의 공식적으로 110세 이후 50%씩 매년 사망률이 증가하기에 인류 최고 수명은 130세가 한계라는 것이다. 평균수명 120세가 되어 단 한 명이라도 150세를 살려면 궁극적인 노화세포 제거제 개발이 성공해야 한다.

핵물리학은 기존 뉴턴 물리학과 다른 이론이 전개된다. 이것과 마찬가지로 궁극의 장수의학은 우리가 알고 있는 진화론의 연장선에 있는 의학과는 다른 이론체계를 가진 것일 수 있다. 사실 기본이론이 뭐가 되었든 우리는 큰 병 없이 120세 안팎까지 활기차게 살면 된다. 건강하게, 행복하게.

핵물리학을 바탕으로 만들어진 원자폭탄은 소소한 국지전을 막는 데 기여했다. 즉 핵을 가진 나라끼리는 공멸 외에는 없는 핵전쟁을 하지 않는다. 아직 인류는 핵을 가진 나라끼리의 전쟁을 겪지 않았다. 기존의 진화론을 바탕으로 한 의학은 어쩌면 비용 대비 효과가 너무 지지부진한 면이 적어도 장수학 분야만큼은 있어 왔다. 항생제로 세균을 제거하고 아주 정교하고 미세한 뇌수술까지도 성공해 내고 있지만, 노인학, 장수학의 분야만큼은 비용 대비 성과가 너무 미미하다. 생명은 진화론상 우연히 발생해서 노화세포의 일종인 암세포가 가장 강한 진화 산물의 정점에 서 있기에, 진화론만으로는 인간은 획기적인 노화 해결책을 찾을 수 없다.

여기서 우리는 종교와 과학을 아우르는 존엄적 설계론에 대해서 고민해 볼 필요가 있다. 이는 지적 설계론에 의미를 부여해서 그 당위성을 바탕으로 이치와 방법을 찾아보자는 것이고, 실제 상당한 설득력이 있다. 진화론에서는 발달된 종이 다른 종을 사육하고 실험하고 잡아먹는 것은 당연한 자연의 법칙이다. 인간이 소를 잡아먹는 것은 당연하다. 다른 외계의 발달된 종이 인간을 잡아다 먹는다고 해서 자연 진화론의 법칙상 이상할 것이 하나도 없다. 암세포나 생존능력이 발달한 균류와 같은 생명체가 인간을 숙주로 삼아 기생을 하든 죽이든 인간이 저항능력이 없으면 죽어서 사라지는 것이 당연한 일이다. 인간이 온 우주에서 가장 진보한 고등 생물체라는 근거는 현재까지는 없고 천체 물리학적으로는 우리를 잡아먹을 만한 고등 생명이 무한한 우주 어딘가에는 존재한다고 보는 것이 현대의 과학적 관점이기 때문이다.

생명이야 그렇다고 치더라도 우리의 의식은 어디서 오는 것일까? 현대 진화론적 생명관에서 의식은 몸이 사라지면 소멸되는 몸의 부산물로 본다. 컴퓨터가 부서지면 그 안의 프로그램이나 데이터가 사라진다는 것이다. 달리는 자동차가 서서히 망가져서 차를 폐차한다고 자동차 안의 사람은 사라지지 않는다. 자동차는 하나의 도구일 뿐이다. 인간이 차를 만든 것이다. AI로 작동되는 자율주행차를 탄다고 해도 그 안에 사람은 존재한다. 음주 운전은 운전자의 잘못이지 자동차의 잘못이 아니다.

지금 인간의 질병은 순전히 육체의 질병이기보다는 타성이나 습성에 따른 영적인 정신병인 경우가 많다. 극도의 과긴장과 스트레스, 음주, 흡연은 수명을 단축하고 역시나 노화를 촉진한다. 스콧 니어링은 100세까지 검소하게 살다가 스스로 살 만큼 살았다고 생각하고 단식에 들어가 사망했다. 자동차로 비유하자면 차가 고장 나기 전에 기름을 넣지 않고 자동차 운행을 정지시킨 것과 같다. 좋은 자동차라면 달리는 도중에 고장 나면 안 된다. 요즘 자동차는 각종 센서가 있어서 운행 중 사고를 막을 수 있게 운전자가 차의 운행을 정지시킬 수 있다.

조이 밀른이라는 여성이 유일하게 파킨슨병을 후각 감각으로 알아낸 것 같이, 세상에는 특이한 감각을 지닌 사람들이 있다. 과거 동양의학(엄밀히, 본초학)을 만들어 낸 신농씨(神農氏)가 모든 식물을 직접 먹어보고 약효를 감별해 냈듯이, 궁극적인 세놀리틱 제제를 감각적으로 찾아내는 사람이 있을 수 있다. 과연 그런 사람이 있을까? 있었다면, 왜 그 방법이 아직 활성화가 되지 않았을까?

의학계의 아인슈타인 같은 엄청난 의술을 감각적으로 가질 수 있을까 하는 점도 의문이다. 아인슈타인이 아프리카 오지에서 태어났다면 상대성이론은 완성되지 못했을 수도 있다. 지금 우리에게는 인간의 평균수명을 120세까지 구현할 수 있는 재능이 있기는 있는 걸까? 궁극적인 세놀리틱은 어떤 이론을 바탕으로 어떻게 구현될 수 있을까? 핵물리학은 그 결과론적 성과물이 엄청난 파괴력 내지는 힘이 있다. 기존의 뉴턴 물리학과는 차원이 다른 학문이 핵물리학이라면, 의학에서 혁신적 차원을 달리할 의학이 있다면 그걸 뭐라고 불러야 할까? 장수의학이라면 어떨까?

120세 평균수명을
실현케 하는 의학

원자폭탄이 궁극의 전쟁 억제력이 될 지 인류를 핵전쟁으로 멸망케 하는 재앙의 근원이 될지는 핵을 가진 인간의 품성에 따를 것이다. 120세 활력장수법은 의학계의 원자폭탄 같은 방법이다. 일부 미래학자는 인류의 불평등과 복지 시스템이 개선되지 않은 상태에서 인류의 수명이 평균 120세까지 늘어난다면 자칫 암울한 디스토피아가 펼쳐질 수 있다고 경고한다. 전혀 틀린 말은 아닐 것이다.

치매와 암의 상관관계를 밝혀 인간 두뇌의 스트레스를 치매 환자 수준으로 안정시키면서 치매와 같은 병적 상태만을 개선하는 방법은 어떻게 찾을 수 있을까? 명상의학이 뇌의학이라면 뇌와 심리학의 기저에 깔린 잠재의식, 무의식, 집단무의식 같은 실체는 질병과 장수와 어떤 상관관계가 있을까?

기존의 진화론에서는 인간의 노화를 진화의 결과물 정도로 보고 있다. 암에 걸리지 않는 방법은 없고 궁극적 예방법도 없으며, 그저 우연에 의한 확률로 걸리고 안 걸리고 한다는 확률론적 추론밖에 못 하는 것이 현실이라는 것이다.

좋은 자동차 엔진은 100만 km 정도를 보장한다. 120만 km도 전반적인 유지관리만 잘하면 충분히 가능하다고 본다. 자동차 엔진의 경우와 마찬가지로, 확률과 우연에 기대는 지금까지의 의학에서 벗어나 거의 필연적으로 활력 건강과 장수를 이루는 궁극적 의학의 세계를 같이 탐구하고 구현해 보자.

질병은 천재지변처럼 온다

앞서 잠깐 언급했듯이 컴퓨터가 망가지면 컴퓨터 내부의 데이터와 프로그램은 없어진다. 외부에 별도로 데이터를 백업해 두는 경우 그 데이터와 프로그램은 컴퓨터가 망가지더라도 보존된다. 달리던 자동차가 사고가 나서 완전히 망가지게 되면 차는 폐차하지만, 사람을 폐기하지는 않는다. 책이 불타면 책 안의 글자는 물론 소실된다. 개인이 쓴 일기장이 불타면 글자는 역시 소실되지만, 그 개인의 기억이나 감각은 살아남는다.

인간은 간혹 태어나는 천재들로 인해 어느 부분이 비약적 발전을 이루는 경우가 있지만, 동물은 그런 천재적 비약을 이루는 경우가 없다. 천재란 인간 사회에서만 나타나는 현상이라고 볼 수 있다. 천재란 하늘이 내린 재능이라는 뜻이다. 천재성은 태어난 이후에 학습된 것이 아니라, 그 능력을 가지고 태어난 것이라는 말이다. 그렇다면 그 능력은 어떤 것을 매개로 천재에게 전달되는 것일까? 만일, 이 존재를 매개로 전달되는 것이 '능력'이 아니라 '질병'이라면?

기하학에서 평행선이 만나든 안 만나든 그것은 우리와 별 상관이 없다. 천재가 어떻게 나오든 그것은 우리와 별로 상관이 없을 수 있다. 하지만, 유비무환이라고 어려울 때를 대비해서 힘을 기르고 지혜를 쌓으라고 하면 제대로 된 인간은 준비할 것이다. 뻔히 예정된 불행 앞에서 모험을 감수하면 그 결과는 안 좋을 확률을 넘어서 필연적 불행을 맞이할 것이다. 천재성을 매개하는 존재가 질병도 매개한다면 이에 대한 대응을 준비해야 한다. 그것이 무엇인지 밝히고 깊이 이해해서 막는 방법을 찾아야 하는 것이다.

흔히들 인명은 재천이라고 한다. 사람의 수명은 하늘에 달렸지, 인간의 노력으로는 어찌할 수 없다는 뜻일 것이다. 돈을 은행에 저축하고 필요할 때마다 찾아 쓰면 된다. 만약 우리의 수명을 은행처럼 하늘에 저축해 두고 쓸 수 있는 방법은 없을까? 있다면 그 방법이 하늘이 내린 궁극적인 장수법이 될 수 있다. 천재성과 질병을 매개하는 존재가 있다면 이것은 더불어 수명도 매개할 수 있지 않을까? 아프리카 미개인에게 원자폭탄을 준들 돌도끼 하나만도 못하게 여길 것이다. 쓰는 방법을 모르기 때문이다. 어느 정도는 작동법이나 원리를 알아야 용도에 맞게 쓸 수 있을 것이다. 그 미지의 존재를 사용하는 방법을 궁극적 장수법으로 익히고 실제로 구현해 보자. 절대적으로 암에 걸리지 않고, 심장병이나 뇌출혈 같은 치명적 질병에도 걸리지 않고 모두가 행복한 120세 노후를 활기차게 살 수 있다.

힘들어야 힘이 난다

면역력을 키우면 암이 예방되고 또 낫는다고 한다. 말이 쉽지, 궁극적인 면역강화법은 구체적으로는 알기 어렵다. 이상적인 경우라면 100세 노인의 면역기능이 30대처럼 강해져야 한다는 것인데 아직까지 그런 방법은 정립된 것이 없다. 조이 밀른 할머니 같은 특이한 능력을 가진 사람이 그 특별한 감각능력을 발휘해서 호르메시스-세놀리틱 제제를 찾아내고 환자 개인에 맞게 약을 만들어 투약하면 어떤 일이 일어날까?

과학은 현상의 검증이다. 과학자는 특이한 현상을 만들어 내는 특수한 방법이나 현상에 냉정한 분석을 하고, 이론을 만들어 세상에 도움을 주고 세상을 바꾼다.

세놀리틱 제제는 여러 가지가 있다. 정도의 차이가 있기는 하지만, 수명연장이나 노화방지가 된다. 故 공동철 씨 같은 이론가들이 만들어 놓은 이론이나 방법론이 존재하기 때문에, 이에 익숙해지면 새로운 세놀리틱 제제의 검증은 이제는 그렇게 어려운 일은 아니다. 세포 나이가 젊어지는지, 모발의 탄력이 증진하는지, 암이 정지하거나 줄어드는지 등의 노화 관련 신체 증상이 얼마나 개선되는지 객관적으로 살펴보면 되는 일이다.

인명은 재천이라고 하지만 정말 좋은 약이 있다면 수명연장은 당연히 되는 것이고 하늘은 어쩌면 약(藥), 그 자체일 수도 있을 것이다.

우리는 김소연(가명)이라는 환자를 치료한 적이 있었다. 이 환자는 몇 년 전 자궁암 초기라는 진단을 받았지만 수술하기 싫어 산삼약침 면역치료와 故 공동철 씨의 면역치료를 받고서 암이 나은 뒤, 수년 뒤 다시 림프암이 찾아와 재차 면역치료 후 다시 암이 나은 운 좋은 환자였다.

이번에는 그녀의 시아버지가 말기 흑색종이 대퇴부와 폐로 전이되어서 걷지 못하고 계신데, 참 성품이 좋은 분이고 자제분들도 효자라 최대한 오래 살 수 있도록 치료를 부탁하였다. 환자는 강원도에서 농사짓는 75세 정도로, 할아버지는 대퇴부 암이 너무 커지고 괴사가 진행되고 있어서 화장실까지도 걸어가지 못하고 요강에 변을 보면 부인이 치워주고 있었다.

할아버지에게 "무엇을 최대한 도와드릴까요?"하고 물으니, 할아버지는 "난 그냥 굳이 오래 살고 싶지 않고 죽기 전에 걸어서 화장실만 좀 다니다 죽었으면 좋겠어"하고 대답하셨다. 충분히 호전 가능해 보였고, 완치까지도 가능해 보여서 며칠 뒤 세놀리틱 제제를 기반으로 한 약을 고용량으로 투여하기 시작했다. 효과는 무척 빨라 한 달 뒤쯤 대퇴부 암종의 크기는 많이 줄어들어 할아버지는 화장실을 걸어 다니기 시작하고 흰머리도 검어지기 시작하고 혈색도 많이 좋아지고 젊어지는 느낌과 암이 낫는 반응이 동시에 뚜렷이 보이기 시작했다.

환자의 며느리와 부인, 자제분들도 무척 기뻐하는 상황이 되었다. 그 상태로 6개월 정도면 폐에 전이된 암도 나을 것 같았다. 세놀리틱 기반 암치료는 내성도 없어서 일단 효과를 나타내면 대개의 경우 그 끝까지 좋은 결과가 나온다. 약의 효과는 틀림없어 보이는 상황이었다. 그런데 그 환자께서는 결과적으로 돌아가셨다. 도대체 무슨 일이 생겼던 것일까?

컴퓨터를 다루는 것은 인간이다. 그렇다면 인간의 행동을 근원적으로 지배하는 것은 무엇일까? 인간을 근본적으로 지배하는 것은 습성 내지는 잠재의식 내지는 영(靈)일 수 있다. 모든 것이 순조로운 상황에서 할아버지는 넋이 나가버리셨다. 평소 온화하던 성격이 난폭해지면서 한동안 끊었던 담배도 다시 피우고 이제 원대로 걸어서 화장실 다닐 수 있게 되었으니 죽어도 된다며 약 먹기를 거부하신 것이다.

마치 거식증에 걸린 것처럼 약을 죽어도 먹지 않겠다고 고래고래 소리를 지르시다가 몇 달 뒤 다시 암이 커져 돌아가셨다. 도저히 상식으로는 이해가 가지 않는 일이 벌어진 것이다. 인간의 행동을 지배하는 무엇인가가 작용하고 있다는 느낌을 지울 수 없었다. 음식을 앞에 두고서 거부하는 거식증 같은 정신병 즉, 생존 본능을 넘어서는 인간의 자유 의지를 좌우하는 그 무엇인가를 인정하기 전에는 설명되지 않는 상황이었다.

이런 사례는 이 외에도 지속적으로 발생하곤 했다. 세놀리틱 제제 치료는 그 적용 범위가 굉장히 넓기 때문에 운동마비증도 적용되기도 한다. 오토바이를 타고 가다가 경추를 다쳐서 목 이하 전신이 아무 느낌도 없고 움직이지도 못하는 환자에게 약을 투여하고 며칠 뒤 마비로 거의 움직임이 없던 장이 꿈틀거리기 시작했다. 배가 아프기 시작한 것이다. 대개 장 수술 후 장이 제자리를 잡으면 장의 연동운동이 살아나 방귀가 나오게 되면 수술이 잘 되었다고 본다. 즉 아무 감각이 없던 부위에 감각이 느껴지면, 병이 나을 가능성이 큰데 마비가 풀리면서 오는 이상감각이 싫다며 약을 거부한 것이다. 환자의 몸과 표면 의식 외에도 잠재의식이나 주변 여건이 환자를 죽음으로 몰아넣는 상황이 종종 발생하는 것을 보게 되었다.

어떤 폐암 환자는 담배를 피우면서도 암이 낫는 약을 달라는 황당한 주장을 하면서 담배를 끊는 것이 투약조건이면 거부하겠다고 하는 비상식적 행동을 하기도 하는 것이다. 이런 케이스들을 보면 어쩌면 많은 사람이 근원적 장수를 누리기에는 인간 자체의 잠재적 모순이 있다고 보는 것이 타당해 보인다.

호르메시스-세놀리틱 치료 과정에서 환자에게 신체적으로나 정신적으로 힘든 상황이 발생하게 되어 있다. 이것은 치료과정에서 필연적으로 수반되는 배독현상 때문이다. 이 힘든 과정을 겪고 이겨내야만 질병을 치료하고 결과적으로 건강한 기운을 낼 수 있다.

배독현상의 이해

세놀리틱을 활용한 면역치료 시 배독(排毒) 현상이 대개 나타난다. 오래 입은 냄새 나는 옷을 빨면 땟물이 나온다. 전신에 퍼져 있던 노화세포나 염증세포를 공격하기 시작하면 대량의 찌꺼기가 발생한다. 예를 들어 암이 간의 80%를 차지하는 경우 암이 전부 분해되면 남은 부분은 간의 껍질만 남게 된다. 즉 불을 끄게 되면 남은 뼈대는 있어야 함에도 잔해만 남게 되면 회복이 불가능해지는 것이다.

대장암이 너무 퍼진 경우 역시 마찬가지이다. 암이 대장의 너무 많은 부분을 점령한 경우 암이 다 녹아버리면 장 전체가 녹아버리는 상황이 발생하게 된다. 노화세포가 인체의 너무 많은 부분을 잠식해 버리면 노화세포 제거 후 남는 부분이 구조적으로 없어져 버린다. 더 쉽게 말해 큰 못에 녹이 슬어 기름걸레로 녹을 닦아 내고 난 뒤 아무것도 남지 않은 경우라고 볼 수 있다. 결국 궁극의 세놀리틱 치료는 충분히 여유 시간을 두고 하는 것이 원칙이다. 너무 늦은 말기의 경우는 통증이 잡히지만 결국 환자는 사망하게 된다.

녹슨 나사못을 풀기 위해 돌리다 보면 녹이 너무 심한 경우 혹은 나사 머리 자체가 전부 녹이 슨 경우 겉으로는 있지만 실제로는 없는 경우와 마찬가지이다. 이런 경우는 치료하고 말고 할 대상이 없는 것과 같기에 고칠 것도 없는 것이다.

기름걸레로 녹을 닦아 내는 시점은 빠를수록 좋다. 때가 나올 때 우리 몸은 임신한 여자가 입덧을 하듯 구토반응이 오기도 한다. 마비된 부분이 새로운 감각이 올 때 가렵거나 전기가 오는 감각이 올 수도 있고 통증 감각이 올 수도 있다. 모근이 새로 자리를 잡는 경우 낡은 모근은 재생 차원에서 빠져버리고 새로 나오기도 한다. 일종의 교체 반응이라고 할 수 있으며, 배독현상을 육체적으로나 정신적으로 정확히 이해하는 것이 세놀리틱 제제 활용에 있어 선행되어야 할 과제이다.

7장

궁극의
호르메시스
- 세놀리틱
제제 적용은
존엄하다

살아나기도 하는 호스피스 병원

생명의 본질적 속성은 무엇일까? 진화론에서는 죽음 자체를 진화의 속성 중 하나라고 본다. 종의 다양성과 후손을 위해서 개체는 죽어야만 한다고 보는 것이다. 그리고 죽음 직전에 경험하게 되는 노화성 질환은 죽을병으로 피할 수 없는 것으로 본다. 그렇다면 죽기는 죽어야 하는데 몇 살 정도에 어떻게 죽는 것이 바른 길일까?

인간이 암, 신부전, 심혈관 질환, 중풍, 당뇨, 치매 등을 모두 정복하고 식사를 잘 한다면 죽을 일이 없다. 궁극적 세놀리틱 치료를 통해서 이 모든 질병이 예방된다면 과연 죽지 않을까? 아니다. 이 모든 질병을 거의 100% 예방하고 조기치료가 가능해도 인간은 죽는다. 120세에서 150세 전후로 잠들 듯이 죽는다. 그것이 자연의 법칙이다. 실제 인간이 대부분의 질병을 예방하고 고치는 기술을 갖게 되면 모든 인간이 120세 안팎의 충분한 수명을 누리다가 편안히 영면에 들 것이다. 궁극의 세놀리틱 의학은 궁극의 진리를 바탕으로 한다. 그리고 비정한 진화론이 아닌 인간의 존엄성을 찾는 것을 목표로 한다. 이런 영면은 인간의 존엄함을 증명하는 것이 아니겠는가?

난폭한 히틀러 같은 사람들이 핵무기를 가지게 되면 안 되는 것처럼, 세놀리틱 치료법도 똑같은 측면이 있다. 힘의 논리로 약자를 지배하는 지금의 폭력적이고 인문학적 시스템에서는 인류의 수준에 걸맞지 않은 방법이기에 궁극의 세놀리틱 의학은 빛을 보기 전에 사장되거나 감추어질 것이다. 궁극의 세놀리틱 의학은 대단히 '잘난' 의학이다. 여기서 '잘남'은 '잘 나눔'의 축약이다. 절대로 우수함의 '우성' 의학이 아니다. 그리고 우리의 잠재의식 수준에서 이 '잘 나눔'의 근원적 정신을 공유할 때 이 궁극의 세놀리틱 의학의 원래의 목적을 달성할 수 있게 된다.

인간은 진화론에 의한 바와 같이 단순히 우연히 태어난 생명 중 단지 지능이 발달한 지배종인 것만이 아니다. 인간은 심리학에서 인정한 무의식의 심연이 구체화한 영원한 진리체이고, 사랑과 자비의 궁극적 존재다. 그리고 설령 우리를 소나 돼지 정도로 여길 정도의 지능을 가진 외계인이 나타난다고 할지라도 존엄성과 사랑을 바탕으로 한 생명체이기에 인간을 해치지 않게 된다.

현대 인류학은 문명이 덜 발달한 미개인이라고 해서 과거 식민지 시대처럼 수탈하고 노예화하는 대신 그들의 자연스럽게 발전한 문화의 다양성을 인정하고 공존하고 공생해야 한다고 말하고 있다. 하지만 인간을 동물의 관점에서만 보는 동물적 진화론에 젖은 지배 계층만을 위한 자본주의의 이기적 인간들은 자연과의 공존과 타인과의 공생 발전을 멀리한 채 지나친 경쟁과 나눔 의식이 없는 기계적 세포 생물학의 노예가 되어서 악마적인 고통의 질병 속에서 신음하다가 죽어간다.

이런 이기적 관념을 지닌 인류에게 잘난(잘 나눔) 궁극의 세놀리틱 의학은 '개 발에 편자'라는 말처럼 어울리지 않는 의학이다. 궁극의 세놀리틱 의학은 깨끗하게 멋지게 오래 살거나, 인간의 존엄을 유지하며 깨끗하게 죽게 하는 빗물 같은 것이다.

인간은 죽든 살든 우선 멋지고 깨끗해야 한다. 암이나 치매에 걸렸으면 죽기 살기로 이겨내고 죽든가 오래 살든가 해야지, 암에 대한 내성을 키우며 지저분하게 연명책을 쓰는 자세를 가진 사람들은 이 새로운 의학의 혜택을 받을 자격과 가치가 없다.

진화론에서 생명의 존엄성이라는 개념은 본질적으로 없다. 진화론에서는 그저 모든 것이 우연일 뿐이고, 생물 종간의 관계는 포식, 피포식의 관계일 뿐이고, 생물은 피포식이라는 죽음을 맞이하며 다른 생물의 먹이가 되는 정도의 존재이고, 죽으면 남는 것 없이 모든 것은 무(無)로 사라지는 그런 세계관을 가지고 있다.

진화론과는 달리, 궁극의 세놀리틱 제제는 인간의 본질적 존엄성을 다 같이 실현하기 위한 하나의 도구일 수 있다. 인간은 왜 어떻게 존엄한가에 대해 깊고 깊은 통찰을 하다가, 그 존엄성을 실현하기 위한 도구로써 얻어진 값진 성과물이다. 마녀사냥이라는 잔인함, 생명의 도구화, 전쟁화 했던 또 다른 비존엄 종교와 무자비한 진화론을 넘어서는 인문학적 가치를 극대화하기 위한 수단이다.

개인 질병의 고통은 부모 자식조차 나눌 수 없다. 그 고통과 책임은 철저하게 그 개인에게 귀속된다. 그러하기에 궁극의 고통은 철저하게 개인이 해결해야 할 고독한 숙제이다. 인간은 대대손손 궁극적으로 행복해야 한다. 종교와 진화론을 아우르며 그것들을 뛰어넘는 존엄한 행복을 구현하고 같이 나누어야 한다.

너무 늦지만 않는다면 수많은 시한부 환자들을 살릴 수 있다. 설사 살리지 못하더라도 정체된 노화독을 제거해 버리면 큰 고통은 사라진다. 마약성 진통제의 부작용인 호흡곤란 같은 부작용도 없다. 치료 시기가 너무 늦어서 살지 못하는 경우라 할지라도 그냥 하루 이틀 앓다가 큰 통증과 고통 없이 잠들 듯 죽는다. 치료 시기가 늦지 않는다면 묵은 때가 빠지듯 대변, 소변, 가래, 고름 등으로 노화세포가 걸레 삶을 때처럼 녹아서 나온 뒤, 젊었을 때의 활기를 찾고 장수의 길을 '필연적'으로 살아가게 된다.

인간의 필연적인 존엄성을 깨달으면 기본적 건강은 자연적으로 동반된다. 정말로 신나는 일이 아닐 수 없다. 생명의 가치는 자연의 가치와 이치를 궁극적으로 깨닫는 데 있다. 이쯤 되면 의학과 종교가 얽혀 있는 것처럼 이상하게 들릴 수도 있을 것이다. 이 것은 극히 각자 개인의 감각적 문제로 귀결될 수도 있다. 우리 인간 하나하나는 각 개인이 하나의 우주이고 독자적인 하나의 시스템이다. 인간은 생물학적인 기계나 동물이 아니다. 진화론은 확률과 시간이라는 두 가지 '미신'으로 생명을 설명하려고 규정짓는다. 우연이 필연을 만든다는 것인데, 그런 사고방식으로는 지금까지 수준 정도의 미봉책적이고 비효율적인 의료의 한계만을 보일 뿐이다.

우리는 존엄성, 숭고함 등의 참된 가치를 어디서 찾고 느낄 수 있을까? 궁극의 세놀리틱 의학은 핵물리학의 원자폭탄만큼의 힘이 있다. 인간 모두를 사랑하고 존엄하게 여기고 행복을 같이 나누고, 대대손손 공유하려는 유토피아 세계에서 잠시 빌려 온 치료법일 수 있다. 일부 못 된 어리석은 인간들의 욕심으로 잘못 다루어져 황금알을 낳는 거위 배를 갈라 죽여 사장시키는 우(愚)를 여러분은 범하지 않기를 바랄 뿐이다. 여러분이 아프면, 살아나기도 하는 호스피스 병원 같은 곳을 찾아내야 하고, 역설적으로 이런 병원이 있음을 꼭 기억하길 바란다.

초식동물의 장수법

　들판을 뛰어다니는 초식동물은 마취총을 쏘아 맞혀도 마취가 잘되지 않는다. 왜 그런지는 아직 정확히 모른다. 아마도 간 기능이 좋아서 마취제를 해독하는 능력이 강해서일 것이라 추측할 뿐이다. 장수하는 동물로서 암에 걸리지 않는 코끼리는 하루 종일 100kg 정도의 풀이나 관목류를 먹는다. 과학자들은 유전자적 특징 때문이라고 말하기도 하지만, 코끼리의 '섭생'이 더 중요할 수도 있다.

　같은 크기임에도 쥐보다 10배 정도 오래 사는 것으로 알려진 벌거숭이두더지쥐는 열악한 환경의 산소가 희박한 깊은 굴속에서도 오래 산다. 산화 스트레스가 상대적으로 적어서 오래 산다고도 볼 수 있지만, 감자 같은 껍질에 독이 있는 식물을 먹기 때문에 오래 사는 것일 수도 있다. 현재 '소식(小食)'과 '채식'은 장수의 관건으로 보이기도 한다.

　장내 유익균 증가에 중요한 것은 섬유질이다. 코끼리 똥은 술을 담그는 원료로 쓰이기도 한다. 나이가 들어 생기는 질병은 대개 기능저하 내지는 마비이다. 초식동물이 마취되지 않는 이유를 다양한 뿌리채소류 섭취에서 찾을 수 있다. 나이가 들면 탄수화물을 줄이고 다양한 채소나 과일, 뿌리채소류를 먹는 것이 하나의 해법일 수 있다.

가능하면 열을 가하지 않고 날 것이나 발효해서 먹는 것이 좋을 수 있다. 대기 중의 공해물질로 산성비가 심하게 와서 토양의 미네랄들이 녹아버려 현재 우리가 음식으로 섭취하는 필수 미네랄은 과거와 비교해 많이 줄어들어 있는 줄어든 상태이다. 심지어 시금치 100g당 미네랄 함량은 100년 전에 비해 20% 이하라고 측정되기도 한다. 100g 먹으면 될 시금치를 5배는 먹어야 한다는 것인데, 생명 활동의 근원인 미네랄은 활성화된 상태로 어떤 형태로든 충분히 보급되어야 한다.

질소, 인, 칼륨 위주의 화학 비료만으로는 인간이 태고의 원시 건강을 되찾을 수는 없다. 들판의 초식동물이나 장수하는 벌거숭이두더지쥐 등의 섭생을 잘 연구한 후 인체에 적용하고 섭취하면 좀 더 건강한 노후를 보낼 수 있는 비법을 찾을 수 있을 것이라 확신한다.

존엄성 구현을 위하여

단 한 명의 인간생명은 지구상에서 가장 부자인 사람의 재
산보다도 100만 배나 더 가치가 있다.

_체 게바라(Che Guevar)

이 선언은 인간생명의 가치가 어떠한 물질적 가치보다 높다는
뜻이다. 진화론적으로 인간은 그냥 머리 좋은 영장류에 불과하다.
과거 식민지 시대에 노예는 짐승만도 못한 취급을 받았고, 하찮은
존재로 의미 없이 살해당하기도 했다. 또 인간은 수많은 악성 질
환으로 엄청나게 고생하다가 안락사를 당하기도 하는 존재이다.
  인간의 존엄성이란 측면도 파고들면 그다지 존엄하지도 않다.
한 가지 흥미로운 사실은 말기 암 환자의 경우 대개 감정이 메말
라 있다. 아무리 웃기는 코미디를 보아도 웃는 경우가 거의 없다.
본인이 죽을병에 걸려서 그럴 수도 있겠지만 정말 웃지를 못한다.
그리고 많은 경우 타인에 대한 깊은 연민이나 사랑이 부족한 것으
로 보인다. 겉으로 드러나는 가식적 의식이 아닌 깊은 잠재의식에
서 우러나는 근원적 사랑이 메마른 것으로 보이는 경우가 많다는

것이다.

현대 물리학에서 중력, 자기장, 전기장을 통합하는 공통적 힘이 있다고 여기는 것처럼 현대의학에서도 신경망, 호르몬, 면역력이 상호 영향을 미치면서 하나인 것처럼 행동한다고 보는 이론이 있다. 깊은 명상은 신경계, 호르몬계, 면역계를 서로 상승적으로 변화시킨다. 명상 중의 최고의 명상은 무엇일까? 바로 '공감'하는 명상이다.

현재 지구상의 모든 인간은 물론 과거에 존재했던 모든 인간에 대한 공감력 회복이 명상 중에 최고이다. 해마다 700만 명 이상이 암으로 죽는다. 환자 본인도 그 인간들 중 하나이다. 본인만이 특별한 것도 아니다. 인간의 숭고함은 낮은 자세에서 온다. 군림하는 자세에서 나오는 것이 아니다. 조이 밀른 할머니가 남다른 후각적 감각을 가진 것처럼 인간의 무의식 내지는 잠재의식을 보거나 느끼는 사람은 환자의 병을 고칠 수 있는 방법이나 마음을 스스로 보기도 한다. 이런 부분이 실제 존재하는데, 자칫 비과학적인 면이 보일 수 있어 언급하기 조심스러운 부분이 있다. 관심이 있는 사람은 에드가 케이시[38]와 관련된 책이나 글을 찾아보았으면 한다.

인간은 왜 존엄한가? 나라는 인간은 과연 존엄한가? 존엄한 나는 왜 이런 비존엄한 병으로 고통받다 죽어야 하는 것일까? 왜 도

대체 궁극적 치료법은 없는 것일까? 모든 것이 모순투성이이고 거꾸로 생각해도 이상할 것도 없다.

진화론적으로 노화성 암세포는 인간의 정상세포보다 생명력과 적응력이 뛰어난 진화의 법칙상으로 본다면 진화론적 우위에 있는 세포이다. 진화의 법칙엔 존엄성이라는 추상적 개념이 없다. 심지어 인간의 노화조차도 진화가 적용된 프로그램의 일부라고 본다. 즉, 생로병사의 병고(病苦)는 진화론적으로 당연한 과정이기 때문에 받아들여야 한다는 것이다. 냉정한 자연의 법칙이다.

지금 인류는 전쟁과 질병, 경제 불평등, 기후이변 등으로 많은 사람이 고통받고 있다. 이 모든 것을 해결할 공통의 키워드는 인간존엄의 실제적 회복이다. 이런 것들이 해결되지 않은 상황에서 평균수명 120세까지 사는 의학은 바람직하지 않을 수도 있다.

기존의 답답한 의학과 무력한 종교의 한계를 뛰어넘는 사상과 기술이 실제로 기능을 해서, 온 인류를 행복하게 하고 존엄하게

---

38 1877년 미국 켄터키주 홉킨스빌에서 태어났으며 어렸을 때부터 초감각적 지각을 보였다고 한다. 그는 어렸을 때부터 혼자 놀거나 '돌아가신 할아버지의 영혼'과 놀고 있었다고 한다. 그는 중학교 과정인 8학년을 마치고 일을 찾으러 나갔다. 어른이 된 케이시는 자신의 능력을 다른 사람들을 돕기 위해 사용하기 시작했다. 케이시가 유명해지자 그를 찾아오는 사람들은 많아졌고 그를 통해 돈을 벌려는 사람들도 많았다. 케이시는 한두 차례 이런 경험을 해본 후 자기 능력은 남을 돕기 위해서 사용할 때만 정확하다는 판단을 내렸다.

해야 한다. 그것이 궁극적 의학의 목표이고, 그 과정에서 만들어진 약(藥)은 그것을 보여주기 위한 도구일 뿐이다. 죄인이 벌을 받는 이유는 지은 죄 때문이다. 인간의 병은 무언가 잘못되었기 때문이다. 잘못도 없는데 고통받는 것은 억울한 고문과 다르지 않다.

재미있는 이야기를 해보자. 낮에는 500m 상공을 날아다니다가 보름달이 뜬 밤에는 4,000m 고도를 날아오르는 칼새의 사례이다.[39] 왜 칼새가 보름달이 뜨면 산소도 희박한 4,000m 고도의 하늘로 솟아오르는지 정확히 모른다. 칼새는 일 년 중 새끼를 기를 때 빼고는 365일 중 거의 258일을 공중에서 먹고 자며 땅에 거의 내려오지 않고 살면서, 보름달이 뜨면 4,000m 고도까지 날아오른다. 왜 칼새는 잠을 공중에서 잘까? 이런 부분이 진화론적으로 설명되지 않는 부분이다.

여러분이 칼새라고 가정해 보자. 왜 밤에 4,000m 상공을 날아올라 갈까? 별 이유가 없다면, 기운이 넘치기 때문일 수 있다. 사

---

39 칼새는 번식기를 빼고는 삶의 대부분을 공중에서 날면서 먹고 쉬고 잔다. 이 새가 달빛에 반응해 고도를 바꾸며 보름달이 뜰 때는 4000m 상공까지 솟아오르는 것으로 밝혀졌다. 안데르스 헤덴스트룀 스웨덴 룬드대 교수 등은 과학저널 『커런트 바이올로지』에 실린 논문에서 아메리카 검은 칼새에 소형 무선추적장치를 달아 연구한 결과 달빛에 따라 극단적인 높이로 상승하는 신비로운 행동이 드러났다고 밝혔다.

람은 기운이 넘치면 높은 산에 등산도 하고 모험도 한다. 즉 칼새는 다른 새보다 기운이 넘친다고 할 수 있다. 그렇다면 칼새는 왜 다른 새보다 힘이 넘칠까? 바로 먹이가 남다르기 때문이다.

나방 같은 벌레들도 힘이 넘치면 높이 난다. 우리가 신선한 생선을 먹으면 기운이 나듯 높이 나는 벌레를 먹을수록 힘이 날 수 있다. 이런 사실들은 칼새를 두 무리로 나누어 높이 나는 나방과 낮게 나는 나방으로 나누어 칼새에게 먹이를 주고 나중에 칼새의 활력을 측정해 보면 통계적으로 알 수 있을 것이다. 나방류는 대개 독성이 있는 경우가 있다. 칼새는 독성 나방도 잘 소화시키며 에너지를 얻는 것으로 보인다. 이러한 자연의 이치를 잘 찾고 조이 밀른 할머니 같은 천부적 재능을 지닌 사람들의 이야기를 듣고 故 공동철 씨 같은 실증적 이론을 찾아내는 기인 혹은 천재와 같은 사람들이 궁극적 세놀리틱의 개발자들이다.

칼새의 생태도 특이하지만, 어떤 새는 깃털에 독이 있는 경우도 있다. 사람으로 친다면 머리털에 독이 있다는 것이다. 모든 독성은 약성이 될 수 있고 세놀리틱 제제가 될 수 있다. 만약 이 새가 원재료라면 몇 년 가기도 전에 멸종될 것이다. 인간이 존엄하다면 자연 역시 인간을 생존케 하는 존엄한 존재이다. 칼새는 4,000m 높은 밤하늘을 날며 나방 등을 잡아먹고 건강하게 산다. 인간 역시 자연이 주는 좋은 먹이를 먹고 살아야 한다. 그것도 바른 마음가짐으로 매사에 감사하고 절제하며 살아온 스콧 니어링 같은 삶의 자세에 궁극의 의학이 더해진다면 평균수명 120세는 피할 수 없는 결과물이 될 수 있다.

궁극적 인간의 존엄성 자체가 신이다. 한 인간은 하나의 신일 수 있다. 신은 인간의 존엄성을 실현케 해주는 잠재의식 같은 그 무엇(Somthing unkown, whatever it is) 정도이다. 인간을 존중하고 아끼고 서로 행복게 하라는 정신만이 잠재의식적 신의 정신이라고 할 수 있다. 그리고 자연 안에서 약육강식의 법칙이 아닌 신의 사랑과 섭리를 보고 깨달아서 인간의 행복을 구현하는 것이 궁극의 삶이다. 이러한 자연의 이치와 사랑을 벗어날 때면 어느 누구도 해결해 줄 수 없는 나만의 고통이 찾아온다. 뭔가 잘못된 것이 있으니 고통이 왔고, 그 뭔가를 고쳐 나갈 때 질병은 극복되고, 궁극의 장수의 길을 걷게 될 것이다.

원인 없는 고통은 원인이 없으니 해결할 방법도 없다. 조이 밀른 할머니처럼 우리가 모르는 감각으로 원인이나 매개자를 찾아내는 경우는 분명히 있다. 대개는 기존의 알려진 관점에서는 그 인과관계가 입증이 되지 않아 믿을 수 없는 미신처럼 보일 수 있지만, 그렇지 않은 면이 많다면 새로운 분야로 받아들일 필요도 있을 것이다. 어떤 병이든지 너무 늦지만 않는다면, 현대인이 앓고 있는 수많은 난치병들은 해결된다고 본다.

장수를 방해하는
뜻밖의 가능성들

조선시대 내시들은 당시의 일반인보다 오래 살았다. 심지어 100세를 넘길 확률은 50배가 넘었다고 한다. 남성이 여성보다 수명이 짧은 이유는 남성호르몬으로 추정할 수 있다. 그래서 남성호르몬이 억제당한 내시의 경우 상대적으로 장수할 수 있었다고 추측할 수 있다.

늑대의 경우 톡소포자충[40]에 감염이 되면 공격성이 강화돼서 포

---

40 '톡소포자충' 또는 '톡소플라즈마 곤디'는 정단복합체충류로 고양이를 종숙주로 하는 기생충이다. 보통 쥐는 고양이 오줌 냄새를 맡으면 기겁을 해 피하지만 톡소포자충(톡소플라스마 곤디)이라는 기생충에 감염되면 오히려 오줌에 이끌린다. 결국 고양이에 쉽게 잡아먹히고 고양이의 장내에서 번식을 마치고 배설물 등을 통해 환경으로 퍼져나간다. 단세포 원생생물인 톡소포자충은 모든 더운피 동물을 감염해 세계적으로 인구의 30~50%가 감염된 것으로 추정된다. 그러나 조직 속의 낭포(물혹) 형태로 평생 잠복하는 이 기생충이 면역체계가 건강한 사람에게는 거의 문제가 없는 것으로 알려졌으나 뇌 감염 등의 건강 영향을 놓고는 여전히 논란거리다. 야생동물이 톡소포자충에 걸리면 어떤 일이 벌어질까? 미국 옐로스톤 국립공원과 몬태나대 연구자들은 복원된 늑대를 1995~2020년 동안 장기 연구해 감염된 늑대가 그렇지 않은 늑대보다 위험을 감수하려는 태도와 공격적인 성향이 강해 일찍 무리를 떠나고 우두머리가 될

자충에 감염되지 않은 경우보다 50배 정도 우두머리가 될 가능성이 커진다고 한다. 하지만 쥐는 이 톡소포자충에 감염되면 고양이를 위험한 존재로 인식하지 못하거나, 고양이를 이길 수 있다고 착각해서 고양이 앞에 자발적으로 다가가 죽기도 한다. 이러한 일은 자연계에 가끔 일어난다. 인간은 그런 경우가 없을까?

남성호르몬의 공격성이 강하면 일반적으로 오래 살지 못한다. 우리의 천성 중 일부인 남성호르몬처럼 우리를 단명케 하는 이 외의 속성이 분명히 있다. 흔히들 풍보유전자라고 부르는 비만유전자도 있고, 장내 미생물 중 식욕을 유발하는 미생물도 있는 것을 보면 인간의 건강을 역행하는 천성이 있는 것은 맞다.

늑대의 톡소포자충이 늑대의 성격을 바꾸듯 일부 장내미생물은 인간의 식성을 조정할 수 있다. 그중 하나가 몸에 해로운 음식을 탐닉하게 하는 미생물이 있다. 해로운 미생물이라고 간주하면 우리는 항생제를 써서 박멸하려고 한다. 하지만 이는 유익균까지 죽이는 경우가 대부분이고, 간독성 외 다른 항생제 부작용으로 비만이 올 수도 있다. 건강한 체질을 만들기 위해서는 항생제 같은 것으로 유해균과 유익균을 함께 죽이는 방법보다는 장내 환경을 바꾸어 주는 것이 몸에는 전반적으로 바람직하다.

확률이 높다는 사실을 밝혔다.

자연계에 살찐 비만인 동물은 거의 없다. 그 이유를 이들의 식생을 잘 살펴보고, 그 이치를 이해하고 인간의 생활에 접목시켜야 한다. 굶는 다이어트는 반복되는 요요 현상으로 늘 실패할 수밖에 없다. 인간 정도의 덩치를 가진 원숭이와 거의 같은 식사를 하면 살찌지 않는다. 특히 나뭇잎을 주식으로 하는 원숭이의 섭생을 잘 연구하면 인간의 건강과 다이어트에 큰 도움이 될 것이다. 인간의 문명화는 너무 '맛' 위주로 되어 있어, 자연 본래의 건강과는 거리가 있다.

톡소포자충 같은 경우 인간에게 큰 해를 끼치지 않는 것으로 추정되고 있지만 늑대의 경우에서처럼 난폭성을 증가시킬 수 있다. 난폭성이 장수의 적이라는 것은 조선시대 내시들의 경우를 보면 알 수 있다. 즉, 명확한 인과관계가 없는 기생충들조차 장수의 적일 수도 있다.

물푸레나무(Ash)[41]는 이러한 톡소포자충을 억누르는 작용이 있는 것으로 밝혀졌기에 우리는 물푸레나무 속 성분인 '프락시딘'을 적당량 복용함으로써 어쩌면 몸의 기생충 독소를 제거하여 복합

---

41 Fraxinus rhynchophylla, 중국 만주지방과 일본의 혼슈지방, 그리고 한
    반도의 산지에서 볼 수 있는 낙엽수 교목이다. 껍질은 한의학에서 '목진
    피(木秦皮)'라고 해서 많이 쓰이는 한약재이다. 귤껍질인 '진피(陳皮)'와
    는 구분해야 한다.

적 장수 효과를 기대해 볼 수 있을 것이다. 실제 물푸레나무는 간염, 간질, 위장병, 기관지염, 각종 안질환, 요독증, 무릎 통증, 장염, 해독, 폐질환 및 황달 등에 민간요법에서 쓰이고 있다. 실험실에서는 항균작용이 있는 것으로 밝혀지기도 했다.

자연을 깊이 연구하고 이해하면 그 안의 활력장수에 실마리가 있다. 문제는 자연을 바라보는 관점이다. 조이 밀른 할머니의 사례는 과학인가? 아닌가? 그냥 인정해야 하는 새로운 현상이다. 에드가 케이시는 일종의 최면요법으로 실제 많은 병을 고쳤다. 이는 조이 밀른 할머니의 경우처럼 이론적 설명을 떠나, 실제 미국의 의학계에서 인정하는 사례들이 조이 밀른 할머니의 경우보다 훨씬 많다. 적지 않은 과학적 실례들이 문득 떠오르는 영감이나 현상에서 발전되는 경우들이 있다.

최근 일본의 동경대 나카니시 마코토[42] 교수는 노화세포가 자기를 방어하기 위해 생산하는 특별한 효소가 있음을 발견하고, 이 효소를 없애는 치료를 하였더니 쥐의 노화세포가 없어져 늙은 쥐의 근력이 젊을 때처럼 활발해졌다고 발표했다. 지금까지의 세놀리틱 제제는 노화세포를 직접 죽이는 방식이었기에 부작용이 있었는데, 효소조절을 통해 노화세포를 일부 죽임으로써 부작용이

---

42   일본 나고야시립대 대학원 의학연구과 교수

적은 세놀리틱이 가능함을 입증한 사례이기도 하다.

현재 일본의 100세 이상 고령자가 2021년 기준 8만 6천 명 정도이다. 우리나라는 8천 명 정도로 알려져 있다. 나카니시 마코토 교수의 방법이 적용되면 누구나 100세를 평균수명으로 살 수 있고 궁극적인 세놀리틱 제제가 적용되면 누구나 120~130세까지 평균적으로 살 수 있을 것이다.

장수를 방해하는 뜻밖의 요소 중의 하나가 '무의식'이다. 앞에서 톡소포자충이 장수를 방해하며 공격성을 높이고, 호르몬의 흥분을 일으킨다고 설명한 바 있다. 궁극의 세놀리틱 제제는 강력한 항기생충 작용이 있다. 이 제제는 눈에 박힌 가시를 뽑아내듯 노화세포를 죽이기 전에 장이나 혈액 속의 유해기생충 등을 죽이는 성질이 강하다. 만약에 살아 움직이는 암 덩어리에 의식이 있다면 자기를 정말로 죽이는 약에 대해 어떤 반응을 보일까?

암은 '기생생물'이다. 숙주인 사람을 죽음으로 모는 숙주의 통제를 받지 않는 에어리언 같은 생물체이다. 그리고 어떤 경우에는 숙주의 잠재의식까지 조정하는 것으로 보인다. 암이 낫고 있음에도 약을 거부하는 경우가 간혹 일어난다. 이유는 그냥 먹기가 싫다는 것이다. 암이 줄어들고 있는데 기분이 나쁘다는 것이다. 마치 술에 취한 사람이 술을 마실 때는 모르지만 술이 깰 때 머리가 아프듯 암이 나아갈 때의 불편함이 암치료를 거부한다.

마약 중독자가 마약의 기운이 떨어질 때 금단 증상을 못 견뎌
하듯, 노화독이나 암성독소에 찌들어 있는 사람은 노화독이나 암
독이 빠질 때 알코올중독자처럼 치료에서 거부감을 강력히 느끼
고 예전 같은 생활로 되돌아가려는 습성을 강하게 보인다.

　"문명화는 암화이다(Civilization is cancerization)"라는 말이
있다.

　합성마약의 경우 화학산업이 발달하지 않은 곳에서는 발생하지
않는다. 지나친 산업화와 경쟁사회에서 스트레스로 암이 늘어나
는 것은 누구나 인정하는 면이 있다. 성인병도 '생활 습관병'이라
고 한다.

　마약중독은 현대의학에서 치료약이 없어 현재로서는 강제적 격
리가 최선의 방법이지만, 만약 명확한 치료약이 있다고 치자. 그
런데 환자 본인이 죽어도 약을 안 먹겠다고 하면 방법이 있을까?
마약 복용이야 범죄이기에 국가에서 잡아다 강제할 수 있겠지만
알코올중독의 경우는 어떨까? 알코올중독 치료제도 없지만 있다
고 하더라도 술이 낙(樂)인 사람들은 알코올중독 치료제를 거부할
것이다. 재미난 것은 궁극적 세놀리틱 제제도 마약 치료제와 알코
올중독 치료제와 마찬가지이다. 호사다마(好事多魔)라고나 할까?
인간 무의식의 한계라고나 할까?

어쩌면 평균수명 120세의 사회를 이루기에는 우리의 의식이 이를 따라가기에는 멀어 보이는 측면이 있다. 진화론적 한계를 실질적으로 깨어버리지 못하는 현 인류에게 궁극적 의학은 어쩌면 '개발의 편자'일 수 있고, 그 결과가 유토피아가 아닌 디스토피아가 될 수 있기에 방법은 나와 있음에도 인류의 현행 시스템이나 사회의 흐름이 그것의 빠른 활성화를 지연시키고 있는 것으로 보인다.

적자생존, 존자득생(尊者得生)

　존엄한 자만이 활력장수한다. 질병의 속성 중 하나가 개별성이다. 형벌처럼 남이 나의 고통을 대신해 줄 수 없는 것이다. 그래서 암으로 고통스럽게 죽어가는 경우 많은 의사들이 '천형(天刑)'이라고 표현하기도 하고, 이유 없는 고통은 '고문'이고 전쟁 중의 포로를 비인간적으로 고문하느니 차라리 포로를 죽게 하는 것이 낫기에 암질환의 고통이 고문이라면 안락사를 찬성할 수밖에 없다. 의사들은 왜 안락사를 적극 지지하게 되었을까? 일반인들은 이해하기 어려울 수 있기에 쉬운 개념을 들어 보도록 하자.

　누군가 여러분의 오른 팔뚝을 고무줄로 피가 통하지 않게 꽁꽁 묶으면 어떻게 될까? 몇 시간 지나지 않아 피가 통하지 않게 되어 큰 고통이 오고 팔은 혈류가 차단되어 시간이 더 지나면 괴사가 일어나서 썩는다. 그런데도 팔에 묶은 고무줄을 풀어주지 않은 채 이번에는 다리를 묶는다. 그리고 썩은 혈액 중 일부는 묶은 고무줄 위로 흘러들어 전신에 퍼져 패혈증을 일으킨다. 심지어는 요도를 묶는다. 이런 식으로 죽을 때까지 묶어댄다면 이런 악랄한 고문은 없을 것이다. 그런데 암 환자의 경우 이런 비슷한 패턴의 상황이 발생한다.

유방암이 겨드랑이나 하지의 림프에 퍼지면, 어떤 약을 쓰더라도 내성이 생겨 팔다리가 코끼리 다리처럼 부어오르며 엄청난 고통을 일으키다가 폐나 간, 뼈로 전이되어서 고통스럽게 죽는다. 이런 고문이 또 있을 수 있을까? 왜 인간에게 이런 일이 생길까? 우리는 호스피스 병원에서 이런 경우를 너무나 많이 보았다. 거의 20년 이상을. 기존의 모든 의학이나 과학, 종교로도 해결하지 못하는 고통의 한 단면을.

개개인에 닥친 말기 암의 고통은 어쩌면 전쟁의 참상보다 더할 수 있다. 암이 폐로 전이되어서 고통이 오면 마약성 진통제도 쓸 수 없는 상황이 온다. 진통제가 호흡근 마비를 일으켜 숨쉬기가 힘들어 통증보다 더한 고통이 오기도 한다. 숨 못 쉬는 고통… 결국 죽을 때까지 이런 고통이 오기에 고문의 시간을 줄여주는 측면에서 안락사를 택할 수밖에 없다.

이에 반대하는 사람들이 종교인이다. 신이 준 인간의 목숨을 고통스럽더라도 인위적으로 끊어버리면 안 된다는 것이다. 그런 신이라면 고치는 방법을 알려주지 않으면서 비인간적 고통을 감수하라는 것이다. 그러하기에 이성적이고, 논리적인 의사들은 믿던 종교조차 부정하게 된다. 여기에는 과학도, 의학도, 종교도 없다. 오직 고통만이 존재할 뿐이기에 하늘이 내린 천형이라고 하는 것이다. 궁극적인 이유조차 알지 못하는 고문 같은 질병.

이 문제를 해결할 이론이나 방법이 있을 수 있을까? '없다'가 정답이다. 만약 해결할 방법이 있다면 그것은 왜 발견이 안 되고, 왜 활성화가 되지 않았을까? 암과 같은 범인류적인 문제는 인간의 모든 학문을 뛰어넘는 절대적인 문제이다. 사실 다른 인류의 문제는 인문학적인 소통의 문제인 경우가 대부분이다. 전쟁도, 기아도, 불평등도 사실은 당사자끼리 잘 마음을 터놓고 중재하면 되는 문제이다(사실 이마저도 잘 안되지만).

하지만 암이나 절대수명의 해결책은 궁극적 방법의 문제이지 인문학적 소통이나 해석의 문제가 아니다. 그러기에 궁극의 세놀리틱 제제를 통해서, 암을 해결한다는 것은 신의 영역을 뛰어넘는 인류가 생긴 이래로 최고의 업적이 될 수 있다. 그래서 암을 거의 100% 예방하거나 노화를 치료하는 것은 악마를 잡아서 천형을 면하게 하는 것과 다름이 없다. 악마는 보이지 않지만, 당장 눈에 보이는 전이성 림프암의 고통은 눈에 보이지도 않는, 인과관계도 명확지 않은 악마를 잡아 온들 해결책은 될 수 없을 것이다. 한마디로 속수무책인 상황이 말기 암 합병증 진행 상황이다.

전혀 약이 있을 수 없는 상황이 아주 드물게 기도와 명상으로 낫는 경우는 있다. 故 공동철 씨 같은 경우는 이런 사례들을 체계적으로 연구하여 나름의 이론을 세운 인물이다. 아인슈타인 같은 천재들은 전혀 새로운 방법이나 이론을 찾아내거나 만들어 낸다. 그러나, 이 새로운 이론이나 방법이 꼭 유익한 것만은 아니다. 핵 폭탄이나 플라스틱 같은 경우이다. 플라스틱은 많은 편리성을 가지고 있지만 어쩌면 최근에 이슈가 되는 환경적 문제의 주범일 수도 있다.

여기서 더 놀라운 현상 하나를 이야기해 보려고 한다. 과학은 관찰에서 시작된다고 한다. 이론적으로 불가능하더라도 실제 현상이 발생하면 믿고 안 믿고를 떠나서 인정해야 한다. 조이 밀른 할머니의 경우처럼.

기도와 명상으로 기적적 치유가 간혹 일어나자, 서양과학자 중 일부 진취적인 의사가 그 가능성을 상당 부분 인정하였다. 최소한 암의 성장을 억제하고, 수명 연장에 도움이 되는 부분이 있다고. 우리도 우연히 조이 밀른 할머니 같은 특수한 능력이 있는 사람들을 여러 명 만나고 겪어볼 기회가 있었다. 천재를 넘어 외계인 같은 측면이 있는 사람들이었다. 그중 한 명은 별명이 '국제 사기꾼'이었다. 말도 안 되는 주장을 70년대 007 영화에나 나오는 스파이처럼 황당한 주장을 하기 때문이었다. 우리는 당시 호스피스 병원을 운영했던 지인이 정말 만의 하나의 가능성을 보고 그분의 이론을 공부하고 샘플약들을 시험해 보는 것을 목격했다.

너무 말기인 암만 아니라면 정말 조물주가 만든 약이라고 할 만 큰 일부 환자를 제외하고는 약효가 분명했다고 들었다. 특히, 세놀리틱 제제의 반응이 림프를 통해서 정확히 나왔기에 외계인이면 어떠냐 하는 심정으로 마치 외계어를 외국어 공부하듯 익히는 것을 목격했고, 그 기본 패러다임이 인간의 존엄함에 대한 종교와 과학 이상의 가치가 있어 보였다.

그리고 최종적으로 들은 바로는 지금 인류의 상태로는 이 실증적 약물을 적용하기가 어쩌면 불가능할 것이라고 했다. 아직은 인류의 잠재의식이나 이기적 시스템이 궁극적 이상이나 궁극의 의학을 받아들이기 어려운 상태라, 이런 약의 발견보다 지구의 시스템 해결이 더 어려울 거라고 했는데, 당시에는 도무지 알아듣기 어려운 신화 같은 소리였다. 얼핏 들으면 무협지 같은 헛소리에 불과한…. 그리고 '닭이 먼저냐? 알이 먼저냐?'처럼 인류의 전체적 수준 향상을 위해 약을 써야 하든지, 인류의 수준이 높아질 때까지 흐름을 잘 보고 약을 써야 할 것이라고 이야기하는데…. 그런데 이 말처럼 현실적으로도 약의 흐름을 막는 면들이 있었다.

칼 융이 말하는 것은 무의식의 세계이다. 무의식이 의식보다 강하다는 것이다. 어쩌면 무의식에 대한 대가로서의 천형이 각 개인에게 다가온 말기 질병의 고통 상태인 것이고 직접 겪어보니 맞는 부분이 너무나 많았다. '개 발에 편자'가 맞기에 존엄성을 바탕으로 만들어진 방법이 무의식적 바탕이 비참한 사람에게는 황당한 '튕겨냄'을 당하는 반응이 있었다. 마약 중독자가 마약만 고집하듯 고통의 타성을 고집하다 죽는 경우였다. 유방암이 팔로 와서 팔이 코끼리 다리처럼 부어서 아파 죽겠다고 하면서도 진통제만 먹으려고 하지, 암을 녹이고 막힌 림프를 뚫는데 거의 특효를 보고 있음을 환자 스스로 확인하고 있음에도 불구하고 궁극적인 세놀리틱 치료를 한사코 거부하는 경우들이 있다는 것이다. 아무리 봐도 귀신 곡할 노릇이었다.

활력수명 120세는 인류의 수준을 육체적으로는 한 차원 높이는 것이 분명해 보인다. 왜냐하면 이러한 방법을 잘 활용한다면 차원 높은 유토피아를 건설할 토대가 분명히 마련될 것이기 때문이다. 그리고 궁극적 세놀리틱 제제는 '유토피아 필(Utopia Pill)'이 되어야 한다. 인간은 극도의 절망과 고통을 직시할 때 정반대의 길을 찾고 걸을 수 있다. 가장 유명한 무신론자인 리처드 도킨스[43]의 신에 대한 반박은 대부분 정확히 맞다. 그만큼 기존의 종교는 오류가 많고, 비과학적이고 비존엄적인 공상 내지는 허구적 측면이 많

---

43 영국의 진화생물학자 및 동물행동학자. 『이기적인 유전자』의 저자. 대중적인 생물학, 진화론 관련 책을 많이 저술하였다. 마치 인간의 유전자와 같이 '번식'하면서 세대를 이어 전해져 오는 문화구성요소인 '밈'의 개념을 처음으로 제창한 학자이기도 하다. 전투적인 무신론자이며 회의론자이기도 하다. '이성과 과학을 위한 리처드 도킨스 재단'이라는 자선 단체를 이끌고 있기도 하다.

다. 하지만 이는 과학 역시 그에 못지않게 탐욕적이고, 모순적 상황을 보이는 면이 있는 것 또한 사실이다.

인류는 리처드 도킨스 같은 냉정한 현실 이론을 바탕으로, 지극한 사랑을 강조한 예수와 같은 마음을 가지고 전쟁과, 고문 이상의 고통받는 인류의 고통을 함께 해결해 내야 한다. 숭고함은 허황된 주장이 아닌 고통의 나눔에서 힘을 얻는다. 인간은 과연 절대적 존엄성을 가지는가? 인간의 숭고함은 무엇일까? 예수는 내가 거룩하니 너희도 거룩해지라고 설파했다.

'거룩'이라는 표현은 지금은 거의 쓰이지 않는 사어(死語)에 가깝다. 어쩌면 성경에서만 몇 번 사용된 단어일 뿐이다. 더구나 '인간인 너희도 거룩하다'라는 표현은 온 인류 언어를 통틀어도 몇 번 나오지 않는다. 인간은 왜 거룩한 것인가? 거룩한 인간이 왜 모순투성이의 질병과 고통을 겪어야 하는가? 전지전능한 신은 인간의 이런 모순적 상황에 왜 궁극의 해결책을 보이지 않는 것인가? 그래서 니체가 신은 죽었다고 말하고, 리처드 도킨스는 신은 만들어진 위험이고 신은 없기에 합리적 과학에 기대어야 한다고 주장했다.

다시 한번 조이 밀른 할머니의 경우를 살펴보자. 파킨슨병을 냄새로 알아내는 경우는 분명히 있다. 할머니가 나타나기 전에 파킨슨병을 냄새로 진단한다는 것은 있을 수 없는 거짓임이 분명하다. 하지만 조이 밀른 할머니의 등장으로 인해 새로운 분야가 현실이 됨은 증명이 되었다. 확률로 보자면 인류 의학 발전 이래 단 한 명 존재한 기적 같은 일이다.

그런 능력을 지녔음에도 조이 밀른 할머니는 직업이 의사인 남편을 파킨슨병으로 잃었다. 이런 역설적 모순에 대해서는 로라 린 잭슨(Laura Lynne Jackson)이 쓴 『우리 사이의 빛(The Light Between Us)』[44]이라는 책을 읽어볼 필요가 있다.

첨단과학과 기존의 종교든 어떠한 학문이든 인간의 현실적 모순을 해결하지 못하고 있다. 방법이 있음에도 서로의 입장 차이 때문에 안 하는 것도 있고 아예 어떠한 방법도 없는 경우도 있다. 존엄을 모르는 다수보다 존엄함의 가치를 알고서 실행하는 소수가 훨씬 가치 있고 필요한 현실이다.

인류 공멸의 가능성이 있는 원자폭탄은 전쟁 미치광이 때문에 존재한다. 원자폭탄이 없었다면 인류는 벌써 3차 대전을 치렀을지도 모른다. 원자폭탄은 전쟁 미치광이에게 필요한 것이지 평화론자에게 같이 작용할 물건은 아니다. 그렇다면, 핵물리학을 바탕으로 한 원자폭탄과 정반대인 존엄학을 바탕으로 한 궁극적인 의학은 거룩한 인간과 같이 해야 할 약이다.

---

44   로라 린 잭슨 저, 서진희 역, 나무의 마음, 2022.

최악의 상황은 원자폭탄이 평화 실행자에게 떨어지고, 궁극적 의학이 전쟁 미치광이에게 구현되는 경우라고 할 수 있다. 만약 히틀러가 원자폭탄을 손에 쥐고 건강하게 120세를 살았다면 인류는 어떻게 되었을까? 디스토피아의 절정을 이루었을 것이다. 역사에 가정은 없지만, 충분히 그럴 수도 있었을 것으로 추측할 수 있다. 인류는 르네상스를 통해 또 산업혁명과 과학혁명을 통해 지금의 불균형한 풍요를 이루어 냈다. 지금 우리에게 필요한 혁명은 궁극적 '잘남'이다. '잘남 즉, 잘 나눔'이다.

현대 인류는 이기적 우수함의 승자독식 시대이다. 거기에 따른 문명의 병은 부자연스러운 억지스러운 수명의 증가로 노후의 질병과 고통을 대기시켜 놓은 상태이다. 인간의 존엄함과 거룩함을 느끼는 깊고 깊은 무의식을 찾아보자. 그러면 여러 가지 크고 작은 장수법들이 보이고 실천할 수 있게 된다. 지금 인류에게 필요한 것은 '폭식'을 멈추고, 자연과 공유하는 인간끼리의 '나눔'의 활성화가 필요한 시기이다.

여러분 각자가 각자에게 여분의 시간이 40년 더 주어진다면 무엇을 할지, 세상이 어떻게 될지 생각해 보자. 한 명의 인간은 하나의 우주일 수 있다. 각 분야 소수의 우주적 가치를 깨달은 인간이 서로의 가치를 서로의 발전을 위해 쓰면서, 인류에게 그 결과물을 공유하며 모든 인간의 거룩함을 위해 집단 지성을 제대로 작동시킬 때 허망한 하늘의 천국이 아닌, 현실 지구의 낙원을, 유토피아를 건설할 수 있다. 원자폭탄은 '살인핵(殺人核)'이지만, 사람을 살리는 '활인핵(活人核)'은 적자생존의 원리가 아닌 인간 존엄함의 구현에 있기에 '존자득생(尊者得生)'의 삶을 살게끔 할 것이다.

호사다마, 존엄의학

거룩의 의미는 감이 오지 않는다. 그냥 추상적일 수 있다. 사전적으로는 'holy', 'scared', 'great', 'grand', 'glorious', 'holy god', 'sublime', 'self-sacrifice' 등의 의미가 있다. 여기서 우리는 'sublime'에 주목할 필요가 있다. 'sublime'에서 'su', 'li' 만 따로 떼어내며 'suli(수리)'라고 발음할 수 있다. 'sublime'은 형용사이고 비교급이 없다. 뜻은 감동을 줄 만큼 매우 훌륭한, 다른 사람이 보기에 감정과 행동이 대단히 아름다운, 엄청난, 사상, 인품 등이 고상한, 숭고한, 더할 나위 없는 극상의, 대단히 아름다운… 이런 의미이다.

세상에서 가장 맛있게 음식을 먹을 때는 배고플 때 먹는 음식이다. 그런 측면에서 본다면 가장 큰 사랑을 느끼고 베풀 수 있는 사람은 가장 큰 아픔을 느끼는 사람일 수 있다. 훌륭한 사람은 흔한 잘난 사람의 개념이 아니라고 봐야 한다. 恤(불쌍할 휼, 心 + 血), 隆(융성할 융). 恤 + 隆. 즉 자기 가슴에 피가 터져 나오는 듯한 아픔이 넘치는 사람이다.

마음이 아프면 사람은 행동하게 되어 있다. 흔히 말하는 사이코패스는 타인의 아픔에 대한 공명이 없는 사람이다. 진실로 훌륭한 사람은 암에 걸리지 않는다. 스스로 마음의 아픔이 그 자체가 치유 명상이고 치유 에너지가 될 수 있기 때문이다. 타인의 아픔에 대해 깊은 공명의 눈물을 흘리는 사람이 암과 같은 고문과 마찬가지인 천형의 질병을 앓을 수 있을까? 천재를 넘어, 외계인을 넘어, 천계에 'sublime'한 측면에서 그럴 수 없을 것이다. 인류의 비극에 대해 그렇게나 깊이 공명할 수 있는 사람은 암과 같은 질병으로 죽기 전에 무력감과 비통함으로 식음을 전폐하고 금식 상태로 죽을 것이다. 인류의 고통과 아픔에 대해 그토록 비통해한다면, 그런 사람에게는 신이 있건 없건, 어떠한 형태로든 깨달음이 온 것이다. 이것을 '지성이면 감천'이라고 한다.

치매 환자는 암에 걸리지 않는다. 자기 이기심마저 잊어버리는 바보 상태만 되어도 암에 걸리지 않는데, 타인의 고통에 가슴이 터지는 아픔을 공명하는 사람이 기괴망측한 병에 걸릴 수 있을까? 명상 분야에서는 과학적으로도 그렇지 않다고(기괴망측한 병에 걸리지 않는다고) 분자생물학적 수준에서 설명한다. 왜냐하면 대사성 질환은 수분 대사와 에너지 대사를 기반으로 하기에 극도의 안정된 공명상태는 여러 대사의 기능을 정상화하는 측면이 강하기 때문이다.

로마 시대에 사람을 처형하는 방법 중에 산 사람을 굶주린 사자 우리에 넣는 처형법이 있었다. 광적인 로마의 네로 황제가 그런 짓을 일삼는다면 일개 개인으로는 그런 시스템을 바꿀 수 없다. 전 지구적인 기후환경 위기도 마찬가지이다. 툰베리[45]가 아무리 눈물로 호소해도 전지구적 기득권만을 위한 자본주의 시스템은 별로 바뀔 조짐이 보이지 않는다. 툰베리 같은 이들이 러시아 탱크 앞에서 반전시위를 한다고 전쟁이 멈추어 설까?

관념적 기득권을 어떻게 'sublime'화 할 수 있을까? 'sublime'에서 'su', 'li'만을 발음하면 'suli'이다. 이걸 한자로 표현하면 '修理'이다. '修理修理魔何修理…'. 마하수리(마의 속성을 어떻게 수리할까?). 'sublime'만이 그 해답이다. 대단히 멋지고 훌륭해서 거룩하기까지 한 수준까지 인간의 의식과 현실을 무의식 수준까지 개선해서 '수리'해야 하는 것이다. 그리고 그 방법론으로 필요하면 'sublime'한 궁극의 세놀리틱(Senolytic)이 필요하고 적용되어야 한다.

미친 전쟁광에게 원자폭탄 세례가 미친 전쟁을 억제하는 방법이듯, 엄청난 고통 속에서 고생하는 죄 없는 인간이라면 'sublime' 의학이 적용되어야만 하고 인류는 이런 의약이 없다면

---

45 그레타 툰베리. 스웨덴 출신의 환경운동가. 2019년 유엔본부에서 열린 기후행동 정상회의에서 연설하여 세계적으로 유명해졌으며 타임지 올해의 인물에 역대 최연소로 선정되었다.

찾아내야 하고 활성화해야 한다. 그런 약이 엄연히 존재하고 있다. 그런데? 사장되어 가고 있다. 도무지 이유를 알 수 없는 요지경 세상이 아닐 수 없다. 이 글은 더 이상 사장되는 것을 막고 역행시키려고 하는 노력의 일환이다.

'sublime' 의학, 'suli' 의학. 궁극의 세놀리틱 의학의 기본 출발점은 실제적 방법론에 있어서는 '물'에서 출발한다. 생명의 근원은 물이라고 한다. 나이가 들면 수분대사 기능이 떨어진다. 현대 장수학에서도 젊은 쥐의 피를 뽑아 늙은 쥐에 넣으면 회춘하는 것을 볼 수 있다. 이는 일부 사람에게도 적용이 되는 측면이 있어서 윤리적 논란을 불러일으킨 적이 있다. 그렇다면 우리는 생명의 근원인 혈액순환의 핵심인 혈액은 물, 여러 가지 영양분과 산소 등으로 구성된 물의 복합체이다. 혈액의 생리 활성도는 '물'이 결정할 수 있다. 생명 현상은 과학을 뛰어넘는 현상이자 현실이고 아주 작은 차이와 전혀 상관없어 보이는 두 가지 측면이 긴밀히 상호연관이 있는 경우가 있다. 치매 환자가 암에 걸리지 않는 것처럼.

물의 활성을 어떻게 하면 극대화할 수 있을까? 물이면 다 같은 H_2O 아닌가? 원한에 찬 분노의 눈물과 환희에 찬 감동의 눈물 속의 물의 성분은 같을지라도 그 물을 뽑아 환자에게 정맥주사를 하면 전혀 예상치 못한 결과물이 나온다. 여기에서 믿지 못할 재미

있는 이야기를 해보자. 군대에서 위생병 생활을 마친 뒤 목회자의 길을 걷던 목사님이 죽어가는 암 환자들을 위해 무력한 치유기도만을 하다가 어느 날 환자의 고통을 깊이 가슴 아파하다가 환자에 대한 연민에서 하염없이 눈물을 흘리다 영감받아 그 눈물을 모아서 위생병 시절의 경험을 바탕으로 환자에게 정맥주사를 실시했다. 결과는 어땠을까? 정말 말도 안 되는 기적이 일어났다. 일부 암 환자는 낫기도 하고 대개는 그 자리에서 고통이 사라지고 수명이 연장되고, 하지불안증으로 걷지 못하던 사람이 주사 직후에 하지에 힘이 생겨 정상인처럼 걷기도 했으며, 약시증으로 거의 보이지 않던 시력이 거의 정상으로 사람 얼굴을 알아볼 정도가 되었다. 거의 현대판 '기적의학'이 아닐 수 없다.

하지만 사람이 화수분도 아니고 늘 눈물을 모든 환자를 위해서 흘릴 수는 없는 노릇이었다. 목사님은 인간의 거룩함을 위해서 좀 더 나은 방법을 찾고자 열심히 영감을 받기 위해서 기도하고 노력하였고 마침내 많은 환자에게 줄 수 있는 주사제제를 개발하게 되었다. 며칠 내에 죽을 환자만 아니라면 아주 말기 환자일지라도 대개는 효과가 있었다. 주사를 맞으면 일단 극저온(Hypo-thermal) 반응이 나온다. 극저온 반응은 극저온에서 활동하는 그린랜드 상어나 밍조개 등 500년 이상 사는 동물에서의 저온 에너지 대사반응처럼 아주 추운 한기(寒氣)를 느낀 뒤 체내 신진대사

기능이 회복되는 반응이다.

실제 미국에서는 환자가 섭씨 영하 100도 이하 방에 동상이 걸리지 않을 정도로 들어갔다가 나왔다 하는 냉동요법(Cryotherapy)을 시행하고 있고, 큰 교통사고를 당한 타이거 우즈도 손상된 신경회복을 위해 얼음 욕조에 들어가는 극저온 치료를 응용하여 재활치료에 큰 효과를 보고 있다.

현재는 안타깝게도 이야기 속 목사님의 극저온 주사치료는 한국에서는 사장된 상태이다. 안타까운 일이 아닐 수 없다. 그만큼 'sublime' 의학은 아직 마녀사냥 대상일 수 있다. 효과가 있어도 현대 물질주의 가치 체계 내에서는 사용하기가 어렵다. 자연의 궁극적 가치는 존엄함의 무게를 가지고 인간을 인간답게 장수하게 한다. 그렇다면, 자연의 가치는? 긍휼(矜恤)의 눈물의 가치는? 인간생명의 가치는 무엇일까?

10여 년 전쯤, 100세 넘은 도인 장병두 할아버지의 비방인 암치료제는 아직도 베일에 쌓여 불법의료 행위로 뒤덮여 있다. 이를 활성화하려는 의료인은 무면허의료행위 방조죄로 처벌받는다. 웃어야 할지 울어야 할지 요즘 표현대로라면 '웃픈' 일이 아닐 수 없다.

'sublime' 의학은 그 작용이나 효과가 굉장해서 폭발적인 면이 강하다. 세놀리틱은 말 그대로 노화세포를 제거해서 죽이는 약이다. 역설적인 측면에서는 좀비의학이라고 말할 수도 있다. 좀비영화에서 좀비에게 물리면 멀쩡한 사람도 곧 좀비가 되기에 죽여야한다. 어떤 사람이 온몸이 노화세포로 가득 차 있어 정상세포가 거의 남아있지 않은 상태에서 세놀리틱 제제를 쓰면 온몸이 그냥 밀가루를 물에 풀어 놓은 듯 몸이 녹아버리듯 분해가 되어 버린다. 그래서 치료 타이밍이 너무 늦어 회생 가능성이 없는 사람은 봄날 눈 녹듯 수일 내에 사망한다. 이게 부작용일까? 옷감이 다 낡은 옷은 세탁기에 넣고 돌리면 형체가 다 부서져서 옷이 없어지는 것과 같다. 엔진이 몽땅 녹이 슬었을 때, 새 엔진오일 넣고 엔진을 작동시키면 엔진이 녹아버리는 것과 같은 일이다.

즉, 세놀리틱 제제는 어차피 못살 사람이면 빠르게 생과 사를 별 고통 없이 정리시킨다. 이것은 무조건 죽게 하는 안락사와는 다르다. 이 특성이 장점일까? 단점일까? 무조건 살리는 것만이 순리일까? 살릴 사람은 살리고 편안히 죽을 사람은 또 그렇게 되게 하는 것이 순리가 아닐까? 이는 각자의 가치관이 작용하는 면이 있기에 관점이 다른 사람은 'sublime' 의학을 시행해서는 안된다.

여기서 우리는 아인슈타인의 최후를 뒤돌아볼 필요가 있다. 아인슈타인은 수술을 하면 살 수 있었다. 그런데 그는 굳이 몸에 칼을 대는 수술을 하면서까지 수명을 늘리고 싶지 않다고 죽음을 받아들였다. 소크라테스가 독배를 받아들이는 것 같은 의연한 죽음의 자세가 아닐까 싶다.

사람은 피곤하면 나른하고 졸리게 되어 있다. 잠이 쏟아질 때는 입맛이 없다. 마찬가지로 몸에 노화독이 쌓이거나 병독이 쌓여 힘들면 입맛이 없어진다. 2~3일을 물만 마셔도 식욕이 없게 되면 굳이 억지로 먹지 말고 쉬면 큰 고통 없이 잠들 듯 죽게 된다. 잠을 자려는 사람에게 억지로 밥을 양껏 먹일 필요는 없다. 졸리면 자면 된다. 그것이 자연스러운 '자연사'이다.

아파서 어쩌지 못하다 100세도 못 살고, 병으로 죽는 것이 '뒈지는 것'이다. 우리나라 욕 중 '뒈지라'는 욕이 있다. 병 걸려 고생 끝에 죽으라는 저주이며 욕이다. 굳이 뒈질 필요는 없다. 인간답게 죽으면 된다. 120세 안팎을 큰 병 없이 살다가 죽으면 되는 것 아닌가? 굳이 구글의 수명연장 자회사 '칼리코(Calico Life Science LLC)'에서 주장하는 것처럼 500년 이상 살 필요가 있을까?

인간다운 존엄함의 자세를 찾자. 인간이 행하는 모든 분야에 있어서… 호모 사피엔스를 넘어 호모 서브라임스(Homo Sublimes, 대단히 훌륭한 인간)가 되면 되는 것이다.

그 정도 수준의 호모 서브라임스에게 암과 같은 고문성 질환이 생길 수는 있는 것일까? 그 정도 수준의 의식이 있는 사람이 그 치료방법을 못 찾아낼까? 우리는 예수를 십자가형에 처하고 소크라테스를 독살했으며 대단한 세놀리틱 의학 등을 법의 테두리에 묶어버려 용도폐기시켜 버렸다. 그리고는 스스로 치료법을 사장 시켜 가며 악마의 질병으로 말 그대로 사서 고생하고 있다. 방법 이 없을 때는 몰라서 그렇다고는 하지만 방법이 있음에도 쓰지 못 하는 현실을 도대체 어디서부터 개선할 수 있을까?

'호사다마'라고 마를 닦자. 수리수리마수리⋯ 주기도문을 외우 듯이 잠재의식을 닦고 '수리'하자. 그리하여 약육강식의 진화론을 넘어서 정말 궁극의 'sublime'한 유토피아를 만들어 건강하고 신 나게 살아보자.

8장

궁극의
호르메시스
- 세놀리틱 제제는
노화 세포를
제거하는
활인핵이다

무의식의 기원, 병적 습성

'나'라는 의식은 과연 주체적인 나일까? 어쩌면 역사적, 환경적 부산물일 수 있다. 마치 기르던 개가 주인을 무조건 따르듯 우리는 우리에게 주어진 시간적, 공간적 매개체일 수 있다. 유전이라는 것도 나의 의지와는 상관없게 타고 난다. 도둑놈이 개를 키우면 개는 자라서 주인을 잡으러 온 경찰을 보고 짖는다. 우리는 지금 우리가 의식하고 옳다고 믿고 생각하고 행동하는 것들이 그다지 옳지 않은 길일 수 있다.

스콧 니어링은 경제학자였음에도 도시에서의 생활을 거부했다. 전쟁터에서 고통스럽게 죽어가는 사람들이 전쟁을 일으키는 전쟁광들에게 전쟁 중지를 강압해야 하는 것과 마찬가지로 궁극적인 생명 건강을 위해 잘남(잘 나눔) 철학을 실행해야만 한다. 이런 일이 집단적으로 실행될 가능성은 작아 보인다. 인간 하나하나가 축약된 우주이기에 하나의 우주가 하나씩 바뀔 수 있을지는 몰라도 모든 우주가 동시에 바뀌는 일은 없을 것도 같다.

우리 개인 모두가 하나하나 팔팔하게, 건강하게 120세 이상을 살면서 'sublime'한 생활을 하면 그런 사람이 늘어나면 늘어날수록 우리는 전 지구를 유토피아로 만들 수 있다. 철인정치가 아닌 'sublime'한 의학 내지는 'sublime'한 철학이 되는 것이다.

현재 세계의 석학들은 탈성장, 생명 경제를 이야기하고 있다. 우리에게 필요한 것은 승자독식의 성장혁명이 아닌 산업혁명의 파국열차를 멈출 브레이크가 필요하다는 것이다. 일론 머스크 같은 관념론자에게 인류의 기아를 해결할 수천조의 돈을 몰아주는 것이 아닌, 자연과 함께하는 소박한 자연인들의 삶을 받아들이고 공명하는 행복과 건강을 만들어 가야 한다. 어쩌면 너무 뻔한 당위론인 것처럼 보이지만, 모든 지식은 이미 AI가 가지고 있더라도, 지식으로 알 수 없는 무의식의 세계에 대해서는 마치 외국어나 양자물리학을 공부하는 것처럼 연구해 보자.

앞에서 톡소포자충에 대해 잠깐 언급했다. 쥐는 미치지 않고서는 고양이에게 먼저 나서서 덤비지 않는다. 인간을 미치게 하는 것은 기생충일 수 있지만 대부분 잠재의식이라고 할 수 있는 내 안의 '나'이다. 흔히들 '다중인격장애'라고 하기도 하는데, 나의 무의식 속에는 여러 다른 의식세계가 존재할 수 있다는 것이다. 이 무의식 체계가 긍정적 역할을 하기도 하고, 부정적 역할을 하기도 한다. 이 무의식 체계는 기본적으로 인간 영혼이 깃든 육체가 아닌, 육체를 가진 영혼을 기본으로 한다. 자동차를 가진 사람에게 어떤 것이 주된 것일까? 사람이 주이다. 영혼을 가진 육체가 정답일까? 육체를 가진 영혼이 정답일까? 영혼은 도대체 뭘까?

컴퓨터의 경우 그 안의 중요한 프로그램과 데이터는 수시로 백업이 되어서 컴퓨터의 물리적 수명이 다 되면 컴퓨터는 분해되어서 폐기되더라도 그 안에 존재하던 데이터와 프로그램은 다시 어디서든 저장되었다가 다시 작동할 수 있다. 이것과 마찬가지로 그냥 우리의 몸은 사라져도 나의 의식시스템은 남아있게 된다고 보자. 이 죽은 후의 의식 시스템은 어디서 무엇을 할까? 그냥 사라질까? 육신과 함께 사라지고 만다는 세계관을 가지고 있다면 그는 그런 우주를 살면 된다. 무의식은 모여서 집단무의식이 된다. 이건 그냥 하나의 세계관으로 받아들이자.(외국어 공부하는 것처럼 받아들이고 무작정 외우고 시작하자.) 우리는 죽은 후 우리의 자손이나 후손의 무의식 내지는 집단무의식이 되어 후손들과 공명한다는 것이다. 같이 느끼고 때로는 의사결정이나 발견 등에 기여한다.

이를 문학적으로 잘 표현한 것이 마르셀 프루스트[46]의 책, 『잃어버린 시간을 찾아서』이다. 몇 번이고 하나의 패러다임으로 잘 읽어보기 바란다. 여기에는 불교와 기타 현존 철학 등이 잘 녹아 있

---

46 1871~1922. 프랑스의 소설가. 20세기 전반 최고의 소설이라고 일컫는
    『잃어버린 시간을 찾아서』의 저자. 전 세계적인 영향력 있고 중요한 작가
    라고 평가받고 있다.

고 영감이나 창조의 근원이 되기 때문이고, 때로는 가장 깊이 있는 명상의 바탕이 되기 때문이다.

기억되지 않는 전생(前生), 전영(前靈)은 의미 없는 죽음과 같다. 그러나 공명의 그날이 오면 영혼은 전율하며 우리를 부르며 우리가 그것을 알아보는 순간 마법이 풀린다고 한다. 우리 덕에 해방된 영혼은 죽음을 정복하고, 우리와 더불어 살기 위해 돌아온다.

흔히들 영적 차원의 발상이라든지 영적 창의력이라는 말도 하지만 '영적(靈的)'이라는 말은 '영적(靈積)'이라는 개념도 있다. 즉, 우리의 집단무의식에는 수많은 조상과 선조들의 기질이나 데이터 등이 유전자 외에도 살아 있는 에너지로 늘 현존하는 우리 인간들에게 좋게든, 나쁘게든 작용하고 함께 호흡한다는 의미이다. 이 부분은 그냥 하나의 패턴이나 세계관으로 보고 안 받아들여도 그만이다.

이 선천적 기질이 기독교에서 말하는 '원죄'이거나, 불교에서 말하는 '카르마'일 수 있다는 점을 한 번쯤 깊이 생각해 보았으면 한다. 예를 들면 어떤 이는 누가 가르쳐 주지 않아도 술을 잘 마시고, 어떤 이는 아무리 술을 가르쳐도 못 마신다. 아기 때부터 배우지 않은 악기를 잘 다루는 사람도 있고, 외국어를 접하자마자 마치 타고난 것처럼 여러 나라 언어를 빨리 익히는 사람이 있다. 이들을 '천재'라고 한다. 즉 천재는 사라지지 않은 영혼이 다른 누군가에 깃드는 것이라고 볼 수 있다. 대개 음악의 작곡이나 문학적인 시상(詩想)은 그냥 떠오른다고들 한다. 이런 것들을 막연히 영감이라고 표현하는데 메커니즘이 밝혀지지도 않고, 규칙성도 없는 것이기에 그냥 영감이 창의성의 근원 중 하나라고 본다. 또 다른 한 편으로 부정적 광기의 요소일 수도 있다는 것이다. 나를 죽이기도, 살리기도 하는 무의식 안에 창조의 근원도 안 좋은 습성의 근원도, 나도 모르게 숨어 있기에 인간은 늘 자기 수정과 보정을 하면서 끊임없이 자기 수양을 하면서 거룩하고 훌륭한('sublime' 한) 인간이 되기를 힘써야 한다.

인간은 신성하기(Sacred)도 악마적(Scared)이기도 하다. 이것이 현실이다. 그리고 이것은 인간이 궁극적 존엄성과 절대적 행복에서 멀어진 최초의 오류이다. 즉, 조물주가 있다면 인간적으로 실수하는 조물주라는 것이다(절대 전지전능하지 않은…). 이런 이야기를 하면 절대론자들은 신성모독이라고도 할 수도 있겠다. 그렇다면 그냥 기존의 관습을 따르면 된다.

악마적(Scared)인 잠재의식의 소유자에게 궁극적 건강과 장수의 길은 곰팡이 앞의 따사로운 햇살이며, 구더기 앞의 꿀물일 뿐이다. 구더기가 꽃잎 위의 꿀보다는 어두운 곳의 사체를 선호하기 때문이고 어쩌면 똥을 먹어야 할 구더기에게 자극성 있는 다소 쓴 맛이 있는 밤 꿀 같은 것을 먹이로 주면, 구더기는 놀래서 죽을 수도 있을 것이다. 그래서 지금껏 궁극의 약이 '개 발에 편자'일 수 있다는 표현을 쓴 것이다. 그리고 지금 우리는 개판의 세계가 주류이기에 편자를 보고는 어디에 쓸지 모르든지 개처럼 물어다 버리는 형국이다.

그런 관점에서 입장을 바꿔보면, 지금의 세계도 나름 훌륭한 면이 있다. 어찌 되었든 평균수명은 늘어났고, 우주여행 시대이고, 배부른 비만인은 넘쳐나고, 아프면 합성마약까지 얼마든지 공급받을 수 있는 시대이니 관점에 따라서는 극히 풍요롭고, 문제없는 시대이다.

문제의식이 없다면 그냥 그대로 살면 되고, 진화설을 하등시하고 신의 전지전능을 부정하며, 인간의 존엄성을 최고의 가치관으로 인식하자는 서브리미즘(Sublimism, 훌륭한 존엄주의)은 휴머니즘도 신본주의도 아닌 또 다른 혼합사관이다.

천재성은 일반적으로는 유전적 습성이라고도 할 수 있다. 어떤 면에서는 타고 난 천성이라고도 한다. 인간은 식성조차도 어느 정도 타고난다. 잡식성이라고는 하지만 어떤 이는 몸에 좋은 오이를 알러지 때문에 거부하기도 하고 그냥 먹기 싫어서 거부하기도 한다. 문제는 독점욕, 내지는 잔인성, 내지는 이기심의 대물림이다.

인류는 유사 이래 수많은 전쟁과 전쟁 못지않은 경쟁의 시대와 노예 수탈의 시대를 겪으며 나쁜 일들을 저질렀는데 그 속성이 무의식으로 남아있다. 이러한 것들이 유전적 속성이나 인습, 관습 등으로 알게 모르게 작용하고 있다. 그리고 정말 우리 개인에게 도움이 되는 방법이나 이론들을 거부케 한다. 심지어는 마녀사냥까지 서슴지 않는다. 좀비들이 좀비 치료제를 거부하는 것은 물론 좀비 치료제 자체를 용도폐기시키는 것이다. 이런 경우를 이해하려고 해도, 아무리 봐도 제정신이 아닌 것이 분명해 보인다. 실제 호스피스 병원에서 일어난 실사례를 살펴보기로 하자.

대장암이 간, 폐, 척추로 전이되어서 수일 내로 사망이 예정되어 일본 병원에서 길어야 한 달 내로 죽을 거라는 진단을 받은 재일교포였다. 4기 말의 환자로 당장 내일 죽어도 이상할 것 없는 환자였다. 너무 치료 시기가 늦기는 했지만 궁극적인 세놀리틱 치료를 하지 않으면 어차피 죽음을 피할 수 없기에 치료를 시작했다. 두 달 만에 모든 암이 더 이상 자라지 않고 정지된 상태로 6개월이 지속됐다. 다만, 척추신경이 암으로 다 죽어버려 하지(下肢)를 쓰지는 못했다. 너무 말기라 하지는 암이 다 낫더라도 후유증으로 쓰지 못할 거라고 미리 통보하고 치료를 시작했다. 한 달도 채 못 산다는 사람이 식사도 잘하고 모든 혈액검사도 정상이 되고 6개월째 생명에 아무 지장 없이 살 수 있게 되었다. 여러분이라면 완전 말기 암의 시한부 상태에서 암이 성장을 멈추고 수명이 거의 무한대로 늘어난 건강한 상태가 되었으면 그 치료한 사람에게 어떤 감정을 느낄까? 보통은 고맙게 여길 것이다. 그런데 이 환자는 그렇지 않았다고 한다. 암이 나아서 수명이 늘어나면 뭐 하냐는 것이다. 40대에 하지마비 장애인이 되어서, 평생 휠체어를 타게 되었는데 치료가 엉터리라며 의료진을 원망하기 시작하면서 미쳐 날뛰고 결국 환자는 치료를 거부하였다. 그 후 한 달 뒤 약을 끊고 병원에서 방사선 치료 등을 받다가 환자는 방사선 치료 부작용으로 사망했다.

또 다른 실례 하나를 들어보자면 유방암이 대장, 폐, 척추로 번져 호스피스 병원에서 죽을 날만 기다리던 환자였다. 너무 말기라 큰 기대는 하지 않았다. 환자는 곧 죽을 것 같았지만 약을 열심히 먹은 결과 모든 암의 활동이 정지되고 건강해졌다. 척추뼈는 암으로 다 녹아 하지마비는 피하지 못했지만, 정말 다시 살아나게 되었다고 감사하다고 했다. 사실 강남에서 유흥업을 남편과 같이해 제법 큰 돈을 모았는데, 본인이 죽게 될 것 같아 재산을 다 정리해서 남편에게 주었고, 본인이 병을 이기고 살아나게 되었으니 남편이 크게 보답하리라는 것이었다. 하지만, 남편은 부인이 살아나게 되었다고 하자 정반대로 크게 낙담하며 사실은 아내가 죽을 것이 분명해 재혼 일정까지 잡아 놓았으니 부인이 죽게 내버려 달라는 것이었다. 며칠 뒤 그 환자는 호스피스 병원에서 다른 곳으로 옮겨지고 연락이 두절된 채 생사를 알 수 없었다. 사악한 시대의 남편 복 없는 환자였다. 육체적 질병 이전에 환자 본인의 인복(人福)은 뭐라 설명할 수 없었다. 악한 인간들 틈에 생명이 숨 쉴 틈이 없는 것이 분명해 보이는 가슴 아픈 경우였다.

또 다른 경우는 폐암이 경부림프에 전이된 케이스의 환자였다. 환자는 평소 담배를 하루 3갑 이상 소주를 매일 4~5병씩 마시는 사람이었다. 삶이 얼마 남지 않았다는 폐암 말기 진단을 받고서 세놀리틱 제제를 이용한 치료를 시작하였다. 술, 담배, 고기를 모두 끊고 9개월 정도 노력한 결과 암이 거의 사라지고 흔적만 남아 있게 되었다. 환자는 너무 기뻐서 당일 고깃집에서 불고기를 소주와 같이 지나치게 먹었고 취한 김에 담배까지 피우더니 위장이 파열되어 그다음 날 죽었다. 암에서 회복되니 술귀신이 데리고 간 것 외에는 설명이 되지 않는 황당한 비극이었다.

그 뒤로도 치료가 잘 되는 경우와 의학 외적인 황당한 상황들로 인해 환자가 질병과는 별 상관없는 상황이나 습성으로 예후가 좋지 않게 되는 경우들을 자주 접했다.

말기 암이 무조건 낫는 경우는 없다. 특히 임종 직전에 치료를 들어가면 치료 도중 사망하기도 한다. 위의 재일교포 환자의 경우, 환자 본인의 성격이나 잠재의식이 스스로 명을 재촉했다는 것 외에는 설명이 되지 않았다. 궁극의 'sublime'한 세놀리틱 제제의 치료는 정상세포는 거의 건드리지 않는다. 악성세포, 노화세포, 염증세포만 선택적으로 사멸시키거나 억제시켜 완치 내지는 장기생존을 유도하는 약이다.

건강한 사람이 먹으면 대소변을 잘 보고, 잠을 잘 자게 되며, 본인도 모르는 잠재적 질환을 느끼게 하여 호전시키면서, 수명을 자연적으로 늘리는 훌륭한 약이다. 모든 진행성 비가역적 질환에 쓸 수 있는 꿈의 약이며, 퇴행성 노후질환에 기존의 방법으로는 절망적인 경우에도 제법 효과가 있는 경우가 많았다. 병세가 너무 깊은 경우에는 적당히 약의 농도를 묽게 조절해 용량을 줄여 투약하면 불편함 없이 통증만 제거되고 편안한 상태가 된다.

암이 있는 경우는 그냥 몸속의 묵은 때가 빠지듯이 녹아 나와 암의 활동이 정지되고 오래 살게 된다. 암이 없는 사람들에게 저농도로 사용하게 되면, 노화세포가 없어지기 때문에 피부가 젊어지고, 검버섯이 없어지며, 치매 증상이 현저히 개선되며, 백내장이 낫고, 생리도 다시 하고, 머리카락이 검어지고 굵어지며, 늙어서 아프던 허리가 펴지고, 온갖 만성 통증이 사라지게 된다. 정말 좋은 약이 있으면 사실 긴 말이 별로 필요가 없다. 말기 암이 낫기도 하는 등 모든 노인성 질환에 효과가 있는 'sublime'한 세놀리틱은 궁극의 의학에 가깝다. 이 훌륭하고 멋진 의학을 사회적 토양이나 인문학적 몰이해로 그 활성화가 차단되거나 더디게 가고 있는 것은 안타깝기 그지없는 일이다.

궁극적인 세놀리틱 제제는 몸에 단단히 박힌 불량세포를 파내서 죽이는 것이기에, 병의 깊이에 따라서는 뼈를 깎는 고통이 올 수도 있다. 아주 순간순간 말이다. 세상에 공짜도 없고 헛수고도 없다. 본인의 무의식을 잘 탐구해서 겸허하게 마음을 비운 뒤, 본인 스스로 절대 건강법을 몸으로 꼭 체득하겠다는 마음으로 인고의 시간을 잘 견뎌내면 건강수명 120세를 달성할 수 있다는 확신이 온몸을 통해서 올 것이다.

현대 진화생물학적 관점에서는 암은 대개는 별다른 대책 없이 복불복으로 온다고 보고 있기에 마치 지구를 몇 바퀴 도는 자동차 여행을 하다 보면 자동차가 고장 날 때도 있고 운이 좋으면 안 날 때도 있듯, 확률적으로 누구나 걸릴 수 있는 변덕스러운 유전자 질환으로만 보고 있다. 그러기에 별다른 대책이 없으니, 인과관계가 어느 정도 밝혀진 암 외에는 어차피 신경 써봐야 걸리기는 마찬가지이니 그냥 맘 편히 살라는 정도의 개념을 가지고 있다.

지금껏 모든 분야에서 혁신적 성과물을 내놓았지만 유독 암에서만큼은 결정적 성과물을 내놓지 못한 채 엄청난 비용 손실과 매년 800만 명 이상의 희생자를 쏟아내고 있다. 이것은 암 자체가 진화론의 최고 정점에 선 최종 진화산물일 수 있기 때문이다. 더하기가 안 되면 빼기를 하라는 말이 있다. 기존의 이론으로 발전이나 방법이 없다면 인간의 장점인 창조적 상상력을 사용해 실증적인 방법을 찾아내면 된다.

현대과학에서 우주의 기원은 140억 년 전쯤 '빅뱅(Big Bang)'에서부터 시작되었다는 것인데, 물질이야 그렇다고 해도 의식의 기원은 언제부터일까?

컴퓨터를 만들어 두면, 거기에 프로그램이 저절로 생길까? 프로그램 개념이 있었고 거기에 따라서 컴퓨터를 만든 것이 아닐까? 개념이 먼저일까? 도구가 먼저일까? 인간의 자세가 먼저일까? 좋은 약이 먼저일까? 좋은 약이 있어도 왜 확산이 안 될까? 정말 무의식은 있는 것일까? 있다면 무의식은 어떤 역할을 하는 것일까? 어쩌면 우리가 꾸는 악몽은 내가 꾸는 내가 만든 악몽이듯, 내 몸에 생긴 암세포와 노화세포는 내가 만든 것인데 내가 내 악몽의 이유를 몰라 가위눌리며 밤새 괴로워하듯, 내 몸에 생긴 나의 암세포나 좀비 같은 노화세포는 왜 내가 해결을 못하고 이유조차 몰라야 하는 것일까? 그러고도 만물의 영장이라고 할 수 있을까?

어쩌면 우리의 고통은 내가 모르는, 내가 자초한 측면이 있는 것은 아닐까? 어디서부터 어떻게 실마리를 찾고 해결해야 할까? 인생은 일장춘몽이라고 한탄하며 우리가 대부분 겪고 있는 노년의 병고는 악몽에서 깨어나듯 벗어날 수 있을까? 앞에서 이야기 설명했듯 'sublime'은 '감동을 줄 만큼 대단히 훌륭하고 멋진'이라는 뜻이다. 또 여기서 파생되어 나온 'subliminal'은 '무의식적인', '잠재의식에 작용하는'이라는 뜻이다.

여러분 본인 스스로가 어딘가에 갇혀서 고문을 당하는 상황이 되었다고 가정해 보자. 끔찍한 고문 끝에 결국 사망하는 것이 확정적이다. 그런데 누가 상당히 성공확률이 높은 탈출 방법을 제시할 때 여러분 본인은 어떤 선택을 할까? 당연히 탈출을 시도해 보려고 할 것이다. 그런데 문제는 본인을 잡아 온 사람이 본인의 잠재의식이기에 탈출 시도조차 안 하고 기회를 놓치는 경우도 있다는 것이다. 아주 기괴한 상황이다.

마약에 취한 것과 마찬가지이다. 포로를 잡아다 마약에 푹 절인 상태로 고문을 하면 마약 먹는 재미에 탈출 자체를 싫어할 수도 있다. 실제 그런 경우들이 있다. 대단한 모순된 상황이 현실에서 벌어진다. 그만큼 자발적 무의식에 의한 비극은 개선이 어려운 경우가 있다. 과거에 문둥병이 무서웠던 이유는, 손가락이 썩어 잘려 나가도 인간은 이미 신경손상이 일어났기에 아픈 줄을 모르는 상황이 공포스러웠기 때문일 것이다. 자발적 무의식에 의한 이런 비극도 그만큼 공포스러운 면이 있다.

개인 하나하나가 고유의 체질과 다른 사유 체계를 가지고 있기에 우리는 우리의 마비된 잠재적 면역감각, 생명감각, 공명감각을 찾아 나가야 한다. 우리라는 집단이 해결하지 못하는 부분은

'각자(各自)'가 '각자(覺者)'가 되어 생명의 마스터가 될 필요성이 있다. 온몸을 통해 얻은 개인의 깨달음이기에 어렵게 얻은 획득형질은 직간접적으로 후대에 전달되어 대대손손 행복한 노후 건강의 토대를 마련하게 된다.

암독이나 노화독은 해독이 극히 어렵다. 그래서 해독보다는 '배독(排毒)'에 가까운 방법을 써야 한다. 눈에 박힌 가시를 녹여서 빼기는 굉장히 어렵다. 그냥 물리적으로 잡아 뽑는 방법이 가장 확실하고 부작용도 적다. 우리 몸은 세포 차원에서든 전체 몸 차원에서든 안 좋은 것을 녹여내거나 밀어내려는 천부적인 속성이 있다. 추우면 몸이 와들와들 떨리면서 마치 강아지가 물을 털어내듯 세포도 세포 진동을 일으킨다. 이러한 진동도 하나의 배독요법의 일종이라고 볼 수 있다. 위장의 구토 반응도 강한 배독반응이다. 장내의 유해 미생물을 다량으로 밀어내는 설사나 관장도 하나의 배독이다.

근육을 키우기 위해서 우리는 무게가 나가는 것을 들어 올린다. 일종의 부하운동이다. 면역력도 배독력도 적절한 부하를 걸어 훈련을 시킬 필요가 있다. 일종의 부작용이 없는 설사나 구토를 의도적으로 유발할 필요가 있다. 장내에 유해균이 많으면 당뇨나 비만이나 암이 발생할 가능성이 큰 것은 밝혀져 있다. 당뇨에 좋은 이눌린 성분이 많은 돼지감자를 먹으면 어떤 사람은 복통과 함께 설사를 하기도 한다. 냄새나는 유해균이 다량으로 여러 차례 설사로 배출되면, 장기적으로는 장내세균종이 좋아진다. 마찬가지로 장기에 큰 부작용이 없는 구토 유발제들은 배독에 의한 면역강화 기능을 가져올 수 있다.

강황 같은 향신료는 항암작용이 강하다. 많이 먹으면 보통은 복통이나 설사를 할 수 있는 것으로 알려졌지만, 유해균 정화 목적으로 고용량 요법을 써볼 필요도 있을 것이다. 그런 측면에서 다양한 채소나 과일, 견과류로 배를 채우는 식이요법이 훨씬 더 노화 독소를 제거하는 데 도움이 될 것이다. 실제로 본 바로는 식사 때마다 생양파를 사과 먹듯이 하나씩 씹어 먹는 방법과 각종 채소를 한 바가지씩 먹은 뒤 밥은 한두 수저 먹는 식사법으로 건강을 유지하는 사람이 있었다. 양파의 매운맛 적응을 위해 처음에는 티스푼 하나씩부터 점진적으로 늘리는 방법으로 순차적으로 적응해 위장을 건강하게 단련시켰다. 일종의 면역 단련법이다. 상당히 연구해 볼 가치가 있는 방법이다.

항암작용이 있는 향신료나 한약재들은 몸에 다소의 무리를 주는 정도의 부하를 걸어줌으로써 노화세포를 몰아내거나, 강력한 암 예방 작용을 할 수 있는 경우가 있다.

또 하나 착안할 수 있는 방법은 항암작용이 검증된 홍삼이나 산양삼을 고용량으로 강황 등과 같이 먹어보는 것이다. 일반적인 생약의 약효는 동물실험으로 결정하고, 사람의 경우 일반적인 적정량만을 쓰는 경우가 많지만, 암이나 치매 같은 경우는 일반적인 용량, 용법으로는 미진한 경우가 많기 때문이다. 아니면 자연계에서 새로운 약물을 찾아서 택솔(Taxol)[47]처럼 적응증을 찾아내야 한다.

성분에 의한 생화학 반응만으로는 궁극적 노화제거제를 찾기 어렵다. 화학적 반응이 아닌 힘을 기르는 것이기 때문에 팔근육을 키우기 위해 아령의 무게를 점진적으로 늘려가듯, 마치 생양파를 매끼 하나씩 씹어먹듯 우리 몸의 배독력을 늘려나갈 필요가 있다. 일종의 감각회복 운동이다. 생양파를 점진적으로 양을 늘려 고용량으로 먹는 것이 면역력 향상의 기본 패턴 중 하나이다.

이런 방식으로 우리 몸의 노화세포를 없애는 방법을 '아파야 낫는다'라는 기본 원리를 바탕으로 강자극을 통한 질병치료법을 하나씩 찾아낸 사람이 故 공동철 씨이고, 눈물로 강력한 체온조절 반응을 유도한 사람이 앞서 설명한 목사님의 방법이다. 그 외에도

---

47 미국 국립암연구소가 주목나무 껍질에서 추출한 물질을 말한다. 탁월한 항암효과가 인정되면서 주목받았으며 1993년 미국식품의약국 FDA로부터 항암제로 승인을 받았다. 현재 반합성이 가능해 생산이 용이해졌다. 지금까지 밝혀진 작용 원리를 살펴보면, 암세포의 DNA, RNA에는 영향을 주지 않고 DNA 분자 자체에도 손상을 주지 않으면서 튜불린(tubulin)에 작용하며 탈중합되었던 것을 막음으로 암세포의 성장을 멈추게 한다.

설명하기 어렵지만 효과가 상당한 방법들이 있다. 하나같이 기존의 안이한 방법을 넘어서는 독창적인 방법들이었다. 역사는 그러한 새로운 이론을 찾고 새로운 창의적인 방법을 찾아내 현실의 어려운 문제를 해결해 내는 사람들에 의해 발전되어 왔다. 어떤 생약들은 강황이나 양파의 100배 이상의 강한 자극을 인체에 감각적 자극을 준다. 그 정도 충격을 주면, 인체의 노화세포들이 소멸하기 시작한다. 사람마다 쓰는 방법, 제법 등이 다양하고 복잡해서 더 이상의 방법에 대해서는 생략하고 기본적 원리나 감각만을 설명하고 마치는 게 좋을 것 같다.

확실한 것은 약을 발견해 내고 적용하는 방법이 성분의학이 아니라 내 몸이 느끼는 '감각의학'이라는 것이다. 명상도 혼란스러운 두뇌의 감각을 안정시키는 것이 포인트지만, 머리에 전자파를 걸어서 강압적으로 명상을 유도하지 못하듯, 기존의 성분 분석적 의학으로는 지금까지 정도의 결과물이 한계일 수 있다. 몸의 세포 감각을 일깨우고, 강화하고, 단련시켜라. 그러한 패턴으로 다양한 자연의 힘을 점진적으로 향상시켜서 몸에 적용시키면 지금껏 의학이 행하지 못했던 놀라운 몸의 장수 활력성을 느끼고 세포 활력성이 향상됨을 느끼게 되고 객관적인 측정기계로 확인까지 할 수 있다.

지금까지의 의학과는 다른 개념이다. 지금까지의 의학은 기준

용량을 넘으면 설사할 수 있으니 많이 먹지 말라는 것이었다면 감각의학에서는 "노폐물이 빠질 때 설사할 수 있으니, 병이 나을 때까지 무른 변이 나오더라도 심한 설사가 아니면 병이 나을 때까지 고용량을 유지하세요" 하는 식으로 약을 쓰는 방법 자체가 다르다. 왜냐하면 기본개념 자체가 다르기 때문이다. 병이 낫는데 포인트를 두고 환자가 힘들어하는 것을 어떤 측면에서 점점 더 힘들게 해서 질병의 자연 융해나 소멸을 유도하기 때문이다. 왜냐하면 그동안 해왔던 방법으로는 완고한 병이 낫지 않기 때문이다. 이런 새로운 강압적 방법이기에 통풍 같은 병은 100% 낫고 림프암도 아주 말기만 아니면 2~3개월 이내에 모두 녹아내리게 된다.

매 맞는데 장사 없다고 한다. 병을 감각적 힘으로 두들겨 밀어내는 것이기에 힘들어도 효과는 강력하다. 그래서 많은 사람들이 힘이 들기에 고비를 넘기지 못하고 평소의 안일한 미봉책이나 진통제 패턴으로 돌아가고 마는 것이다. 힘이 있어야 병을 밀어내고 싸울 텐데 병을 밀어내는 방법을 키울 훈련을 하지 않는 것이다. 운동을 많이 하면 근육통이 온다. 근육을 키울 때는 근육통이 올 때까지 운동의 강도를 올린다.

세놀리틱 제제 사용할 때도 역시 마찬가지이다. 무언가 밀리는 반응이 오는 것이 대부분이다. 잠이 오든, 대변량이 늘든, 소변량이 늘든, 수분 섭취량이 늘든, 어딘가에 누르는 통증이 오든, 무언가 신체에 감각이 온다. 자궁암은 분비물이 엄청나게 늘어난다. 암이 녹아서 피고름으로 나오기도 한다. 암이 녹아서 피고름으로 나오면 어떤 환자는 고름이 나오는 게 싫어서 치료를 못 하겠다고도 한다. 이런 것을 무의식 장애라고밖에 달리 할 말이 없다. 이런 경우 도대체 뭘 어떻게 해야 할까?

천상의 목소리를 가진 카펜터스(The Carpenters, 남매로 구성된 미국의 팝 그룹)의 여동생 카렌 앤 카펜터(Karen Anne Carpenter)[48] 같은 경우 본인이 뚱뚱하다는 망상 때문에 살을 빼려다 거식증에 걸려 사망했다. 거식증을 고치는 약이 있을까? 밥을 안 먹는데, 약을 먹일 수 있을까? 살을 빼는 것이 목숨보다 중요한 일일까? 그런데 암 환자들의 경우 막상 약이 효과를 나타내기 시작하면 이런저런 이유로 마치 거식증 환자들이 식사를 거부하는 것과 같은 성향을 보이는 경우가 적지 않았다. 완고한 거식증은 일종의 정신병이다. 그런데 이 음식 거부 의지를 고치기가 굉장히 힘들다. 우리가 알고 있는 일반적인 지식이나 이론으로는 원인을 짐작조차 하기 어렵기 때문이다. 그래서 많은 사람들이 힘이 들기에 고비를 넘기지 못하고, 평소의 안일한 미봉책이나 진통제를 사용하는 패

---

48 카렌의 다이어트 강박은 심한 수준의 거식증으로 이어졌고 1982년 9월에는 체중이 35kg까지 감소했다. 극복하지 못하고 심부전과 고도의 전신쇠약 등의 합병증으로 1983년 2월 4일 사망했다. 향년 32세였다.

턴으로 돌아가고 마는 것이다. 힘이 있어야 병을 밀어내고 싸울 텐데 병을 밀어내는 방법을 키울 훈련을 게을리하는 것이다. 우리가 알고 있는 일반적인 지식이나 이론으로는 그 원인을 짐작조차 하기 어렵기 때문이다.

완고한 거식증 환자와 효과가 분명한 치료법을 거부하는 암 환자와는 상당히 유사한 경향을 보인다. 한 마디로 환자 본인을 죽음으로 이르게 하는 또 다른 강력한 의지가 숙주를 지배한다는 것이다.

다중인격은 병리적 이중성이라고 할 수 있다. 해마다 알코올중독으로 엄청나게 많은 사람이 소중한 생명을 잃어가고 있다. 이 역시 단순한 의지박약이라고 설명하기 어려운 무언가가 있다고 보는 것이 타당하다. 평소에는 은둔하던 사람이 술에 취하면 평소와 전혀 다른 사람처럼 행동하는 경우가 있을 것이다. 평소의 자아는 온데간데없고 전혀 다른 사람처럼 행동하는 것이다. 이것 역시 다중인격이 빚어낸 현상이라고 볼 수 있다. 술에 취하듯 암이 만들어 내는 여러 가지 분비물에 취하는 것이든 인간 안에 어떤 또 다른 다중인격이 스스로 거식증 환자처럼 자살 패턴을 보이는 것으로밖에는 해석이 안 되는 경우들이 분명히 있다는 것이다. 심지어는 보호자가 거의 두들겨 패듯이 강압적인 치료를 한 경우도 있었는데 황당하게 암이 나은 뒤 환자는 정신병이 걸려 완전 폐인이 된 경우도 있었다. 암은 단순히 육체적 질병이 아니기에 살아 움직이는 암세포는 살아있는 생명의 특성상 의식이나 영적인 엉 킴이 있다고 한다.

우리는 인간의 존엄성을 만들어 나가고 온 인류의 고통을 없애 고 행복해질 수 있다면 모든 가능성을 열어놓고 해결책을 찾아내 활성화할 필요가 있다. 과학은 기본적으로 물리학을 바탕으로 하 기에 보이지 않는 것은 없다고 본다. 그럼에도 불구하고 우주는 너무 넓기에 외계인은 틀림없이 있다고 생각해 볼 수 있을 것이 다. 그렇지만 영혼은 없다고 본다면, 심리학에서 인정하는 무의식 과 영혼과는 어떤 상관관계가 있을까? 과학에서는 무의식을 인정 할까? 최근에 가장 유행하는 학문 중 하나가 진화심리학이다. 그 렇다면 무의식도 진화할까?

생명을 다루는 의사들은 여러 가지 생명현상을 보면서 무의식 의 작용을 상당히 큰 힘으로 인정하는 경향도 있다. 영혼이나 아 니면 사후 세계까지 있다고 보는 것이 타당하다고 보는 의사 그룹 도 있다. 거대한 집단무의식의 경우, 마치 거대 중력처럼 우리를 어떠한 흐름이나 행동을 유발케 할 수 있다는 것이다.

거식증 같은 설명이 불가능한 질환 등을 설명하는 하나의 인식 체계로 인정할 필요성이 있다. 인간은 깊이 들어갈수록 전체적으 로 연결이 되어 있다. 즉 내가 딛고 있는 땅이 온전하지만, 지구라는 행성에 지진이나 태풍 같은 재해가 생기기에 기후 변화가 언젠가는 나에게 닥칠 위기로 인식할 필요가 있다. 그리고, 암, 치매, 심장병, 중풍 같은 치명적 질환은 누구에게나 다가오는 필연적 질환이기에 어떠한 관점으로든 개개인의 불행을 막고 해결한 뒤, 서로의 아픔을 나누고 해결하여 그것을 바탕으로 인문학적 소통 부재로 생기는 모든 부차적인 불행은 사실상 전부 해결이 가능하다.

조이 밀른 할머니의 경우보다 수배쯤 멋진 생명의학의 세계가 사실상 한 차원 높은 상태에서 개발이 끝났고, 앞서 말한 故 공동철 씨 같이 실제 갖은 고생 끝에 음으로 양으로 임상시험도 마친 상태이다. 못 믿겠다고? 믿으면 안 된다. 간단한 병부터 확인하면 된다. 통풍 100% 낫는다! 지방간 100% 낫는다! 전립선염 거의 100% 낫는다. 임파암 거의 100% 낫는다. 뱃살 거의 100% 빠진다. 이 정도만 되어도 훌륭하지 않은가?

우리는 원자폭탄의 설계 도면처럼 궁극의 'sublime'한 세놀리틱 제제의 여러 도면을 찾아냈다. 원자폭탄의 개발이 제3차대전 같은 대재앙을 막아내었듯, 우리는 '수리의학'('Sublime Senolytics'을 '수리의학'이라고 가칭하자)을 통해 가슴 뛰는 온 인류 행복을 채울 벅찬 미래를 모든 과거의 오류를 바탕 삼아 누리면 된다. 그것만이 전지전능하지 않지만, 적어도 존엄한 사랑만을 구현하기 위한 우주 최초 의식의 궁극의 섭리일 것이다.

OPEN LABEL 플라시보와
무의식의 과학

플라시보 효과의 의미는 다들 아시리라 생각한다. 그런데, 의사가 통증과 설사를 호소하는 과민성 대장증후군에 걸린 환자 수십 명을 대상으로 그중 절반에게는 가짜 약이라고 말하고 가짜 약 캡슐 2정을 하루에 2회 주고, 나머지 그룹에게는 아무런 약도 주지 않았다. 다만 가짜 약을 주면서 약을 먹는 행동이 치유를 일으킬 수 있다고 설명했다. 3주 후 가짜 약을 먹은 환자들은 확연히 증상이 개선되었다. 이런 현상은 암에 걸려 피로한 사람이나 나이 든 사람의 요통이나 무릎통증 등에서 효과가 뚜렷이 나왔다.

이 현상은 입증이 된 상태이다. 일종의 소꿉놀이가 효과를 나타낸 것이다. 정확한 이유는 모른다. 다만 약을 복용한다는 행동과 뇌의 인식이 효과를 나타내는 것으로 추정할 수밖에 없다. 일종의 의식(儀式)이 효과를 나타낸다는 것인데, 이러한 것을 근거로 현대의학조차도 나을 수 있다는 긍정적 믿음만으로도 최고의 약이 될 수 있다고 인정한 것이다. 그렇다면 종교에서 행하는 각종 종교의식, 심지어는 미신으로 치부하는 샤머니즘의 '굿'조차 본인이

믿으면 일정 효과가 있다는 이야기가 된다. 반대로 '노세보'는 효과가 확실한 치료법도 환자가 별로라고 여기면 약효가 제대로 나오지 않는다는 의학적 용어이다.

우리 몸은 단백질로 구성되어 있다. 모든 질병은 세포에서 비롯되고 세포의 변형이 질병이기에 세포의 구성성분인 목표 단백질을 찾아 제어하면, 병도 나을 수 있다고 가정한다. 그런데, 2025년 현재 어떤 단백질을 저해했을 때 질병이 좋아지는지 혹은 다른 복합적 요인으로 부작용이 나타나는지 모르는 게 훨씬 더 많다. 만약 이러한 목표 단백질이 정해져 있다 해도, 제약회사에서는 100만 개 이상의 화합물을 이론적으로는 100만 마리의 쥐 실험을 하고 또다시 사람에게 적용해야 하는 추가 절차를 거쳐야 한다. 3년 사는 쥐와 80년 사는 사람은 체내 환경이 다르기 때문에 약 개발에 성공하는 경우는 드물다. 그래서 노화에 따르는 여러 가지 질병에 대해서는 '운동을 해라', '스트레스받지 마라', '웃어라', '명상하라', '믿음이 최고의 명약이다'라는 정도의 상식적 교훈과 지침만 주게 되는 것이다. '믿음이 최고의 약이다'라는 의학적 검증의 결론적 이론이 'Open Label 플라시보 연구' 결과이다.

굳이 비유하자면 전쟁 중 최고의 대책은 강한 무기가 아니라 양자 간의 진심 어린 평화 의지라는 말과 비슷한 맥락으로 이해해도 좋을 것이다. '믿음은 바라는 것들의 실상'이라는 종교적 표현과 믿음은 모든 약 중에 최고의 약이다'라는 입증된 결론을 아주 깊이 파고들면 충분한 과학적 근거가 있다. 몸 + 마음 = 몸 + 맘 = '뫔'(몸과 맘의 융합체)이라는 것인데, 몸은 '모음'의 축약어로 유전적인 모든 '결집'이 나의 오늘날 생물학적 현상이라는 것이다. 여기서 우리는 Open Label 플라시보와 노시보의 격차가 엄청 크다는 것을 알 수 있다.

가장 좋은 상황은 정말 효과 있는 약을 진실된 자세로 받아들일 때 최선의 결과가 나올 수 있다는 것이다. 궁극의 'sublime'한 세놀리틱 제제는 위 두 가지 상황을 뛰어넘는다. 약은 약인데, 거의 숫돌처럼 작용한다. 칼을 숫돌에 가는데, 어떤 것은 갈리고 어떤 것은 갈리지 않을까? 이런 마음을 먹고 갈든 저런 마음을 먹고 갈든 갈리는 결과는 마찬가지인 것처럼 이를 초월한 존재이다.

치과의사가 치아우식증, 즉 충치로 이가 일부 삭은 것을 못 고칠 리가 없다. 그냥 충치를 갈아 내고 보충제를 덧대면 충치 치료는 끝난다. 다만 치아 전체가 썩었다면 충치치료는 할 수 없고 발치를 해야 한다. 더 쉽게 말해서 문학적으로 씻은 듯이 병이 낫는다고 한다지만 림프암이나 노화세포는 씻는 게 아니라 하나하나 갈아내야 한다. 즉, '씻은 듯이'가 아닌 '갈아낸 듯' 낫는다. '씻은 듯'보다 훨씬 강한 것이 '갈아낸 듯하다'인데 실제 효과는 갈아낸 듯 강력하다. 뇌 속에 있는 치매유발 물질까지도 갈아낸다. 어떻게 보면 일반적 약물 의학의 한계를 극복해 낸 것임이 틀림없다.

인류의 평균수명 120세를 달성하고도 남을 한 차원 높은 외계 의학(?) 수준이다. 조이 밀른 할머니의 파킨슨병을 냄새로 진단하는 것은 100억분의 1 이하의 가능성이 희박한 확률임에도 실제로 존재하는 현상이다. 200억분의 1 이하의 더 희박한 확률일지라도 있는 것은 있는 것이다. 이런 매우 희박한 가능성도 존재한다는 것을 확신하는 것 자체가 모든 개인에게 건강한 노후라는 믿음과 깨달음을 준다.

인류는 꿈의 에너지라는 핵융합에너지를 만들어 내기 위해서 전 지구적인 온갖 노력을 다하고 있다. 이와 마찬가지로, 노화 해결을 통한 평균수명 120세는 어찌 보면 너무 당연한 것 중의 하나이다. 너무 당연한데 왜 이리 찾아내기도 어렵고, 찾아냈음에도 '호사다마(好事多魔)'한 일들로 오해받아 사장되는 위기에 몰리고 있을까? 아니 어쩌면 사장되는 게 당연할 수도 있다. 진리적 원칙에서는 '새 술은 새 부대'에 담아야 하듯 지금의 인간 개개인들에게 시대를 너무 앞서간 의학이 아직은 걸맞지 않은 시기상조일 수도 있으니까 말이다.

다시금 'sublime'의 뜻을 잘 이해하고 깨달아 보자. 부처도 이루지 못한 노고(老苦)의 해결을 물심양면으로 해결해 보자. 부처의 이름으로 깨달음을 주기 위해 『팔만대장경』을 깎는 불가사의한 노력에도 불구하고 부처의 깨달음을 얻은 이는 많지 않다.

콜롬비아 밀림에 자연 서식하는 암치료 연구에 쓰이는 독개구리[49]는 한 마리에 150만 원 정도 한다. 거의 멸종되어 가는 중이다. 지금 인간의 의식 수준으로는 인간의 미래의학을 위해서 보존해야 할 자연을 빠른 속도로 파괴하고 있는 상황을 보건대, 궁극의 'sublime'한 세놀리틱 제제는 대규모로 활성화하기에는 아직 때가 이르다 생각된다.

원인을 모르는 고통은, 잘못한 것이 없는데 가해지는 고통으로 비존엄한 '고문'이라고 말했다. 지금 인류에게 발병하고 있는 고통이 과연 원인도 없고 대책도 없는 질병일까? 현대의학에서는 그냥 뚜렷한 잘못이나 원인 없이 확률적 우연으로 암이나 기타 노인성 난치병이 발생한다고 본다. 물론 마약성 진통제를 개발했지

---

49 황금독화살개구리(Phyllobates terribilis). 중남미 정글에 사는 원주민들이 전쟁 시에 독화살이나 독침을 사용하여 전쟁을 했는데 이때 독화살 재료로 사용되는 개구리를 독화살개구리라고 부른다. 수많은 독화살개구리 중 가장 맹독성의 개구리가 콜롬비아 정글에 사는 황금독화살개구리(Phyllobates terribilis)인데, 개구리 한 마리에 있는 독이면 성인 100명 정도를 죽일 수 있다. 콜롬비아의 초코족은 화살촉을 단지 황금독화살개구리 피부에 몇 번 문지르기만 하고 사용하는데 이 화살에 맞은 동물을 바로 즉사한다고 한다. 황금독화살개구리 피부에서는 바트라코톡신(Batrachotoxin, BTX)이라는 맹독성 물질이 분비된다. BTX는 뱀의 독보다 더 강력하며 이 독에 노출되면 바로 즉사한다. 동물이 낼 수 있는 가장 강력한 독으로 알려져 있다.

만 마약 특유의 부작용들이 있고, 이상적인 진통제가 아니기에 수명이 줄어든다. 즉, 통증의 원인을 없애는 것이 아니고 통증을 느끼지만 않게 하면서 다른 대사이상을 일으켜서 수명을 단축하게 되는 것이다. 궁극적인 의학이라면 고통의 근원적인 원인을 없애든지, 부작용이 거의 없거나 적으면서 수명을 어느 정도 늘리는 진통제가 나와주어야 한다.

목적 없이 우연히 발생한 진화론적 생명관으로는 우리는 앞서 말한 단백질 신약개발처럼 100만 종의 화학물질을 기약 없는 쥐 실험과 생체 실험으로 우주의 생성시기만큼의 노력을 해야 될지 모른다. 하지만 진화론의 이치로 생각해 보면, 진화의 최정점이 암세포의 경우에는 유클리드 기하학에서의 평행선이 영원히 만나지 않는 것처럼 영원히 정복되지 않을 것이다.

사실 진화론은 시간과 확률로 모든 것이 현실처럼 존재하게 된다고 설명한다. 빅뱅 이후 140억 년이라는 시간을 힘의 근원이라고 본다. 그리고 아무리 적은 확률이라도 긴긴 시간과 우연히 생긴 사건들이 무생물에서 생물이 생기고, 단세포에서 다세포 생명체를 거쳐서 인간 같은 고등생물이 생겼다는 것이고, 인간의 의식은 뇌세포에 생체전류를 흐르게 하면 마치 TV에 전원을 넣으면 동영상이 움직이듯 의식이 형성된다는 관점을 가지고 있다. 그리고 TV를 부수면 사라지듯 내가 생물학적으로 죽으면 나의 의식은 육체와 같이 완전히 소멸된다. 구더기부터 코끼리, 인간까지 그냥 죽으면 끝이다. 진화론의 생명관에 의하면 의식은 육체의 부산물이기에.

같은 공장에서 찍어낸 같은 생산라인의 TV는 모두 같은 TV이다. 인간을 복제해서 똑같은 기억만 집어넣으면 모두 같은 인간이다. 굴러다니는 자동차 안의 인간은 다 다르다. 인간이 자동차를 소유하듯 자동차를 몰고 다니듯 의식(영혼)이 몸을 작동시키는 것이고, 인간은 육체를 가진 영혼이다. 심지어 피라미드처럼 맨 위 단의 돌 하나를 밀어 떨어뜨리는 것은 가능해도 피라미드 하단 부위는 변형이나 밀어내기가 불가능하듯 각 개인의 무의식이나 영적(靈積) 무의식 그리고 기질은 변화시키기가 극히 어렵다.

즉, 과긴장을 유발하는 부정적 심리상태나 성인병을 유발하는 부자연스러운 섭생법 등은 깊은 무의식으로부터 강력하게 타고 나기에 평생에 걸쳐 누적되어 나이가 들어 온갖 노화성 질병에 시달리게 되는 것이다. 심지어는 이러한 노화성 세포를 궁극의 'sublime'한 방법으로 갈아 없애는 치료법이 나왔음에도 '무의식'이 이를 거부하는 것이다. 좀비는 좀비를 죽이는 약을 먹지 않는다. 이미 전신이 좀비화되었기 때문이다.

말기 암이나 노화와 관련된 각종 질병으로 인한 고통은 어쩌면 각 개인에게 떨어진 순차적으로 증가하는 핵과 같은 감당하기 힘든 현상이다. 좀비 같은 노화세포와 각종 노화성, 만성의 염증세포는 반대되는 강력한 에너지로 온기(溫氣)에 눈이 녹듯이, 숫돌에 낫 갈리듯, 벼루에 가는 먹이 닳아 없어지듯 사라지게 만들어야 한다. 좀비세포 제거제를 무의식적으로 거부하는 사람은 그냥 관성대로 살면 된다. 그들에게는 새로운 패러다임인 궁극의 'sublime'한 세놀리틱 같은 멋진 훌륭한 치료법을 적용할 가치도, 적용할 방법도 없다.

원자폭탄을 '살인핵(殺人核)'이라고 표현했고, 궁극의 'sublime'한 세놀리틱 제제를 이에 빗대어 '활인핵(活人核)'이라고 했다. 자칫 유치해 보이기도 한 표현이다. 그것이 어떻게 표현되든 본질이 잘 파악되어 실체적 해결방법이 나오고 온 인류의 행복에 기여하면 그만이다. 몇몇 소수 욕심쟁이들에게 적용되어 탐욕의 시간만 늘리게 되는 도구가 된다면 그냥 사라져 버리는 것도 순리일 것이다.

도마뱀, 그라운드제로
& 프리보텔라(Prevotella)

도마뱀은 꼬리가 잘려도 다시 자라난다. 도마뱀은 인간보다 진화론상 하등한 생물이다. 이보다 더 하등생물인 플라나리아 같은 경우는 10등분으로 잘라도 각각의 파편이 10개의 개체로 복원된다. 서유기의 손오공이 머리카락을 불어 날리면 그 머리카락 개수만큼의 손오공이 생겨나는 것과 같은 놀라운 현상이다.

없어진 부위가 다시 생겨나는 것은 생물학에서는 재건 줄기세포의 활동으로 본다. 하등동물에서의 재건이 인간 같은 고등동물에게서는 일어나지 않는다. 알 수 없는 이유로 하등동물 단계에서 있었던 재건 줄기세포가 진화적으로 도태되었기 때문이라고 보고 있다. 그런데 최근 인간에게서도 재건 줄기세포가 존재한다는 것이 확인되었다.

2012년 노벨 생리의학상을 받은 일본 교토대 야마나카 신야(山中伸弥) 교수는 체세포에 4종의 유전자인 '야마나카 전사인자'[50]를

---

50   OSKM·Oct4, Sox2, Klf4, cMyc 유전자

집어넣어 재건 줄기세포처럼 만능유도 줄기세포를 만드는 일을 성공시켰다. 잘린 꼬리를 다시 만드는 도마뱀의 재생 능력을 마침내 인간도 가지게 된 것이다. 이 기술은 마치 여의도의 빈 땅에 63빌딩을 현대 건축학으로 부쉈다 지었다 하기를 반복하는 것과 같은 기술이다. 하버드 대학의 글래디셰프 교수는 이런 기본으로 돌아갈 수 있는 현상을 그라운드 제로(Ground Zero)라고 이해시킨다. 모든 건축물은 빈 땅에서 시작한다는 개념이다. 63빌딩 설계도와 건축재료만 있으면 건물을 똑같이 지어내는 것은 현대 건축학의 기본이다. 현대의학은 마침내 유전자 지도와 유전자 조작기술을 개발해 내었다. 야마나카 전사인자로 근본적 세포재생을 통한 조직재생과 항노화 효과를 나타내는 기본 기술을 획득했지만, 그 후 10여 년이 지난 지금도 인간의 평균수명은 혁신적으로 늘지 않았다.

왜일까? 야마나카 교수의 노벨상 수상 이후 후안 벨몬트 박사 연구팀은 4년 뒤인 2016년 『셀(Cell)』이라는 국제 학술지에 동물실험에서 야마나카식 방법을 실행하면 기형과 암이 발생할 수 있다고 발표했다. 현대 과학자들은 야마나카 전사인자를 외부에서 넣어 생긴 부작용으로 보고 세포 내 소기관인 야마나카 전사인자를 지닌 엑소좀을 증폭시키는 등의 기술을 이용해 부작용 없는 세포재생을 연구하고 있다. 이 분야의 문제가 해결된다면 우리의 의학은 세포생물학이 현대 기계공학이나 건축학 정도의 수준이 되어 구글(지금은 알파벳)의 칼리코(Calico Life Science LLC)가 예상하고 꿈꾸고 있는 500세뿐만 아니라 만년도 살 수 있게 되는 것이다.

사실 현재의 체세포 복제기술로 복제양 둘리처럼 인간 복제를 하고 원래 인간의 뇌를 이식하면 또 다른 내가 될 수 있다. 더 나아가 기억의 메커니즘을 완전히 밝혀서 똑같은 컴퓨터를 만들 듯 인간을 복제하고 뇌에 기억을 컴퓨터 프로그램과 데이터를 카피하듯이 인간의 기억을 프로그래밍하면 인간은 그야말로 자동차 갈아타듯 영생할 수 있다.

그런 일이 실제로 일어나면 유토피아일까? 아주 복잡한 일이 일어날 수 있기에 현재 윤리적인 문제 등으로 인간 복제는 금지된 상황이다. 현대의학에서 몸과 기억이 전부인 인간에게 감성이니 영성이니 하는 부분은 비물리적이고 비과학적인 분야이기도 하기 때문이다. 어떤 면에서 보면 인간이나 복제양이나 거기서 거기다. 자전거나 비행기나 본질적으로 기계이다. 원숭이나 인간이나 그냥 동물이다. IQ의 차이만 존재할 뿐이다. 즉, 인간은 과학적 이론상 얼마든지 영생이 가능한 상태이다. 영생은 가능한데 인간수명 20년 늘리는 일은 불가능하다? 자동차를 새로 만들 수는 있는데 수리는 못 하는 일이 생기는 것이다. 이런 모순을 해결하는데 앞으로 길어야 30년 이내에 해결할 가능성이 크다고 보고 있다.

그렇게만 된다면 '건강한 노후(Healthy aging)'는 보장이 된다.

그런데 노벨상 수상 이후 10여 년 이상이 지났지만 여전히 인간에게는 적용이 되지 않고 있다. 여기서 우리는 새로운 개념을 도입할 필요가 있다. 호수에 맥주병을 만 개쯤 던지고 1년이 지나면 어떻게 될까? 큰 하수구에 맥주병을 백 개쯤 던지면 어떻게 될까? 이번에는 사람이 빠지면 헤어 나오기 어려운 늪에 맥주병을 넣고 몇 년이 지나면 맥주병은 어떻게 될까? 세 곳에서 꺼낸 맥주병에 맥주를 넣어 마실 수 있을까? 세 곳 중 그나마 가능성이 있는 곳이 호수에 던진 맥주병이다. 그렇다면 증류수에 담갔다가 꺼낸 맥주병은 시간이 지났다 하더라도 그 안에 내용물, 즉 맥주를 넣어 마실 수 있을 것이다. 첨단 반도체 제조 공정은 작은 먼지조차 들어가면 반도체칩이 망가지기에 진공 클린룸(청정실)을 유지한 채 제조한다. 사막의 모래바람이 부는 곳에서 아무리 첨단 반도체 기계를 들여놓은들 불량 반도체칩만 생산될 것이 뻔하다.

즉, 아무리 첨단 유전자 세포조작 기술을 동원한다고 하더라도 이미 더러워진 인체 내 환경(혈액, 임파액) 속에서는 아무리 좋은 새로운 줄기세포를 생성시킨들 썩은 물에 날달걀 풀어 마시기라는 것이다. 다시 한번 조이 밀른 할머니의 경우를 보라. 파킨슨병 환자 몸에서 이상한 냄새가 난다는 것이다. 현대의학에서 파킨슨병은 뇌에서 도파민 분비가 안 돼서라고 추정하고 있다. 어쩌면 인과

관계가 반대일 수 있다. 몸에서 냄새가 나는 어떤 부분이 썩어 있듯 상했기에 뇌가 마치 연탄가스에 취한 듯 작동을 못해서 도파민 분비가 떨어지는 것으로 보는 것이 맞을 수 있다는 것이다.

현재 암세포를 부작용 없이 죽이는 의학기술은 없다. 구정물에 구더기가 들끓듯 노화된 신체세포 내에 생긴 암세포는 암이 낫더라도 다른 질병으로 죽기에 암이 완전히 정복되어도 인간의 수명은 길어야 7~8년 정도밖에 늘지 않는다고 본다. 인간의 세포는 호수에 사는 물고기와 같다고도 볼 수 있다. 물고기는 호수의 물이 어느 정도는 맑아야 한다. 물이 썩어 구더기가 생길 정도면 물고기는 살 수 없다. 자연의 호수는 대개 스스로 자정작용을 한다. 반경 500m 정도의 자연 호수 주변에 인간 수만 명이 대소변을 오랜 기간 본다면 호수는 썩게 되고 물고기는 사멸한다.

인간은 혈관과 함께 늙는다. 혈관은 그 안을 흐르는 혈액의 성질에 따라 노화나 변형 속도가 다르다. 대표적인 고지혈증, 고혈당이 있으면 사망을 유발하는 심장병, 뇌질환이 생기고 암 유병률도 높아진다. 즉, 호수의 기본은 맑은 물이듯, 인간 건강의 기본은 맑은 혈액 내지는 체액이다. 똑같은 50세인데도 10년은 젊어 보이는 사람이 있고 10년 늙어 보이는 사람이 있다. 같은 나이임에도 20년 차이가 난다. 이 차이는 시간이 지날수록 빈익빈 부익부처럼 100살이 되면 더 커진다. 60세에 죽는 사람이 있고 110세까지 사는 사람도 있다. 그만큼 인체 내 물의 상태는 노화에 많은 영향을 준다.

그리고 아직 인류는 거의 완벽하게 암을 예방하거나 평균수명을 혁신적으로 늘리는 방법을 찾아내지 못하고 있다. 그나마 최근 한국에서 확인된 장내 환경을 구성하는 장내미생물에서 그 실마리를 확인할 수 있다. 최근 장내 유익균과 유해균이 면역력과 생명력을 좌우한다는 사실이 확인되었다.

장내 유익균의 일종인 프리보텔라(Prevotella)[51]균이 많을수록 암이 예방되고, 유해균 4종류[52]의 균이 존재하는 경우 대장암 예후가 불량함이 입증된 것이다. 즉, 같은 콩을 먹더라도 몸에 좋은 유익균을 통해 된장이나 청국장을 만들어 먹으면 항암식품이 되지만 부패균에 의해 썩은 콩을 자신도 모르게 먹으면 건강에 해롭

---

51 서울대병원 박지원 교수와 연세대학교 김지현 교수 등 공동연구팀이 대장암 수술 환자 333명 대상으로 진행한 연구에서 대장암과 장내 미생물 사이 연관성을 분석해 발표했다. 이번 연구는 333명 대장암 환자의 수술 전 2주 이내의 대변 샘플을 수집해 차세대 유전자 시퀀싱(DNA 염기서열 분석)을 수행했다. 이후 수술 후의 대장암 진행 및 감소 여부를 약 3년가량 추적 관찰했다. 연구 결과, 대표적인 장내 미생물 '프리보텔라' 양이 많은 그룹은 양이 적은 그룹에 비해 무진행 생존율(PFS)이 유의하게 높았다. PFS는 치료 중 환자가 질병이 있지만 악화되지 않은 시간을 말하며, 치료법이 얼마나 효과 있는지 알아보는 방법으로 사용된다.

52 Fusobacterium nucleatum, Alistipes SP, Dialister invisus, Pyramidobacter piscolens

다는 것과 같은 것이 밝혀진 것이다.

인체 내에는 수천 종, 수만 종의 미생물이 직간접적으로 영향을 미치고 살고 있으며 이중 심지어 인체에 도움을 주는 기생충도 있다. 미생물의 대사 산물이 인간의 건강을 좌우하기도 한다. 예로, 사람이 소화하지 못하는 식물의 플라보노이드(Plavonoid)[53]를 미생물이 먹고 대사한 결과물(분비물)이 건강에 유익하다는 경우도 있다.

또한, 케일과 시금치 등의 채소 속의 '캠페롤(Kaempferol)'은 미생물에 의해 4-H9AA라는 대사물로 바꿔 비만 억제 및 지방간을 완화하고, 우리가 자주 먹는 귤 속의 '나린제닌(Naringenin)'은 미생물에 의해 대사가 되어 비만 및 동맥경화를 억제하지만, 고기 속의 단백질인 카르니틴(Carnitine)[54]은 미생물에 의해 TMAO로 전환되어 동맥경화를 촉진시키고, 육류의 히스티딘(Histidine)[55]은

---

53 페놀화합물. 자연계에 널리 분포하며, 항산화 작용을 포함한 여러 가지 생리활성이 보고되어 있다. 만성질환 예방 및 치료에 사용되는 기능 성분의 일종이다.

54 체내에서 활용되는 아미노산의 일종. 지방(글리세롤 + 지방산)을 분해한 지방산을 분해하기 위해 미토콘드리아로 옮겨 분해해서 에너지로 변환시키는 데 매우 중요한 물질이다.

55 아미노산의 하나로, 성장기의 아동에게 필요한 조건부 필수 아미노산. 아민기가 있는 아르기닌, 라이신과 함께 이미다졸(imidazole) 작용기 덕분에 염기성을 띤다.

이미다졸(Imidazole)과 프로피오네이트(Propionate)로 대사되어 당뇨를 악화시키는 것으로 밝혀졌다.

사막에서 반도체칩을 만들 수 없고, 늪에 빠진 맥주병이 깨끗할 리 없듯이 바닷물 속에서 팝콘을 튀길 수 없다. 즉, 어떠한 첨단 유전의학도 세포 환경을 조절하는 세놀리틱 의학을 이길 수 없다는 것이 서서히 밝혀지고 있는 것이다. 섭생과 습성의 차이가 20년 이상의 수명 연장과 노후 건강을 좌우한다. The result makes everything beautiful! 궁극적인 장수만이 궁극적 진리의 길임을 잊지 말아야 할 것이다.

가시는 박힐 때 아프고
뺄 때도 아프다

기계식인 롤렉스(Rolex) 손목시계는 몇 년을 차고 다녀보면 느려진다. 정밀하게 맞물려 돌아가는 톱니바퀴에 기름때가 끼어서 뻑뻑해지기 때문이다. 해결방법은 기계를 뜯어서 기름때를 녹이는 용매에 넣어서 깨끗이 닦은 후 재조립하면 된다. 그러면 금속 톱니가 마모되기까지 오랜 기간 잘 쓸 수 있다.

결국 문제는 시간에 따라 수반되는 불순물이 문제인 것이다. 모래먼지가 날리는 모래 폭풍 안에서 아무리 신선한 달걀요리를 해도 몇 시간 지나면 달걀요리 위에 모래먼지가 쌓여 먹을 수가 없게 된다. 우리 몸도 마찬가지이다. 노화되어 노인성 염증 물질을 내뿜는 세포(일명 '노화세포')는 그야말로 모래먼지를 내뿜는 것과 같은 좀비세포일 뿐이다. 이 좀비세포를 제거하지 않은 채, 새로운 줄기세포를 만들어 봐야 고기 썩은 물에 날달걀 풀어 넣기밖에 되지 않는 것이다.

롤렉스 손목시계를 새로 만드는 것과 롤렉스 손목시계를 오버홀(분해청소)하는 것 중 어느 것이 쉬울까? 이론적으로는 만드는 것이 쉽다. 그런데 실제로도 근본적 분해청소가 생물학과 의학 분야에서는 더욱 어렵게 느껴지는 경우가 많다. 실제 노벨상을 수상한 분야에서도 줄기세포 재생으로 도마뱀의 꼬리를 새롭게 재생시키는 기술을 인간에게까지 확장시킨 경우는 있지만, 롤렉스 손목시계를 분해청소하는 것에 해당하는 궁극적 세놀리틱 제제는 아직 제대로 쓸 만한 것이 없는 상태이다.

나이 들어 생기는 저승꽃이라고 검버섯을 없애는 약을 만들 수 있을까? 검버섯은 노화세포인 좀비세포가 만들어 내는 찌꺼기 같은 것이기에 좀비세포를 초기 단계에서부터 없애버리는 것이 상책(上策)이다. 좀비세포와 정상세포 혹은 줄기세포를 비교해 보면 이제 막 생성되는 줄기세포는 껍질 없는 달걀처럼 뱃속의 어린 아기처럼 연약하다. 그에 비해 좀비세포는 연약한 줄기세포보다는 강하다. 도대체 어떤 방법으로 동일한 노출 조건에서 강한 것은 죽이고, 약한 것은 죽이지 않을 수 있을까? 즉, 자연의 법칙상 생존력이 약하면 죽고 도태되는 것이 당연하기 때문에 이에 역행하는 일은 쉽지 않다. 그런 연유로 나이 든 몸에 최적화된 암세포 역시 정복하지 못하는 것이다. 암세포만 죽이고 정상세포는 죽이지 않는 물질은 위의 원리상 성립하기 힘들다.

폭탄을 터뜨리는데 사자만 죽고 어린 아기는 죽지 않는 그런 폭탄은 없기 때문이다. 인공지능이 적용된 스마트 총알이면 가능할

지도 모른다. 기관총처럼 쏜 총알이 어린 아기는 회피하고, 사자만 골라서 맞추는 총알은 상상 속에서나 가능한 일일 것이다.

이런 것이 가능할 때 우리는 'sublime'이라는 신적인 표현을 쓸 수 있다. 'subliminal'은 '무의식적'이라는 의미이다. 생각만으로는 알기 어려운, 있는지조차 알기 어려운 세계, 문제를 해결하는 것만이 참된 길이라면 '없다'라 생각하고 무시하거나 포기하는 것보다, '있다'라고 보고 연구 검증하면 되는 것이다.

통 안에서 살아 뛰어다니는 개구리가 10마리 있다면 통을 두드려 보면 확인이 된다. 앞에서 말한 조이 밀른 할머니는 후각으로 파킨슨병을 진단하는 특별한 능력을 가졌다. 그렇지만 우리는 할머니와 같은 능력이 없다. 우리는 할머니와 같이 느끼지는 못하지만, 할머니의 능력을 써볼 수는 있는 것이다. 즉 믿는 것이 아니라 믿어 '보는' 것이다. 믿어본 다음 본다. 즉 검증하는 것이다. 그리고 결과적으로 우리에게 도움이 되면 된다.

궁극의 'sublime'한 세놀리틱 제제는 조이 밀른 할머니의 경우에서처럼 극소수의 능력자만이 찾아낼 수 있기 때문에 대부분 우리의 인지능력 내지는 검증활용 능력이 이에 못 미친다. 앞서 우리는 프리보텔라균의 경우처럼 무엇을 먹어서 먹은 성분이 우리를 건강케 하는 것이 아니라, 또 다른 객체가 우리가 먹은 것을 대사시킨 대사 산물이 우리의 건강에 모종의 역할을 한다는 상관관계를 살펴볼 수 있었다.

우리 몸의 좀비세포만을 죽이는 대사산물을 만들어 내는 유익균도 존재할 수 있다. 동물성 단백질은 체내 유해 세균을 이용해서 동맥경화를 유발하는 물질을 만든다는 것이 밝혀졌다. 그런데 밀림의 왕인 사자는 평생 고기만을 섭취하는 데 동맥경화로 고생하지 않는다. 그렇다면 사자의 장내 미생물은 인간과는 다른 무엇인가 있을 수도 있을 것이다. 사자나 악어 같은 육식동물의 장내 미생물을 연구해서 인간의 장내에 이식하는 방법도 해볼 필요가 있겠지만, 과연 언제 이런 연구가 가능할지는 알 수가 없다. 가능하다 해도 윤리적인 문제로 발목이 잡히지 않을까 싶기도 하다.

또 재미난 사실 하나는 사자는 코끼리 대변(똥)을 잘 먹는다는 점이다. 사자는 왜 코끼리 대변(똥)을 잘 먹을까? 어쩌면 본능적으로 코끼리 대변(똥)에 사자의 몸에 유익한 미생물이 있다는 것을 알고 있기 때문이다. 우리는 코끼리처럼 평생을 풀만 먹을 수도 없고, 사자처럼 코끼리 똥을 먹을 수도 없는 상태에서 어떤 연구를 어떤 방법으로 해야 할까?

코알라는 평생 유칼립투스(Eucalyptus) 나뭇잎만 먹는다. 이 식물 유칼립투스에는 독성이 있다. 코알라는 코알라 장내에 유칼립투스의 독성을 중화시키는 미생물이 있어서 아무리 먹어도 탈이 나지 않는다. 코알라 새끼는 태어날 때 유칼립투스 독성을 해독하는 미생물을 가지고 태어나지 않기에 어미 코알라는 새끼가 어릴 때 유칼립투스를 직접 먹이지 않고 어미의 똥을 먹인다고 한다. 즉 대변 속 미생물을 먹이는 것이다. 코알라 어미의 대변은 새끼 코알라에게 일종의 면역 영양제인 샘이다. 유칼립투스잎에는 잠이 오게 하는 성분이 있어서 코알라는 유칼립투스잎을 배불리 먹고 잠만 잔다.

인간도 어쩌면 코알라 새끼처럼 어미 코알라 장내 미생물(어미의 대변)을 먹고, 유칼립투스잎을 주식으로 하고, 편하게 잠만 잔다면 일종의 바보명상 상태가 되고, 유칼립투스의 독성을 이용해 인간 장내 유해균을 없애고 면역기능이 회복되어 건강해질 수도 있을 것이다. 하지만 현대 인간의 대변은 각종 항생제, 방부제, 술, 담배, 마약 등으로 장내 생태계가 엉망인 상태이다.

관념적으로는 불가능해 보이지만 이치적으로는 충분히 해볼 만한 일일 것이다. 어차피 6개월밖에 못 산다는 예후에 더불어, 별다른 뾰족한 해결 방법이 없다면 한 번쯤 시도해 보고 그 장단점과 가능성 및 한계점을 기록으로 남기면 의학 역사의 한 페이지를 장식할 수 있을 것이다. 매년 우리나라에서만 약 8만 5,000명 정도의 사람이 암질환으로 사망한다. 그중에서 100명 중의 한 명의 확률인 약 850명의 암 환자가 죽음을 앞두고 그런 의미 있는 행동을 해본다면 의외로 좋은 결과가 나올 수도 있을 것이다. 언제까지 시간 낭비에 가까운 쥐 실험 결과에만 매달리고 있을 수만은 없지 않은가?

흥미로운 것은 궁극의 'sublime'한 세놀리틱 제제들이나 프로그램을 만들어 낸 사람들은 이보다 더한 일들을 직접 해본 경우가 많다는 것이다. 자연을 잘 살펴서 이치적 근거의 가능성을 탐구하고 살신성인(殺身成仁)의 자세로 자신이 먼저 해보고 그러다 죽기도 하면서 그 방법을 계승 발전시켜 온 것이다. 때로는 이런저런 이유로 방법이 후세에 이어지지 않고 끊어지기도 했다. 유칼립투스보다도 몇십 배 강력한 약들도 과감히 시도해서 의미 있는 성취를 거두기도 했다. 우리 속담 중에 '개똥도 약에 쓸려면 없다'라는 말이 있다. 어쩌면 코알라 똥이나 코끼리 똥도 약으로 쓸 수 있다는 의미일 수도 있다.

병이 나을 가능성만으로도 연구자들은 코알라 대변(똥)을 먹기도 한다. 낫는다는 보장이 이치상 상당히 있다고 생각되면 그보다 더한 일도 못 할 일은 없다. 그렇게 연구자들이 천신만고 끝에 찾아낸 방법으로, 암세포가 줄어들고 몸이 젊어지는 것을 직접 체험해 보고도 도중에 치료를 그만두는 환자들은 도대체 무엇이 문제일까?

여기서 우리는 '섭생(攝生)'과 '습성(習性)'을 고찰해 볼 필요가 있다. '攝'은 귀를 뜻하는 '耳'가 3개나 붙어 있다. 앞의 '手'는 잡는다는 뜻이다. 즉 귀로 충분히 들어 이치를 파악한 후 행동으로 실행한다는 뜻이다. '翟'은 날개를 뜻하는 '羽'로 해석하면 스스로('自') 날갯짓을 한다는 뜻이다.

미국에서 2017년에만 펜타닐(Fentanyl)이라는 마약성 진통제로 2만 8천 명이 사망했다. 인간은 알게 모르게 마약이나 술 같은 생명을 좀먹는 유해 물질뿐만 아니라 치명적인 질병을 장기적으로 유발하는 식습관 등에 중독이 되어 있는 경우가 많다. 습관성 마약중독의 경우처럼 마약을 하는 사람들은 건강한 노후를 위해서 마약을 하는 것은 아니다. 순간적인 쾌락을 위해 죽을지도 모르는 위험을 무릎 선다. 무릅쓴다. 펜타닐은 모르핀의 100배 정도의 중독성을 가질 정도로 강력해서 미국에서만 2만 8천 명이 죽을 정도이니 다른 종류의 마약까지 합친다면 상당히 많은 사람들이 마약으로 죽음을 자초한다고도 볼 수 있다.

그렇다면 마약의 정반대 성질의 약을 투여하면 어떻게 될까? 마약은 '쾌락'을 주지만, 세포의 찌든 찌꺼기를 뽑아내는 청소 반응을 동반한 세놀리틱 제제들은 대개는 상당한 '불쾌감'을 동반한다. 옛말에 '좋은 약은 입에 쓰다'는 말이 있다. 몸의 낡은 세포를 터뜨리는 반응은 몸에 많은 노폐물 유출 반응을 야기한다. 그럼, 우리 몸에 가장 노폐물이 많은 곳이 어디일까? 대개는 항문 부위나 요도 주변이다.

나이 먹으면 대장에는 용종이 생긴다. 용종은 시간이 가면 대개는 암으로 변할 가능성이 크기 때문에 미리 내시경으로 제거해서 암으로의 발전을 막는다.

현재까지의 현대 약물학은 유익균은 죽이지 않고 유해균만 제거하는 기술이 없다고 앞서 이야기했다. 대개 항생제는 미생물을 총체적으로 제거하는 성향이 있지만 유익균을 따로 보호하지 않는다. 심지어 장내에 유해균이 20% 안팎이 있어야 체내 저항력이 생긴다고 파악하고 있다. 쉽게 이해하자면 고기를 먹으면 동맥경화를 유발하는 미생물이 활동하는데, 이 유해 미생물을 없앤다면 고기 자체를 대사시키지 못할 수 있기에 또 다른 불균형으로 인해 병이 생길 수 있기 때문이다. 그런저런 이유로 멕시코인은 한국인처럼 쌀밥 위주의 식사를 하면 탈이 난다고 한다. 장내 미생물은 굉장히 예민한 측면이 있기에 여행을 가서 물만 바꾸어 먹어도 복통을 일으키기도 한다.

정말 기적의 신약이 있어 장내 유해균을 싹 죽이고 체내 좀비세포도 몰살시키고 축적된 만성 염증을 녹여내는 치료를 하면 우리 몸은 굉장한 불쾌감을 느끼게 된다.

바퀴벌레처럼 곳곳에 숨어있는 모든 바퀴벌레가 서식처에서 몰려나와 구토물을 토하고 죽는다고 생각해 보면, 바퀴벌레가 많은 집에서는 징그러운 바퀴벌레로 인해 난리가 날 것이다. 체중이

70kg인 사람의 경우, 20% 정도의 노화세포가 있다고 하자. 그렇다면 14kg 정도를 갈아서 배출시켜야 한다. 우리 몸 전신에 구석구석 박힌 세포 하나하나를 짓이겨서 갈아서 빼낸다고 생각해 보자. 마약과 정반대의 불쾌감이 온다.

인간은 쾌락을 추구하는 동물이다. 호모 루덴스(Homo Ludens)이기에 마약 투여와 정반대의 장수법은 선호하지 않는 경향이 뚜렷하다. 더구나 이미 노화된 세포들이 몸의 무의식까지 장악해 버린 경우 치료에 강한 저항을 보인다. 좀비세포가 좀비세포 자신을 죽이는 약을 거부하는 것은 당연하다는 것이다. 그리고 노화 치료를 거부한다. 암이 녹아 나오는 걸 보면서도 암이 녹는 것을 거부한다. 병이 낫는 것을 거부하고 다시 일단 편한 진통제를 먹고 증상 억제제나 증상 차단제를 먹으려 한다. 영화에 나오는 좀비는 피를 마시고 삶을 거부하고, 좀비세포의 생존 패턴에 중독된 사람은 등잔불에 날아드는 불나방처럼 죽음의 그림자가 드리운 마약을, 진통제를 끊지 못하는 것이다.

진통제나 마약을 투약하게 되면 나중에 식욕 중추도 마비되어 밥은 안 먹어도 배가 고프지 않아 영양실조로 빼빼 말라서 죽는다. 죽을 때까지 마약에 중독되어 배고픈 줄도 모른다. 나중에 장마비(Enteroplegia)까지 와서 엄청난 변비에 시달린다. 밥 먹는 것조차 필요 없게 되면 말 그대로 미쳐서 죽는 것이다. 쥐가 미치면 스스럼없이, 고양이에게 덤빈다. 사람이 미치면 죽도록 마약을 먹는다. 말 그대로 미쳐 죽는 것이다. 생존 본능을 능가하는 죽음의 무의식이라고밖에는 설명이 불가능해 보인다.

기존의 물질적 자연과학에서 인간은 뇌라는 발달된 바이오 컴퓨터를 가진 동물이다. 컴퓨터가 자기 본체에 컴퓨터 수명을 단축시키는 과도한 독기를 일부러 집어넣지는 않는다. 동물도 마찬가지이다. 기생충 등에 감염되어 미치지 않고서야 자기 죽을 짓을 하지 않는다. 그런데 인간은 이런 짓을 직간접적으로 알면서도 한다. 술에 취해서 음주 운전으로 사고를 내어 다른 사람을 죽게 하기도 하고 본인 스스로 패가망신하는 짓은 정상이 아니라 미쳤다고밖에는 설명하기 어렵다. 즉, 인간의 행동을 지배하는 또 다른 시스템이 있는지 없는지 알 수 없지만, 그리고 각자의 가치관이고 선택이지만, 그것이 있다고 보는 것이 어리석은 인간의 발전에 도움이 될 것이다.

성분분석적 방법론의 의학이나 기계론적 인과론에 의한 유전공학으로는 세월의 무게를 지닌 암세포나 노화세포를 완벽히 정복할 수 없다는 것이 기존 의학의 명확한 한계점이다. 그동안 500조 원을 쓰고, 수만 개의 의학논문으로 학습된 초대형 슈퍼컴퓨터를, 백날을 돌려봐도 더 이상의 뾰족한 방법은 없다.

인류의 모든 지식을 망라해서 해답을 추론해 내는 생성형 인공지능(AI)인 'chat GPT'도 신에 대한 답변에서 신이 있는 듯하다고 했다. 그렇다면 인간이 다른 동물과는 다른 숭고함이나 실제적 존엄성이 있냐고 물었을 때 뭐라고 답변할까? 숭고함이 있다면 인간은 왜 이리 노후에 고문 같은 다양한 질병 속에서 안락사까지 당해야 하는 것일까? 이 고통을 없애기 위해서 마약을 쓰는 것만이 최선일까?

성분분석 의학이 한계를 보이는 분명한 현재 상황에서 감각의학이라는 유사과학과 비슷한 주장은 또 무엇이고 우리는 어떻게 받아들여야 할까? 감각의학의 학문적 근거는 '호르메시스(Hormesis)'[56]이다. 호르메시스는 그 현상을 설명하는 데 철학적 비유를 쓴다. 즉, '우리를 죽게 하지는 않는 고난은 우리를 강하게 한다'는 비유를 세포에 적용한 것이다. 세포를 죽지 않을 정도의 정밀하게 제어된 자극을 주게 되면 세포가 튼튼해진다는 현상을 종합적으로 설명한 것으로 실제 여러 실험으로 밝혀져 환자 치료

---

56 자극 또는 촉진을 의미하며 해롭지 않은 수준의 가벼운 스트레스, 미량의 독소 등 다양한 물리적, 화학적, 생물학적 방법으로 생명체에 자극을 주면, 면역기능의 증진, 질병의 감소, 수명의 연장과 같이 생체기능에 유익한 효과를 주는 현상을 말한다. 독일의 약리학자 휴고 슐츠(Hugo Schulz)가 1888년 호르메시스 현상을 관찰한 것부터 유래되었다. 최초로 논문에 소개한 이는 사우섬과 에를리히가 1943년 『식물병리학저널』에 관련 논문을 게재하면서부터이다.

에 이용되고 있다.

극저온으로 체온을 자극하는 요법인 냉동요법(Cryotherapy)이 그 일례인데 섭씨 영하 100도 정도 저온에, 동상에 걸리지 않을 정도로 잠깐씩 들어갔다가 나오는 방법인데, 저온에 놀란 세포가 건강해진다는 현상을 이용한 것이다. 일종의 자극요법이다.

불이 나서 사이렌이 울리면 몰려드는 인파와 소방관 때문에 도둑은 활동을 멈춘다는 패턴이다. 동양의학에서는 쑥(艾)으로 환부를 태우는 열자극(뜸요법) 요법이나 아픈 부위를 바늘로 찌르는 침자극 요법 등이 호르메시스의 일종이라고 본다.

우리 말에 병을 '고친다'는 말이 있다. '고친다'는 풀어보면 '곳을 치다'로 볼 수 있다. 어떤 부위나 감각에 자극을 주면 병이 낫는다는 뜻이다. 우리는 아직 생명의 본질을 모른다. 대체의학 분야 역시 기존 의학의 한계가 명확하기에 어쩌면 궁여지책으로 다른 방법을 시도해 보다 발전한 부분도 있다. 호르메시스 현상을 바탕으로 한 감각의학은 암이나 치매 같은 대책이 부진한 부분에서 뚜렷한 효과를 명확히 보이는 경우가 많다.

그중 하나의 실례를 들자면 이러한 현상이다. 환자의 체온은 고온인데, 환자 본인은 춥다고 하는 경우이다. 이때 해열제를 써야 할까? 환자가 원하는 대로 따뜻하게 해주어야 할까? 열은 나는데 환자는 왜 춥다고 할까? 더 흥미 있는 것은 외국에서는 냉동요법을 외부의 냉각 공간에 환자를 넣어주는데, 더 효과 있는 것은 환자 내부에서 극한 추위를 파동으로 만들어 주는 것이다.

이는 북극에서 체온이 떨어질 때 외부 난로를 피우는 방법보다는 잘 먹고 움직여서 신체 항상성을 이용해 정상적으로 몸 안에서부터 열이 나게 하는 것이 근본적인 방법인 것과 마찬가지이다. 치유반응 역시 자기 스스로 내부에서 일어나게 유도해 주는 것이 좋은 방법이다. 흔히들 더워 죽겠다, 추워 죽겠다, 숨차 죽겠다, 힘들어 죽겠다, 써서 죽겠다, 아파 죽겠다는 느낌이 병을 호전시킨다는 것이다.

여기서 포인트는 느낌만 그럴 정도(죽을 정도)이지 실제로 그래서는 안 된다는 것이다. 운동도 대충 하기보다는 순간적으로 땀이 나고 숨이 차서 죽을 것 같은 상태를 잠깐 유도해야지 지나치게 해서는 안 되고, 몸을 차게 하는 것도 느낌만 추워 죽을 것 같아야 하지 몸에 지나친 손상을 주면 안 된다는 것이다. 모든 자극이 마찬가지이다. 본인의 느낌상 힘들게 할 뿐 실제적 손상은 경미해서 시간이 지나면 자극을 준 것과 반대 작용으로 몸이 건강하게 하는 자극의 강도가 포인트이다. 마치 태권도 격파를 위해 주먹을 단련할 때 뼈가 부러지지 않을 정도의 자극을 주면서 훈련을 계속하면 실제 맨손 격파가 가능해질 정도로 뼈가 단단해진다. 이같이 우리 몸의 병의 치료도 마찬가지인 면이 많다는 것이다.

위장의 강한 연동 반응을 일으키는 구토나 대장이나 직장의 강한 수축감을 불쾌하게 유발해서 설사를 하면서도 회복이 이전보다 더 잘되게 하는 감각의학은 노화세포를 제거하거나 적어도 노화세포가 만들어 낸 염증 독소를 제거하는 데 분명한 효과가 있다.

궁극의 'sublime'한 세놀리틱 제제 치료는 웬만한 암성 고통이나 난치병 증상은 1번이나 2번의 치료만으로도 극적으로 좋아진다. 너무 치료 시점이 늦어서 완치가 안 되더라도 수명이 늘고, 안타깝게 죽음에 이르더라도 대개는 큰 고통 없이 삶을 정리할 수 있게 도움을 준다. 이 놀라운 궁극의 'sublime' 세놀리틱은 성분분석 의학이나 유전자 공학을 현실적으로 뛰어넘는 우수한 부분이 너무나 많다.

이 멋지고 훌륭하고 숭고하기까지 한 가치 있는 의학을 우리는 어떤 자세로 잘 받아들이고 활용할 수 있을까? 어떻게 하면 이 혼탁하고 편의주의적인 기계 문명의 관념에 중독된 많은 환자들에게 궁극적인 도움이 될 수 있을까? 내 생각엔 개개인이 모두 '각자(各自)'가 '각자(覺者)'가 되는 길밖에 없을 것 같다.

9장

궁극의 호르메시스
- 세놀리틱 제제는 궁극의 'Sublime'한 감각의학이다

생명의 본질은
중의적인 신(新)이다

'일신우일신[57]이라는 말이 있다. '신(新)'은 어쩌면 '신(神)'이다. 만약 신이 있다면 모든 것을 알고 있으면서, 지구의 공전과 자전을 반복하게 하면서, 거의 매일 똑같은 일들을 반복하면서, 세상을 지켜보고 있으면 얼마나 지겨울까? 지나친 호기심은 때로는 마약과 같은 전혀 새로운 쾌락을 탐닉하는 중독 경향으로 발달할 수 있다. 그러나 존엄한 인간은 매일 같은 공기를 마시고 물을 마시더라도 늘 신선한 느낌이 든다. 신은 그 손길이 미치지 못하는 곳에 어머니를 만들었다는 말이 있다. 거의 매일 갓난아이에게 젖을 주고 대소변을 받아내고 우는 모습을 보는 어머니는 쉽게 질릴 만한데 존엄한 모성은 자식이 죽을 때까지 늘 새롭고 사랑스러운 마음을 지닌다. 매일 숨 쉬는 공기가 지겹고 싫다면, 그래서 공기의 신선함을 모른다면 숨이 답답한 것을 느껴봐야 한다.

음식의 맛을 모른다면 죽을 때가 된 것이다. 특히 암 환자의 경

---

57 日新又日新

우 2~3일 굶어도 배가 고프지 않고 식욕이 없으면 거의 100% 죽는다. 하지만 식사를 하지 않았더니 허기가 지고 뭔가 먹고 싶어지고 과일 한 조각을 먹더라도 맛있는 느낌이 들면 의외로 오래 살거나 치료를 예정대로 잘 받기만 하면 아무리 말기라도 완치가 되기도 한다.

인간은 그 내적 가치나 능력이 각자 천차만별이다. 짐승만도 못한 사람, 기계보다 못한 사람도 있다. 개중에는 도저히 존엄성이라고는 찾아볼 수 없는 사람도 있다. 그런데 존엄성과 새로움은 상관관계가 있다. 생명은 오래 사는 것이 목적이 아니다. 오래 사는 것보다 중요한 것이 새로워지는 것이다. 우리말 중에는 '더럽게 오래 산다'는 말이 있다. 더럽게 오래 사느니 깨끗하게 일찍 죽는 것이 생명의 본질이다.

궁극의 'sublime'한 세놀리틱 제제는 더럽게 오래 살려는 사람을 위한 약이 아니다. 어떻게든 깨끗하게 만들려는 약이다. 억지로 수명을 늘려 온 사람에게 이 치료법을 적용하면 그냥 바로 죽는다. 잠이 쏟아지는 사람을 억지로 못 자게 하다가 따뜻한 물에 목욕시키면 목욕 후 푹 자는 것과 비슷하다. 두루마리 화장지가 장맛비를 맞으면 녹아서 없어지고, 이미 다 타서 거의 재만 남고 겉불만 일렁이는 초가집에 물을 뿌리면 뼈대 없는 잿물만 남게 된다. 살아도 좀비세포 다 제거하고 깨끗이 살아야 하고 그렇지 못한 경우 그냥 깨끗이 며칠 앓다가 그냥 구름이 흩어지듯 성냥 불 꺼지듯 죽는 것이 낫다. 깨끗이 살든 깨끗이 죽든 그것은 그냥 신 (新)이다. 중의적 같은 발음으로 신(神)이라고 해도 좋다.

이미 신의 의미가 많이 퇴색되었고, 유발 하라리[58]는 '신이 되어 가는 인간, 호모 데우스(Homo Deus)'라고 표현하였는데, 존엄함 으로 대체하여도 좋다. 신이 있다고 하기에는 모순적 현상이 너무 많아 미지의 영역으로 남겨두고, 인간생명의 존엄성과 인간의 현 실적 질병과 죽음에 대해서만 이야기해 보자.

이 문제는 궁극의 'sublime'한 세놀리틱의 한계성을 규정짓는 부분이고, 현실적으로 문제가 발생할 수 있기에 인문학적으로 짚 고 넘어갈 필요가 있다. 즉, 말기 상태의 환자는 무조건 살리는 것이 아니기에 환자 본인이나 보호자의 기대보다 일찍 죽는 경우 가 분명 있다는 것이다. 이 부분은 어떻게 해결할 것인지에 대해 사회적 합의가 없다면 그냥 말기 상태의 환자라면 설사 살릴 수 있다고 하더라도 예상보다 일찍 죽는 경우가 있어서 치료를 아예 시도조차 하지 않거나 그 치료범위를 대폭 축소할 필요가 있다.

겪은 일 중 가장 당황스러운 부분은 환자나 보호자가 말을 바꾸

---

58 그 유명한 저서 『사피언스』의 저자. 현재 히브리대학에서 역사학 교수로
    재직하고 있다. 2017년 5월에 출간된 『호모데우스』는 『사피언스』의 후속
    작이다.

는 경우이다. 병원에서 며칠 못 산다고 해서 죽어도 좋으니 마지막으로 치료를 부탁해 놓고 막상 환자가 사망하자 일주일도 못 살고 사람을 죽게 한 엉터리 치료라고 우겨댄다. 이때 판사가 피해자의 말만 사실이라고 판단했을 때, 치료한 의사들이 사법적인 책임을 져야 하는 일이 비일비재한 것이 현실이다. 이 부분이 사회적 합의점을 찾지 못한다면 이 감각의학은 암과 같은 난치병, 불치병 치료에는 이용하지 않고 그냥 큰 질병이 없는 노년층의 장기적인 수명연장 의학으로만 활용돼야 하는 실정이다.

어떤 면으로는 몹시 안타까운 부분이다. 기계론적 의학보다 수백 배의 가치를 지니고 있음에도 몇몇 비이성적인 사람들 때문에 수많은 다른 환자들을 살릴 수 있는 시간을 의미 없이 소비시키는 현 상황을 보면 궁극의 'sublime'한 세놀리틱 의학의 시대가 오기에는 아직 인류의 수준이 부족한 것이고, 관련자들의 끊임없는 희생만이 안타까울 뿐이다. 일부라고는 하지만 무모한 환자들은 '개발에 편자'가 아닌, 썩어 타들어 가는 집단에 진주 목걸이라고밖에 할 말이 없다. 참으로 안타까운 일이다.

어떤 측면에서 대책 없는 심성에서 비롯된 질병의 경우, 정말로 원인 없이 생긴 고문이라고 보기에는 이기적인 심리상태의 끝장판을 보여주는 경우도 있어 천형이 아닌 천형이라고 느껴질 때도 있다. 신(新)은 신(神)일 수 있다. 늘 깨어 있으라는 말은 늘 새로워지라는 말일 수도 있다. '진부(陳腐)', 즉 오래 묵어 썩는다는 뜻의 '진부하다'는 말은 죽음 외에는 새로워질 방법이 없다.

동양학에 '수신(修身)'이라는 말이 있다. 몸은 기본단위가 세포이다. 즉 세포를 청결케 하라는 뜻이다. '수신'은 목욕을 하라는 말보다는 마음을 닦으라는 의미가 강하다. 맑은 마음속에서 깨끗하고 건강한 몸이 형성된다.

웃다가 우는 것이 우리 몸의 세포에 파동자극을 주어 세포를 깨끗하게 한다. 치매 환자는 모든 것을 망각해서 스트레스가 없으므로 암에 실제로 걸리지 않듯이, 어린아이처럼 작은 일에도 잘 웃고 잘 우는 사람은 실제 암에 잘 걸리지 않는다. 즉, 감정의 경화(굳음)는 세포의 '굳음'으로 노폐물을 누적시키고, 노폐물이 쌓인 더러워진 세포는 신진대사가 되지 않고 염증성 질환을 일으키기 쉽게 된다.

술, 담배 같은 경우도 어린아이는 싫어한다. 한 걸음 더 나아가 동물은 살려는 본능으로 어떤 면에서는 인간보다 더 순수한 경우가 있다. 이런 순수함은 깨끗함을 추구하는데, 육식을 하는 사자가 코끼리 똥을 잘 먹는 것은 본능적으로 코끼리 장내 미생물이 건강에 유익하다는 것을 알아서이다. 미생물 대사 산물 위주의 효소식을 자연에 가까운 상태로 하는 것이 세포를 청결케 하고 건강하게 하는 '新(神의 중의적 의미)'의 건강법이라고 할 수 있다. 궁극의 'sublime'한 세놀리틱은 자연의 이러한 이치를 깊게 관찰하고 심사숙고해서, 개개인에 맞게 고안해 낸 몇 가지 방법을 조합해서 만든 프로그램이다. 경우에 따라서는 유사 과학처럼 보이지만, 생명과학 이상의 특성을 잘 파악한, 결과적으로 훌륭한 효율을 보이는 방법이라는 것이다.

치매 환자가 암에 거의 걸리지 않는 현상은 사실이지만 그 이유는 아직 모른다. 사람들은 암보다 치매를 더 두려워하는 경우도 있다. 만약에 순간적으로 치매만을 유도하는 약을 찾아낸다면 암에 효과를 나타낼 수도 있을 것이다. 일종의 명상 유도제이다. 뭘 먹거나 주사를 맞으면 일시적으로 몸에 해가 되지 않게 호르메시스적 효과로 두뇌에 치매와 같은 '바보'의 명상 상태를 만들어 낼 수 있지 않을까?

어떤 사람은 술에 취하면 맨정신에 기억하지 못하는 노래를 부리기도 하고, 춤을 추기도 하고, 그림을 그리기도 한다. 조이 밀른 할머니처럼 자다가 일어나서 몽유병 환자가 되어 자기도 모르게 평소에는 그림을 못 그렸던 사람이 화가처럼 그림을 잘 그리는 사람도 있다. 이런 분명한 현상들 때문에 무의식이 있다고 보는 것이다. 불교에서 말하는 전생일 수도 있고, 유전적 습성이 특수한 상황에서 잠재적으로 있다가 발현된 것으로 볼 수 있다.

원시 토착 종교인 중에 암에 거의 걸리지 않고 인간의 존엄성을 보는 종교가 있다. 이 원주민들은 종교의식 중에 특수한 종의 선인장[59]을 먹는데 이 선인장이 신을 보는 착각을 유도해 준다고 한다. 이 선인장을 먹고 신을 본 사람은 도둑질을 한다거나 남에게 폭력을 쓴다거나 전쟁을 일으키는 그런 일을 하지 않는다고 한다. 즉, 인간 본성의 양심을 되찾고 도덕적 생활을 한다고 한다. 그런데, 어쨌든 환각을 보게 한다고 해서 지금은 금지약으로 분류되어서 현대인들은 쓸 수 없게 되어 있다.

죽어가는 암 환자들에게는 죽을 때까지 마약을 주면서도, 치유까지도 가능한 치매 유도제로 큰 중독성 없어 수천 년 동안 평화로운 원주민에게 쓰여온 선인장 같은 약을 금지시키는 것도 문화적 몰이해에서 비롯된 폐재일 수 있다. 결국 사람을 죽게 만드는 마약은 합법이고, 순간 치매 유도제는 불법이다.

코알라는 유칼립투스잎만 먹고 잠만 잔다. 그런데 코알라의 장내 미생물은 유칼립투스잎 속의 독소를 해독해서 영양화한다. 그렇다면 유칼립투스에 코알라의 장내 미생물을 배양해서 인간이 대량으로 먹으면 半 치매 상태로 암 치유 작용이 있을 수 있다. 이러한 것들은 동물실험이나 실험실 내 세포 관찰로는 절대 알 수

---

59 페요테선인장(Peyote), 항정신성 알칼로이드 성분(대표적으로 환각제 메스칼린 등)으로 잘 알려져 있으며, 명상이나 영혼비행, 환각정신요법 등의 다양한 초월의식에서 도취제나 부가물로 널리 사용된다.

없고, 연구자가 직접 경험해보는 것 외에는 방법이 없다.

생명은 지저분하게 오래 사는 것보다는 참신하게 죽어서 새로운 것을 추구하는 것이 그 본질에 가깝다. 물질의 기본단위인 원자 상태로 분해되는 것은 깨끗해지는 것이기 때문이다. 어정쩡하게 고장 난 자동차가 고속도로를 다니다가 불의의 사고를 내느니 차라리 사고가 나기 전에 폐차시켜 녹여서 새로운 차의 재료로 사용하는 이치와 같다. 폐차를 시키지 않으려면 차를 늘 새롭게 고쳐서 고장 나지 않게 관리해서 끌고 다녀야 한다. 차를 모는 운전자가 술에 취해, 마약에 취해, 잘못된 습성에 취해 차가 여기저기 녹이 슬고 고장 요소를 축적하는 것은 알든 모르든 결과론적으로 불행이고 또 죄가 될 수 있다.

자식은 부모의 속성을 따른다. 인간은 신(神)의 자식이다. 인간은 신(新)의 자식이다. 늘 새로우면 병에 걸리지 않는다. '新'이라는 글자를 풀어서 보면, 立 + 木 + 斧(도끼부)로 이루어져 있다. 서 있는 나무를 도끼로 찍어낸다는 뜻이다. 즉, 의학적 용어인 호르메시스적 극한 표현에 가깝다. 이를 故 공동철 씨는 '아파야 낫는다'고 표현했다. 아파야 낫는다는 표현은 새로워야 낫는다는 것과 유사하다. 의식과 몸과 무의식, 이 세 가지를 어떠한 방법으로든 새롭게 해야 한다. 그러지 못할 때는 싫든 좋든 고통스러운 진부한 썩는 죽음만이 있다. 존엄한 인간, 탄성이 나올 정도로 멋진

(sublime) 인간, 훌륭한 인간, 신(新)적인 인간이 이유 없는 고통의 질병 상태인 노후를 맞이할 이유는 없다. 적어도 없어야 한다. 자칫하면 공허한 당위론적 주장일 수도 있다. 좀비세포 제거제(세놀리틱 제제)는 그러한 무력한 공허를 멋지게 극복함을 보여주는 '멋진' 의학이다. 그리고 대단히 현실적으로 힘이 넘치는 멋진 예술적 의학이다. 신(新)적인 의학이다.

장내 미생물을
어떻게 변화시킬 것인가?

미국에서 실시하는 대변이식술은 심한 당뇨병이나 난치병의 경우 장내 미생물이 거의 전부 유해균으로 변해 있어서, 이 유해균이 내뿜는 독소로 인해 여러 난치병 관련 합병증으로 그 정도가 심할 때 시행한다. 최소 수천만 원이 들어간다. 강력한 항생제로 장내에 있는 모든 미생물을 완전히 살균시킨 후, 건강한 사람의 대변을 장에 집어넣어 증식시키는 방법인데, 장내 무균 상태 유도 시 쓰는 항생제 부작용으로 사람이 죽는 경우도 있다. 다른 사람의 똥(장내 미생물)을 환자의 장내에 집어넣는 것도 목숨을 걸어야할 필요가 있을 정도로 쉬운 방법만은 아니다. 비용이나 시간도만만하지 않다. 더군다나 암 같은 병에는 아직 큰 효과가 없다.

일반인이 위와 같은 극단적인 방법을 통하지 않고 장내세균을 바꾸는 방법이 여러 가지가 있는데, 가장 손쉬운 방법 중 하나가 익은 김치 먹기와 생청국장 먹기, 생우유로 만든 유산균 음료나 치즈 먹기 등이 있고 더 나아가서는 '배 아픈 물 갈아 먹기'가 있다.

장내 유산균의 종류가 다양하고, 건강한 사람은 새로운 여행지에 가서 물을 마시더라도 배가 아프지 않은데, 특히 유해균이 많은 경우 물만 바꾸어 마셔도 배가 아프게 된다. 그런 경우 과감히 배가 안 아플 때까지 물을 늘려 먹어 장을 단련시킬 필요가 있다. 즉, 물이나 음식을 바꾸어 장내 미생물에 건강한 변화를 주어 적응시키자는 것이다. 일반적으로 복통은 장염이 생길 때 잘 생기는 편이지만 나쁜 유해균이 좋은 유익균으로 바뀔 때도 균의 교대 현상으로도 발생할 수 있다. 특히 몸에 좋은 배추나 오이 등을 먹을 때 복통이 생긴다면 억지로 먹어서 적응을 시킬 필요도 있다. 궁극적으로는 사자가 잘 먹는 코끼리 대변 수준의 변을 만들 정도로 인간의 장내 환경을 개선시키면 무탈하게 120세 장수가 자연스럽게 가능할 것이다.

단군신화에 곰이 쑥과 마늘만 먹고 인간이 되었다는 신화처럼 인간의 대변을 사자가 좋아하는 미생물 군집 정도로 변화시키면 인간의 수명이 획기적으로 늘 수 있다. 인간의 장내 환경이 면역의 70% 이상을 차지한다는 '장내면역'은 그만큼 중요하고 양생의 기본이 된다.

동물원에 뱀과 초식성 거북이를 풀어 놓고 거북이는 죽이지 않고 독사만 죽여야 한다면 독약으로 뱀을 죽이는 방법보다 먹이로 식물성 사료만 주면 뱀은 자동으로 굶어 죽을 것이다. 이는 화학적 약물을 통한 일대일 반응보다는 다대다 반응의 종합적 양생 방법으로서 생명을 보다 건강하게 하는 방법이다. 여기서 우리가 하나 짚고 넘어가야 할 개념이 있다. 흔히 인간에게 해롭다는 개념을 단답식으로 봐서는 곤란하다는 것이다.

예를 들면, 장내 유해균이 지나치게 증식하면 유해균이 만들어내는 독소가 장마비(腸痲痺)를 일으키기 시작한다. 대개는 변비가 진행된다. 감기가 만병의 근원이듯이 변비는 장내면역을 몽땅 망가뜨릴 수 있어서 변비 역시 모든 내과질환의 근원이라고 주장하는 학자도 있다. 부작용 없는 변비약은 드물다. 대개는 설사를 유도해서 변비를 치료하는데 모든 변비약은 부작용이 있기 마련이다. 장마비가 일어날 정도의 변비는 면역력을 약화시켜 원인을 알기 어려운 패혈증을 일으키기도 한다. 패혈증을 막는 것이 비타민C인데 이 비타민C를 엄청난 고용량으로 먹으면 장내 유해균이 녹아서 설사로 나온다. 비타민C는 독성이 없지만 유해균은 비타민C를 극도로 싫어한다.

특히 말기 암 상태에서 나오는 독소는 곧잘 패혈증을 유발하기에 하루 많아야 1g(권장량) 먹는 비타민C를 정맥주사로 최대 50g 이상을 주사하기도 한다. 주사제는 먹는 양의 10%만으로도 그 이상의 효과를 나타내기에 먹는 양으로는 거의 무한대로 투여한다고 봐도 무방할 정도이다.

즉, 장으로 흡수하는 것의 몇 배 이상 혈액에 집어넣기 위해 강압적으로 정맥으로 장시간에 걸쳐 대량으로 투여하는 것이다. 결국 경구 투여로 투여한 고용량 비타민C는 장에서 흡수되지 못하고 대장을 통과한다. 그렇다면 어차피 흡수되지 못하는 비타민C를 대량으로 먹는 것은 낭비일 수도 있지만 낭비가 아니다. 우리가 마시는 물의 많은 부분이 소변으로 나오지만, 물의 적정 소비량은 소변을 겨우 볼 정도가 아니라, 충분한 소변을 볼 정도여야 하듯이 권장량보다 많은 고용량의 비타민C는 대장 내에 유해균을 몰아내는 역할을 추가로 해낸다.

상대적으로 유익균들은 비타민C를 좋아하거나 별 영향을 받지 않는다. 즉, 섭취한 비타민C는 흡수되어 패혈증을 막고 흡수되지 않은 부분은 청소 용매나 장내 환경을 개선하는 비누 같은 역할을 한다. 그래서 변비가 심한 사람은 변비가 나올 때까지 비타민C를 고용량 복용하면 악취 나는 대변과 함께 다량의 유해균이 대변으로 방출되고 몸 상태가 좋아진다.

이렇게 많게는 하루 100g까지 비타민C를 퍼부어 설사를 고의로 유발하는 비타민C 고용량 요법은 부형제가 들어가면 부형제가 너무 많아 곤란하기에 부형제가 없는 순수 비타민C 분말을 사용한다. 대개는 유해균이 쏟아져 나올 때 배가 부글부글 끓으면서 어느 정도 복통이 온다. 이때 복통은 부작용으로 보아서는 곤란하다. 적절한 복용량은 약간 배가 아프고 변이 무를 정도이다. 그 정도는 먹어야 장의 환경이 변한다. 특별한 병이 없으면 독소가 빠지면서 장내 유해균도 빠지지만 비타민C를 많이 먹었다고 복통은 생기지 않는다.

그리고 복부 팽만감이나 장내 불쾌감은 대부분 현저히 좋아진다. 근육을 키우는 운동 생리학에서 적절한 운동은 근육량을 키울 때는 최대한의 근력을 써서 다소의 근육통이 올 때까지 운동 강도를 올리게 한다. 면역력도 단련하는 법이 이와 유사한 면이 있다. 어떤 형태로든 감각적 자극을 주어 환경의 변화를 강하게 일으켜, 호르메시스적 자기 강화를 유도해 주는 것이다.

'동종요법'[60]은 아주 미약한 자극인 반면, 호르메시스적 감각의학은 경우에 따라 마치 수술을 하듯 칼로 환부를 도려내는 것처럼 질병 부위에 거의 죽을 듯한 강도의 자극을 준다. 쑥을 태우는 쑥뜸도 쌀알 크기로 따끔한 자극을 주는 것부터 달걀 크기로 쑥을 태워 거의 인두로 지지는 듯한 정도의 자극을 주는, 앞서 언급한

---

60 Homeopathy. 유사한 것을 유사한 것으로 치료한다는 개념이다. 예를 들어 두통, 발열, 발한 등을 일으키는 종류의 감기는 두통, 발열, 발한을 일으키는 물질(약물)을 아주 많이 희석해서 사용하면 치료할 수 있다는 방법이다. 독일의 의사 사뮤엘 하네만이 1810년 인술의 원칙이라는 책을 출간하면서 알려졌으며, 질병에 대한 인체의 반응은 질병에 저항하는 반응이며 이를 동종요법 약물로 도와주면 병에 더 잘 저항하게 된다는 아이디어가 뒷받침하고 있다.

'영구법(靈灸法)'[61]까지 그 방법이 셀 수도 없이 다양하다.

이런 격렬한 방법은 현대수술 기법으로 치면 뇌수술할 때 두개골을 톱으로 썰 듯 강한 침, 뜸, 약물로 강력한 자극을 주어 질병을 치료한다. 장내 미생물과 관련해서도 유해균 제거를 위한 해독제 등도 상당한 수준으로 발전되어 있었지만, 지금은 이런저런 이유로 그 명맥이 대부분 끊어진 상태이다. 잃어버린 고려청자의 제조 방법을 찾듯이 과거에 실행되었던 숨은 비법들은 오늘날 별다른 대책 없는 질병에 큰 효과가 있는 경우가 많다. 그런데, 치사율이 100%인 질병을 고칠 수 있는 방법이 90%의 완치율을 보인다면 오늘날 통계로 보면 대단한 치료법이다. 100명 중 회복된 사람은 90명인데도, 아쉽게 죽은 10명의 가족들이 치료자를 돌팔이나 살인자로 몰거나 과도한 위자료를 요구하는 경우가 많아, 아예 그 비법들이 사장되어 버리는 것이다. 법적·제도적 보호를 받지 못하기 때문이다. 이러한 일은 현재에도 지속적으로 반복되고 있다.

비타민C 고용량 요법은 일반적으로 의사들은 부작용을 우려해 금기시한다. 하지만 기존 의학의 한계를 깨고자 하는 의사들은 난치병 치료에 적극 활용하고 있다. 신(新)적인 의학(궁극의 'sublime'

---

61 뜸요법의 일종으로 영혼을 태우는 자극법

한 세놀리틱 의학)은 환자군이 많을수록 그 가치가 빛이 난다. 그리고 많은 경우 일단 호스피스 병원에서 그 가치를 드러낼 것이다. 사람이 살아나기도 하는 호스피스 병원을 멀지 않은 시기에 누군가는 설립할 것이라 기대한다. 그 가치가 충분히 입증되어 전 세계 어떤 의학보다 훌륭한, 100% 죽음이 예정된 사람들을 살려내는 의학임이 분명해질 때 점차 그 치유 영역을 넓혀 온 인류의 평균수명이 120세가 되어 인류 행복 나눔에 크게 기여하고 남을 것이다.

다면적 입체치료

자연계에 존재하는 생명은 '복제'를 한다. 즉, 어미는 새끼를 낳는다. 산에 우연히 어떤 알을 보게 되면 그것이 무엇의 알인지 잘 알지 못한다. 부화해서 태어난 새끼가 커서 무엇이 되어 어떤 행위를 하는지를 보면 그 어미의 속성을 대부분 파악할 수 있다. 호랑이 새끼는 갓 태어났을 때 큰 개 한 마리를 이기지 못한다. 하지만 호랑이라는 본질은 개보다 강하다. 호랑이는 죽어서 가죽을 남긴다고 가죽값으로 친다면 호랑이 가죽이 개 가죽보다 수백 배는 비쌀 것이다. 마찬가지로 선천적 가치는 타고 나서 시간이 가면 결국 그 가치가 드러나게 되어 있다. 여기 어떤 새끼만 있고 어미가 뭔지 모른다면 그 새끼를 키워 보면 어미의 특성은 저절로 나온다.

인간은 신의 자식이다. 그런데 인간은 신을 본 적이 없다. 혼자만 보았다고 주장하는 사람은 있지만 다수의 검증 대상은 아니고, 다수의 사람이나 과학은 신은 없다고 본다. 철학에서 인간은 던져진 존재, 신의 자식이라고 하지만 어쩌면 한 번도 부모를 보지 못한 고아 같은 존재이다. 우리 말에 '아비 없는 후레자식'이라는 욕이 있다. 아버지가 없는 자식을 예의 없고 버릇없다고 비하하는 표현이다.

　기존의 종교에서는 그런 부모 같은 신이 전지전능하며 지금도 살아있다고 이야기한다. 세상에 돈 많은 재벌 부모가 살아있는데도 자식을 낳은 후 평생 얼굴 한 번 보여주지 않고 그 자식을 고통스럽고 잔인한 인간사에 내쳐서 방치시키는 상황처럼, 인간의 부모인 신이 인간끼리 서로 전쟁을 일으켜 대량 학살을 일삼고, 온갖 고통스러운 질병과 기아로 죽어감에도 해결은커녕 얼굴조차 보이지 않는다면 부모가 죽은 것만 못한 것이다.

　그래서 니체는 신은 죽었다고 말하고 어찌 보면 그 말이 더 합리적이다. 진화론자와 신이 인간을 창조했다는 창조론자의 논리를 들여다보면 모두 모순적 이론을 가지고 있어서 웬만한 지성으로는 둘 다 맞는 것도 같고, 둘 다 틀리는 것 같기도 해서 결론을 내리기 힘들다. 양자역학에서는 전자는 입자이면서 파동이라는 양면성을 인정한다. 이처럼 우리는 뭐가 되었든 120세 안팎을 건강하고 안 아프고 활력 있게 모두가 행복하게 살 수 있다면 진화론이든 창조론이든 얽매이지 말고 가져다 쓰면서 좋은 약이나 만들어 쓰면 된다.

　인간은 최초 생명의 발현을 본 적이 없다. 즉, 63빌딩의 1층이 지어지는 것을 본 적도 만들어 본 적도 없는데 63빌딩은 1층부터 만들어졌다고 봐버리는 것처럼 그냥 본 적도, 만들어 본 적도 없기에 최초 생명 발현에 대해서는 모른다는 것이 정답이다. 신을 본 적이 없다거나, 생명 창조를 본 적이 없다거나 생명현상의 최초 발현을 목격한 적이 없다거나 마찬가지 입장일 것이다.

확실한 것 중 하나는 진화론을 바탕으로 한 기계론적 세포병리학으로는 지금껏 500조 원의 돈을 쓰고도 암을 정복하기는커녕 암 합병증도 제대로 컨트롤 못 하고 있는 것이 엄연한 현실이다. 즉 단선적 성분분석 약리학으로는 상하좌우로 움직이는 중심을 잡으며 움직이는 팽이를 설명조차 할 수 없다. 유발 하라리는 '호모 데우스'라고 이제 인간이 신이 되려 한다고 설명한다. 어쩌면 인간은 신의 자식이기에 성장의 최종점은 당연히 신일 수도 있겠다. 호랑이 새끼가 크면 호랑이가 되는 것이 당연하듯. 인류 성장의 최종점은 우리를 만든 부모인 그 무엇인가를 닮는 것이다. 새끼를 키워 어미를 확인하듯 인류 성장의 마지막이 우리 인간의 어미 모습일 것이다.

화성의 환경을 인간이 살 수 있도록 바꾸고, 노화를 극복해서 영생하는 법을 찾아내고 영원히 잘 먹고 잘사는 천국을, 과학기술 발달로 인간이 신의 일을 대신해서 인간은 인간의 손으로 무병 영생의 천국을 하나의 행성에다 만들어 낼 것이다. 그것이 호모 데우스의 목표이다. 신이 천국이 있다고 했고, 신이 인간은 신의 자식이라고 했고, 자식은 어미를 닮게 되어 있으니, 인간이 천국을 실제 만드는 것은 어쩌면 당연한 일일 것이고, 엄청난 과학기술의 발전은 그런 일을 시간상의 문제일 뿐 당연히 일어날 일이라고 본다. 즉, 모든 우주의 비밀 지식을 풀면 과학기술로 모든 것을 만들어 낼 수 있기 때문이다. 이는 기계문명의 중독으로 인한 지나친 자기 확신 아니면 자만일 수 있다. 하지만 어쩌면 수소폭탄도 만들어 내는데 뭔들 못할까 싶기도 하다. 현재의 과학도, 종교도 모두 궁극의 '잘남(잘 나눔)'에는 실패했고, 앞으로도 '잘남'을 실현할 가능성은 그리 커 보이지 않는다. 개인의 우수성을 바탕으로 한 끊임없는 경쟁 우위의 기계문명이기에, 장애인과 약자들은 잘난 사람(잘 나누는 사람)이 없기에 크게 행복하기 어려울 것도 같다.

'안 아프고 건강하게 120세 안팎 살기'는 어찌 보면 당연한데, 이 명제가 왜 아직 현실화되지 않고 있을까? 깨달음을 얻었다는 부처도 100살을 못 살고 등창으로(병고로) 죽었고, 소크라테스는 독약을 먹고 죽었으며, 또 예수는 십자가형으로 죽었다.

'Excruciating pain'은 극심한 고통을 이를 때 쓰는 표현이다. 도대체 얼마나 고통이 크기에 이 같은 표현을 하는 이같이 표현한 것일까? 앞에서 유방암이 림프를 막으면 큰 고통이 온다고 했다. 뼛속에 생긴 암이 골막을 뚫고 자란다면 말 그대로 관통하는 통증이라고 할 수 있을 것이다. 차라리 뼈에 못을 박는 것이 낫지, 밀고 올라오는 통증이 더 심할 것이다. 팔을 부러트리는 것보다 부러질 때까지 뼈를 비트는 것이 훨씬 고통이 크듯, 뼈 안에서 골막이 터질 때까지 암 덩어리가 자라는 고통은 누구도 알 수 없을 것이다. 그런 통증이 죽을 때까지 지속된다.

현재까지의 해결책은 모르핀보다 수백 배나 더 강한 펜타닐 같은 마약성 진통제로 편안히 고통 없이 죽게 하는 것이 다. 기존 종교에서는 안락사조차 반대하고 있다. 어떠한 고통이 있더라도 인위적인 죽음은 안 된다는 것이다. 그러한 고통조차 어떤 의미가 있을 거라고 말한다.

십자가에 못 박혀 그 고통 속에서도 별 저항 없이 죽은 예수나 암에 걸려 큰 고통 속에서 죽은 환자들이나 큰 차이가 없어 보인다. 예수를 십자가에 못 박는 상황이나 암덩이가 썩으면서 뼈를 뚫고 나오는 상황에서 과연 어디에 인간의 존엄함이 자리를 잡을 수 있을까? 처절한 슬픔과 절망뿐일 것이다. 극한 절망감 외에 무엇이 더 남아있을 수 있을까? 현재 인류는 단답식 해법은 가지고 있다. 암성 통증? 모르핀보다 수백 배 강한 펜타닐이 있다. 펜타닐은 건강한 사람도 조금 많이 먹으면 죽는 독약에 가깝다. 즉, 통증이 잡히는 것 외에는 몸에 아무런 도움이 되지 않는다.

죽음? 그냥 체세포를 복제해서 내가 아는 기억을 가르치거나 주입하면 영원히 나와 같은 모양의 몸과 기억을 가진 채 살아간다. 뭐가 문제인가? 이 정도면 거의 신적 존재가 아닌가? 그냥 내가 죽어서 사라지는 것보다 나와 같은 기억을 가진 복제인간을 만들어 내가 다시 사는 것과 뭐가 다를까? 암에 걸리면 그 몸은 폐기 처분하고, 다시 복제한 몸을 만들어 기억을 집어넣고 '나'라고 하고, 어차피 암에 걸려 죽을 몸에 대해 그냥 젊은 새 몸을 나라고 하면 되는 것 아닐까? 인간의 의식은 TV를 켜면 나오는 화면과 같다고 보는 것이 현대과학이다. 즉, 같은 TV만 있으면 거기에 나오는 화면은 그냥 나이다. 그리고 TV가 망가져 버리면 그냥 영상은 TV라는 기계가 사라짐과 동시에 사라지는 부수물에 불과하다. 즉, 영혼 같은 것은 없고, 몸이 움직이는 데 따라 부수적으로 발생하는 화면이나 소리 같은 복합적 현상일 뿐이다. 물질 구조가 만들어 내는 현상일 뿐이다.

인간은 뱀을 무서워한다. 뱀이 무엇인지 전혀 모르는 6개월 된 아기에게 뱀을 보여주면 동공이 커지고 무서워하는 반응을 보인다. 즉 배우지 않아도 선천적으로 뱀이 무섭다는 것을 안다고 본인다. 나와 같은 생각과 기억을 가진 복제인간은 나일까? 그냥 똑같은 자동차 여러 대를 가지고 있다가 망가지면 다른 차로 바꾸듯 복제한 몸으로 바꾸면 나는 계속 사는 것이 아닐까?

6개월 된 아이가 선천적으로 뱀을 무서워하듯 선천적인 것을 타고난 나인데, 나를 복제한 복제인간이 나에게 늙고 병들었으니 그냥 펜타닐이나 먹고 편안하게 사라지고 나와 똑같은 모양과 생각을 가진 복제인간이 나의 삶을 영원히 살 거라고 하면, 나는 편안히 그 복제인간이 나라고 인정하고 편히 죽을 수 있을까?

어쩌면 앞으로 그런 시대가 부분적으로나마 올지도 모른다. 생물학적으로는 그게 더 타당하니 말이다. 나이를 먹어 병이 들어 움직이지도 못하는 부모는 편히 보내 드리고, 똑같이 복제한 부모를 만들어 모시는 것이 자식 입장에서 더 편할 수도 있을 것이다. 뭐, 굳이 120세까지 살 필요가 있을까 싶기도 하다. 그것도 이런저런 복잡한 치료를 하면서까지 말이다.

그것도 편하게 알약 하나 먹는 것도 아니면서, 영하 100도 방에 들어가기도 하고, 숨이 찰 때까지 격렬한 운동도 하고, 때로는 일부러 굶기도 하고, 뜸을 뜨는 뜨거운 열자극도 가하고, 장내 미생물 정화를 위해 배가 아플 때까지 비타민도 먹고, 고통받는 인류의 아픔을 나 자신의 일처럼 느껴보는 명상도 해야 한다. 그리고 여러 가지 식물성 플라보노이드도 먹기 싫어도 억지로 먹어야 한다. 앓느니 죽는다고, 아프면 진통제나 먹고 불에 익힌 육류를 즐기며 안일한 생활에 젖어 있는 현대인들이 이런 복잡한 '다차원적'인 치료를 받을 이유는 별로 없어 보인다.

사실 이러한 방법들은 자연 속에서 암에 걸리지 않고 오래 사는 동물들의 특징을 연구해서 인간에게 적용해 얻은 최선의 결과물들이다. 이들 방법의 공통점은 자극으로 변화를 주어 세포를 '흔드는' 방법이다. 옷을 깨끗이 빠는 법과 크게 다르지 않다. 옷을 뜨거운 물에 넣었다가 찬물에 헹구었다가 빨랫방망이로 두드렸다가 비누칠하는 것처럼.

즉, 오랜 시간 동안 여러 가지 복합적인 요인으로 축적된 노화독이나 염증 등은 한 가지 방법으로는 되지 않고 강력한 자극을 직간접적으로 인체에 가하면서 세포가 스스로 정화해서 건강해지려는 복원력을 되찾게 하는 것이 가장 효율적인 방법이다.

도시에 사는 바퀴벌레는 생존력이 강해서 박멸하는 것이 쉽지 않다. 살충제로 죽여도 금세 내성이 생기고 머리를 잘라도 며칠씩 죽지 않는 끈질긴 생명력으로 핵전쟁 속에서도 끝까지 살아남았으며 인간보다 강한 곤충으로 생존력에서는 인간이 이기기 힘든 동물이다. 이러한 바퀴벌레를 몰아낼 수 있을까? 바퀴벌레는 자기 몸에 해가 되는 자연물에 굉장히 민감하다. 은행나무는 늙지 않고 스스로 죽지 않는다. 왜 그런지는 모른다. 그런데, 여러 가지 질병을 일으키는 바퀴벌레가 다니는 길목에 은행잎을 깔아 놓으면 집안의 바퀴벌레는 다 사라진다. 바퀴벌레로서는 은행잎이 일종의 천적 같은 기피 물질이다. 인간의 대장 내에도 집안의 바퀴벌레처럼 지독한 유해균들이 수백 종 있을 수 있다. 이런 유해균은 없애기도 힘들지만 없앤다 한들 다시 생기거나, 없애는 과정에서 유익균도 같이 죽어버려서 좋은 것만 인체에 해가 없이 남기는 것은 사실상 불가능하다. 은행 같은 경우 간으로 들어가면 해가 되기에 유해균을 죽일 정도로 먹기는 곤란한 측면이 있다. 하지만 은행에 있는 독소가 직접 간으로 들어가지 않게 직장을 통해 물이나 기름으로 희석해서 그 희석액을 관장요법을 통해 주입 후 빼내면 간에 부담을 최소화하면서 장내 유해균만 몰아낼 수도 있을 것이다.

기존 약리학적 방법과는 관점이 다른 방법이지만 해결책이 없는 경우 이런 복합적인 치료는 큰 효과를 보이는 경우가 많다. 인체의 장내 환경, 정신적 안정, 극강의 세포 자극을 총체적으로 동원하는 것이다. 이런 모든 정신적, 체내 환경 상황이 마련되었을 때 마치 화룡점정처럼 용광로에 풀무질하듯 강력한 호르메시스 약물을 투여하면, 병을 씻은 듯이 닦아 내는 반응보다 훨씬 강력한 보일링 반응이나 체온계를 대면 고열인데 환자 본인은 마치 영하 100도 이하의 북극에서 옷이 벗겨진 채로 있을 때처럼 추위를 느끼는 오한반응이 나온다. 그리고 마치 소젖 짜듯 장내염증이나 전립선염증, 난소찌꺼기 등이 심할 때는 하루 종일 피고름이나 냄새나는 대변, 잿빛 소변, 땀 등의 분비물로 나오는 것을 확인할 수 있다.

천연약물 중에 우리의 감각을 극대화하는 약은 많다. 이런 약들은 때로는 문학적 표현으로 그 효능이 표현되거나 아니면 아직 베일에 싸여 있는 경우가 많다. 그리고 오남용되면 약 자체가 멸종되거나 엉뚱한 곳에 쓰이기 쉬워서 그 구체적 사용법이 알려지지 않았다. 그중에 한두 가지만 대략적으로 설명해 보려고 한다.

흔히 너무 사랑하는 사이에서 밤하늘의 별이라도 따다 줄 정성이나 마음을 이야기한다. 실제 인류는 우주에서 자원을 캐오려 하는 단계에 이르렀다. 밤하늘의 별을 따는 정성만큼 약효가 있을 수 있을까? 남쪽 하늘의 별이라는 약초가 있다. '천남성(天南星)'[62]이라는 약이다. 하늘의 큰 운석이 떨어지면 지상에는 큰 진동이 일어난다. 공룡 멸종설에 대운석 낙하설이 있을 정도이니 그 위력을 짐작할 수 있다. 천남성이 그 하늘의 운석 이상의 별 같은 강력한 약이다. 효과가 너무 강해서 독약[63]에 가깝다고 하고 그 구체적인 사용법은 널리 알려지지 않고 고도의 난치병에 도제식(1:1 전수법)으로 그 비법이 전수되고 있다.

천남성은 일반적으로 약으로 거의 잘 쓰이지 않는 약이다. 쓰더

---

62 뿌리줄기는 독성이 대단한데 독성을 약화시켜 약재로 사용한다. 전통 한의학적인 약효는 거담작용이 강력하여 중풍과 고혈압으로 사지마비, 구안와사, 반신불수, 현훈(어지럼증) 등을 일으킨 데에 많이 사용한다.

63 실제 조선시대 사약의 재료로도 쓰였다.

라도 미량으로 약간 쓰는 정도로 조심스러운 약이다. 천남성은 인체에 대단히 강한 충격을 준다. 말 그대로 하늘의 별이다. 운석이 크게 사람이 있는 곳에 떨어지면 사람이 죽을 수 있듯이 그 충격량을 잘 조절하지 않으면 사람이 죽는다고 하는 약이라고 한다.

사용 방법에 따라 난치병 중의 난치병인 간질조차 완치가 되는 경우가 많다. 천문학자가 평생 별을 연구하듯 어떤 연구자들은 약초 한 가지만으로도 다양한 병증에 평생 그 약초의 연구에 매진하기도 한다. 하늘이 내린 별이라는 천남성이라는 약을 치료자가 잘 사용해서 환자가 잘 받아들이면 거의 천형에 가까운 간질병(뇌전증)도 좋아지는 경우가 있다.

또 '자리공'[64]이라는 약도 있다 한약명으로 '상륙(商陸)'이라는 약재인데 독성이 있어 일반적으로는 잘 쓰지 않는다. 하지만, 돼지는 자리공을 마치 당근 먹듯이 먹고 기운을 낸다. 자리공도 역시 잘 쓰면 몸에 강한 충격을 주어 노화독이나 난치병 등에 강력한 효능을 보인다.

---

64 우리나라에 자생하는 재래종 자리공은 자리공과에 드는 여러해살이풀로 덩이뿌리가 매우 굵고 줄기는 원기둥 모양이며 아주 큰 놈은 키가 1미터가 된다. 잎은 타원형으로 어긋나게 달린다. 꽃은 5~6월경에 빽빽하게 피고, 열매는 자줏빛으로 모여 나며, 풀 전체에 독이 있다. 우리나라 각지에 널리 분포하고 촌락 부근의 숲 가장자리, 길가, 밭가에 많이 난다. 한자로는 상륙(商陸), 장류(章柳)로 불린다.

이런 약들은 그 충격량이 외과의사가 수술하는 것처럼 강력해서 사용하는데 고려 사항이 많다. 연구가 어려운 것도 어려운 것이지만 그보다는 소통의 문제가 있어 개발자 스스로가 치료의 맥을 끊어버리는 경우가 더 많다.

하늘의 별을 따서 환자에게 쓰면 병이 다 나을까? 절대 그렇지 않다. 생명의 본질은 죽든 살든 깨끗해지는 것이다. 무조건 병이 낫고 오래 사는 것이 아니기 때문이다. 최고의 전쟁은 극한 무기를 쓰지 않고 대화로 전쟁을 피하고 싸우더라도 적당한 선에서 끝내야 한다. 강한 무기를 써야 하는 상황은 우리 쪽도 피해가 있을 수 있다. 천남성을 써서 100% 죽을 사람 중 20%의 환자를 살려냈어도 80%는 천남성을 먹고 죽었다고 오해하기 때문이다. 심지어 90% 효과를 나타내도 10%가 큰 문제를 일으키기에 그 치료의 맥을 끊어버린다. 서양의학은 100% 죽을 사람 중 몇 명이라도 살릴 수 있으면 훌륭한 의학으로 인정해 준다. 하지만 동양의학은 시대적 상황이 전혀 다르다. 그래서 만약 죽을 것 같은 환자는 손을 대지 않는 것이 원칙이다. 수술이나 방사선, 항암제 같은 침습적이고 강압적인 치료 도중에 행여나 죽을 수도 있는 치료는 설사 살아날 가능성이 있어도 하지 않게 된다. 수술동의서를 써야 할 정도의 위험성이 있는 치료는 좀처럼 하지 않는다. 단 환자가 남이 아닌 자기 자식이라면 의사는 죽음을 무릅쓰면서라도 살리려고 치료한다.

　물에 빠진 사람 구해 놓으니 내 보따리 내놓으라는 말은 심한 과장이고, 치유자 입장에서는 100% 죽을 사람들 중 많은 사람을 살리고도 모두는 살리지는 못했으니, 살지 못한 나머지 사람들로 부터 자칫 살인자 내지는 돌팔이로 몰릴 수도 있다는 것을 우려해 서 타인의 운명에 관여하지 않는 것을 원칙으로 삼았다. 서양에 서 효과가 있다고 밝혀진 냉동요법을 동양에서 시행하다가 환자 중 상태가 일부라도 나빠지게 되면 환자를 섭씨 영하 100도 이하 에서 고생시켜서 죽였다고 할 것이다. 오해가 커지면 사람을 동태 만들어 죽인 살인범으로까지도 몰린다.

　강력한 열자극으로 치료하는 영구법도 치료가 안 된 경우 환자 를 불로 고문하다가 죽였다고 살인자로 몰기도 한다. 그래서 이런 방식들의 강력한 호르메시스 반응을 유도한 치료법은 말기 암 환 자를 완치시키거나 수명을 혁신적으로 늘릴 수 있다는 장점이 분 명 존재함에도 불구하고 일단 오해받게 되어 그 오해가 심해지면 치료자는 목숨을 위협받는 테러까지 감수해야 한다. 조선시대의 어의 같은 경우 임금의 치료에 실패하면 사약을 받는 것을 감수해 야 하기에 호르메시스 치료 중 다수의 치료는 맥을 스스로가 끊어 버린 것이다.

　과거의 전통의학 명의들은 죽을병 걸린 사람이 살 가능성이 있지만 혹시라도 살리지 못할 확률이 있다고 생각되면 아예 손을 대지 않는 일종의 방어진료를 했다. 의술에 무지한 임금을 잘못 치료해서 문제가 생기면 역적으로 몰려 멸족을 당할 수도 있기 때문이다.

비로소 현대에 이르러서 호스피스적 진단과 예후가 명확하고 그 결과에 대해 사회적으로 어느 정도 합의가 되어 있기에 환자 모두를 살려야 한다는 강박적 무한책임은 없는 편이므로 다양한 말기 상태나 불치병에 호르메시스적인 감각의학을 쓸 수 있게 된 것이다.

그리고 이런 약들을 명상요법, 장내 미생물 개선요법, 식이요법 등과 함께 잘 조합해서 사용하면 병의 진행이 오래되어서 아쉽게 골든타임을 놓친 경우만 아니라면 궁극적인 세포의 생명력을 살려낼 수 있고, 재건 줄기세포를 활성화시켜서 건강하게 만들 수도 있는 평균수명 120세를 많은 사람들이 누릴 수 있게 될 것이다. 이렇게만 된다면 치과의사가 스케일링하는 것처럼 일상적인 일이 되는 것은 시간문제일 것이다.

심신을 무의식까지 깨끗이 해야 한다. 죽고 사는 것은 그다음 문제이다. 참신(斬新)하게 살자. 진부(陳腐)하게 더럽게 오래 살지 말자. 매일 세수를 하고 매일 대소변을 시원하게 보듯 매일 노화 세포를 면도하듯 갈아내라. '참신(斬新)'은 중의(重意)적인 뜻이 있다. 참신은 매우 엄청나게 새롭다는 뜻이다. 또 참된 '신(神)'이라고 해석할 수 있다. '斬'을 파자해 보면 '車 + 斧(도끼부)', 수레를 도끼로 부수듯 모든 것을 근본부터 다시 한다는 뜻이다. 그 정도면 거의 인간의 기술 수준을 뛰어넘는 수준이기에 신적 경지까지 새롭게 하라는 뜻이다.

집단의 무의식까지 새롭게 할 필요성이 있다. 문자적인 의미에서 '참신(斬新)'은 '참회(懺悔)'까지도 포함한다. '참회'는 내가 하지 않은 행위까지도 반성하는 자세이다. 이 부분이 좀 인정하기 어려운 부분이다. 일종의 궁극적 명상수련의 일종으로 볼 수도 있다. 마치 일본의 양심세력이 극우주의자나 국수주의자를 대신해 사죄하는 경우 참회라는 말을 사용할 수 있을 것이다. 2차 대전 후 독일인들이 전쟁범죄에 대해 거듭 사과하고 배상하려는 자세와 같다. 나라는 인간 하나하나가 온 인류를 대표해서 인류가 행한 모든 만행에 대해 어쨌든 같은 인류이기에 한 명의 인간으로 죄스러운 마음으로 겸허히 자기 마음을 닦으라는 명상수련법이다.

가벼운 공감에서부터 성인의 경지까지 자기의식의 수준만큼 자기를 깨끗이 하는 '심신정화'가 필요하다. 왜냐하면 어떤 형태로든 변화를 주어야 나의 상태를 개선할 수 있기 때문이다. 인간이 원인을 모를 때에는 원인을 설정이라도 해야 한다. 이는 가짜 약이라고 설명하고 약을 주어도 가짜 약이라도 제시간에 먹으면 뚜렷한 효과가 있었다는 과학 이상의 실용의학에서 검증이 된 것과 마찬가지 패턴이다.

원인을 모른다고 해서 원인이 없는 억울함과 답답함의 토로보다는 여러 가지 가상의 원인이라도 설정해 놓고 모든 원인에 대해 만의 하나의 가능성을 염두에 두고서 원인에 대한 대책을 복합적이라도 세우는 것이 최선이다.

'같은 패턴의 행동을 하면서도 다른 결과를 바라는 것은 어리석기 그지없는 일이다'라는 아인슈타인의 말이 있다. 기계적 성분분석 의학은 이제 거의 '도토리 키재기' 수준의 한계에 부딪혀 있다. 진화론을 바탕으로 한 물질의학은 통증의 근원적 해결보다는 '펜타닐'이라는 편법을 개발했고, 병을 고쳐서 건강히 120세까지 사는 것은 이것저것 복잡하고 뾰족한 해법도 없으니, 복제인간이 답이라고 여기고 있다.

육체적, 무의식적 감각의 회복 및 단련은 그 효과가 기존의 의학보다 크고 혁신적이고 참신하다. 그리고 기존의 과학이 해결하지 못하는 것을 해결한다. 깊이 들어가면 거의 슈퍼컴퓨터를 넘어서는 양자역학 이론까지 언급해야 한다. 감각의학은 유사과학이 아니다. 현재 인류가 앓고 있는 대부분의 난치성 통증을 근원적으로 잘 제어해 준다. 마약 같은 부작용이 없고, 때에 따라서는 예상을 훨씬 뛰어넘어 오래 사는 것이 부작용이라면 모를까!

냉동요법은 오한중추와 발열중추를 교대로 활성화해 통증유발 물질을 잘 배출하기에 근원적 치료임과 동시에 통증을 근원적으로 호전시킨다. 억지로 망각시키는 마약성 진통제가 아니기 때문이다. 세포 생명력과 독소제거를 통한 참신한 의학을 시도해 볼지, 기존의 한계성 있는 진부한 첨단의 복제의학을 선택할지는 여러분의 선택일 수 있다. 또 아무리 충분한 설명을 했음에도, 기존의 패턴이나 습성을 따르려는 본능을 거스르지 못하는 것은 각 개인의 운명일 수도 있을 것이다.

유전, 후유증, 연좌제, 습성

지구 전체를 보면 인간만큼 다양한 질병을 비참하게 앓는 동물은 거의 없다. 인간은 드물지 않게 원인도 알 수 없는 채 고문당하듯 죽는 경우가 많다. 냉정한 입장에서 객관적으로 보면 인간만큼 오랜 기간 비참하게 앓다가 죽는 동물은 없다고 단언할 수 있다.

특히 정신병의 경우 인간만큼 다양한 정신병을 앓는 동물도 없다고 보는 것이 타당할 것이다. 암은 유전자 요법으로 그 치료에 관한 연구가 가능할 수도 있지만 정신병은 어떻게 연구하고 고쳐야 할까? 정신병이 노화치료보다 훨씬 더 어려운 분야임이 분명해 보인다. 어떤 측면으로 보면 자살도 일종의 정신박약일 수도 있다. 전 인류의 자살을 막는 약은 나오기 힘들 것이다. 우리는 이 책에서 의학적 주제와는 상관없는 존엄성이라는 이야기를 자주 언급하곤 했다. 그리고 때로는 철학이나 인문학적 이야기를 들먹거리기도 했다. 왜 그랬는지 실제 예를 들어보자. 먼저 장 루슬로(Jean Rousselot)[65] 라는 한 시인의 시를 보자.

65　1913년 10월 27일생, 프랑스 푸아티에 출신의 시인.

다친 달팽이를 보게 되거든
도우려 들지 말라.
그 스스로 궁지에서 벗어날 것이다.
당신의 도움은 그를 화나게 하거나
상실하게 만들 것이다.

하늘의 시렁 가운데
제자리를 떠난 별을 보게 되거든
별에게 충고하고 싶더라도
그만한 이유가 있을 것이라고 생각하라.

더 빨리 흐르라고
강물의 등을 떠밀지 말라.
강물은 나름대로 최선을 다하고 있는 것이다.

　일종의 불간섭주의 내지는 허무방관주의자의 시로 보인다. 다친 달팽이가 아니라 다친 사람이라면 어떨까? 다친 사람을 보더라도 그냥 지나쳐라? 달팽이는 지나쳐도 되고 사람은 무조건 도와야 할까? 다치거나 아픈 사람은 어찌 되었든 도와야 함이 원칙일 것이다. 하지만 예외일 경우도 분명히 있다.

어떤 경우일까? 실제 있었던 일이다. 1차 세계대전 중에 낙오병 2명이 모두 피난 나간 마을에서 쉬고 있는데 적군의 비행기 한 대가 기관총을 맞고 불시착했고, 조종사가 불타는 비행기 안에 기절해 있었다. 적이지만 급한 상황이라 비행기가 폭발할 수도 있기에 서둘러 조종사를 구해서 다리의 출혈을 지혈시키고 방에 뉘어 놓고서, 낙오병 2명 중 한 명은 어쨌든 적이니까 죽이자고 했고 나머지 낙오병은 그래도 인간이니 살려주자고 했다. 의견충돌로 죽이자고 한 사람은 결정을 보류하고 밖으로 먹을 것을 구하려 나갔다가 그사이에 정신이 든 적군이 상처를 치료해 주던 낙오병을 틈을 노려 칼로 찔러 죽이고 말았다. 먹을 것을 구해 돌아온 낙오병은 비참한 상황을 보고 놀라 아군을 죽인 적군 조종사를 죽일 수밖에 없었다. 적군의 조종사 역시 자기를 일단 살려놓고 고문을 할 수 있다고 생각했기에 나름 최선을 다한 것일 수 있다. 이렇듯 특수한 상황이나 환경은 본의 아닌 선의가 비극을 발생시킬 수 있기에 어려운 사람을 무조건 돕는 경우가 상황에 따라 독화살이 되어 돌아올 수 있음을 상기해 봐야 한다.

또 다른 사례를 들자면, 돌발성 간질 발작을 치료하는 약을 개발한 사람이 있었다. 간질 발작이 심하면 환자가 혀를 잘못 물어서 기도가 막혀 죽을 수도 있었다. 아무도 없을 때 어떤 간질환자가 간질로 대발작을 일으켜 혀를 깨문 채 피가 기도로 흘러들어 죽어가고 있었다. 그 치료자는 급하게 기도를 확보하고 간질 발작 치료제를 녹여서 먹였다. 30분쯤 지나서 환자가 깨어나 일어났다. 환자는 발작 당시를 기억하지 못했다. 깨어나 보니 자기 입에 피가 묻어 있었고 낯선 남자가 있기에 그 치료자를 자기를 뒤에서 흉기로 때려 피를 흘리게 한 사람으로 오해하고 다짜고짜 주먹을 휘두르기 시작한 것이다. 죽도록 맞은 뒤 거꾸로 치료자는 기절하고, 환자는 자리를 서둘러 떠났다. 이런 경우는 어떻게 해석해야 할까? 그 뒤 치료자는 간질약을 용도폐기하고 그 명맥을 끊어버렸다.

천남성 같은 약도 마찬가지 경우이다. 남쪽 하늘의 별 같은 약임에도 그 정확한 활용방법은 맥이 끊어진 지 오래다. 우주 전체를 보면, 밤하늘의 별에는 태양도 있고 핼리혜성도 있고 블랙홀도 있을 수 있다. 천남성도 밤하늘의 별이지만 더 강하고 좋은 별(약)도 있을 것이다. 사용법이 복잡해서 명맥이 끊어진 면도 있지만 간질 발작의 경우와 마찬가지로 고쳐주고 욕을 먹든지 만에 하나 고치지 못한 경우 죽을병인 줄 모르는 사람이 죽을병을 못 고쳤다고, 약으로 사람을 죽였다고 책임을 물으면 치료자가 큰 오해를 받을 수 있기 때문이다.

난소암 말기 환자가 복수가 차면, 현대의학에서는 거의 무조건 100% 사망한다고 진단한다. 만약 그런 환자를 상당한 수준으로 살릴 수 있는 약이 있었다면 오늘날에도 무척 훌륭한 약으로 인정받을 수 있지만 과거에는 정반대인 경우가 많았기에 아예 맥이 끊겨버린 것이다.

지금은 전 세계적으로 범용 바이러스 제제 개발에 몰두 중이다. 모든 바이러스마다 백신을 만드는 것은 효율이 떨어져 일종의 통합백신으로 웬만한 바이러스 질환에 공동으로 쓸 수 있는 백신이나 약을 개발한다. 소아마비 역시 마찬가지로 소아마비 바이러스가 척수에 침범해 만들어 낸 후유증으로, 지금은 예방백신이 있지만 어릴 때 하지마비가 진행된 환자는 커서도 정상보행이 불가능했다.

궁극의 'sublime'한 세놀리틱의 부분 중 마비 강화 부분이 있다. 웃픈 사례를 들면, 소아마비 환자를 지극정성으로 돌보던 한 목사님이 소아마비 치료제를 간절한 기도 끝에 얻게 되었다. 조이 밀른 할머니 경우보다 더한 말도 안 되는 일이 가능케 된 것이다. 그 목사님은 하지마비로 생활능력이 없어 길에서 구걸하던 몇 명의 하지마비 환자를 고쳐주었다. 문제는 그다음이었다. 천천히 걸을 수 있게 된 환자들이 목사님을 원망하게 된 것이다. 하지마비일 때는 동냥을 해서 돈을 얻게 되었는데 이제 걷게 되어서 동냥을 못하게 되었으니 돈을 주든지 도와줄 거면 뛸 수 있게 되거나 좋은 일자리까지 달라고 원망한 것이다. 즉, 궁극적인 복지시스템이 마련되지 않으면 어설픈 장애인 구제나 지나친 장수는 개인에게 불행으로 다가설 수 있다는 것이다.

일반적인 유전학에서 획득형질은 유전되지 않는다. 즉 개의 꼬리를 잘라 평생을 길러도 당대에 변화된 것은 자식에게 영향을 미치지 않는다. 즉 유전자는 설계도대로 만들어지는 것이라 개인의 노력과는 무관하게 나의 선천적 유전자는 나의 노력과는 상관없이 대물림된다. 하지만, 우리의 습성은 특히 먹는 식습관은 유전자에 누적, 축적이 된다.

북극 에스키모인들은 쌀농사를 하지 않기에 아시아인들보다 녹말을 소화하거나 소화효소를 분비하는 유전자가 적으며, 아프리카 내륙 원주민은 해안 지역에 사는 사람들보다 혈액의 염분농도를 유지하기 위해 음식 속의 소금기를 흡수해서 몸에 저장하는 유전자가 발달해 있다. 이런 아프리카 원주민 노예들이 미국에 이주해 백인들과 같은 음식을 먹었을 때 고혈압에 걸릴 확률이 높다. 같은 맥락으로 북극 에스키모인들이 한국인 방식으로 쌀밥을 주식으로 하면 탈이 난다.

식습관은 유전이 되고 건강에 중요한 영향을 미친다. 강압적인 유전자 교환요법보다는 장수하는 식습관이나 섭생이 건강 수명을 좌우한다. 세포의 구성성분은 무엇을 먹느냐도 중요하고, 장내 미생물이 만들어 내는 대사산물도 중요하다. 건강한 사람일수록 장내 미생물군이 다양한 이유다.

　호르메시스적 관점에서 인간은 영양분의 축적보다는 분해 및 배출이 더 중요하다. 과거에는 장염으로 설사를 하면 죽는 사람이 많았던 반면, 최근에는 감염성 설사로 죽는 경우는 적고 대부분의 장질환은 무력성 변비다. 결국에 장내 미생물의 종류에 따라 일년 내내 변비약을 먹는 사람도 많으며, 음식 속에 설사를 유발하는 세균이나 여러 가지 자극성 있는 향신료들로 인해 설사치료제를 복용한다. 최근 장내 미생물에 관한 연구가 매우 활발한데, 그중 살모넬라균을 암치료에 이용하려는 연구도 사람이 죽지 않을 정도의 강한 자극이나 세포 괴롭힘을 이용하는 측면이 있다. 즉, 우리의 면역은 역(力), 힘이기에 힘은 고난을 통해서 강해진다는 것이다. 운동선수는 잘 먹고 무거운 것을 들고 근육이 힘들 정도로 달려야 근력이 생긴다. 면역력 역시 마찬가지이다. 수개월, 수년 그 이상 몇 대에 걸쳐 생긴 습성과 훈련이 누적되어 종합적 면역력이 형성되는 것이다.

　비문증이라는 병이 있다. 수정체에 노폐물이 생겨 눈을 감아도 모기가 날아다니는 것처럼 시야를 방해하는 질환이다. 오래된 카메라 렌즈에 모래알 찍힌 것 같은 상황으로 사진마다 모래알이 찍혀 나오듯 시신경을 어지럽힌다. 안구를 잘 못 수술하면 부작용이 심해 확실한 치료법도 없다. 안구에 노폐물이 끼는 비문증처럼 혈관에 기름이 끼는 동맥경화, 대장에 생기는 용종, 피부에 생기는 검버섯, 수정체가 뿌옇게 되는 백내장, 모든 세포에 생기는 암세포, 좀비 같은 노화세포 등은 결국 인간이 더러워져서 죽는 것이다. 자동차 엔진에 불순물이 끼면 엔진 기능이 떨어지고 자동차 출력이 떨어진다. 겨울에 히터 기능도 자연히 떨어진다. 누적된 노폐물 때문이다. 걸레는 깨끗한 비누와 물이 기본이다. 물론 때로 찌든 차를 분해해서 사포로 갈아낼 필요도 있다. 집안 깊은 곳에 있는 바퀴벌레는 천적을 이용해서 잡아먹게 하는 것처럼, 일부 암세포는 살모넬라균 같은 극한 방법을 쓸 필요도 있을 것이다.

연좌제는 부모나 친척의 죄로 인해 처벌받는 전근대적인 제도로 현대 문명국에서는 사라졌다. 하지만, 질병은 유전이라는 세대적 연좌제를 적용받는다. 과긴장은 대장의 연동운동을 방해해 체내 독소를 쌓이게 한다. 같은 상황에서도 유전적 성격에 따라 지나친 긴장을 하는 사람이 있고 태평한 사람이 있다. 그리고 인간은 주변의 모든 인간의 내재된 더러움의 속성을 보고 타산지석을 삼아야 한다. 동물과 자연의 속성도 잘 살펴서 올바른 순환의 생명법칙을 터득해야 한다. 1796년 영국의 의사 에드워드 제너가 소의 천연두(우두)에 걸린 적이 있는 소젖 짜는 여성으로부터 얻은 물질(고름)을 8살의 어린아이의 인체에 감염시킨 것은 당시로서는 몸에 해로운 것을 집어넣는다고 비난받을 행동이었으나, 이

것이 면역학의 기본 원리가 되었다. 일부 암에 살모넬라균을 이용할 수 있듯, 우리는 자연계에 존재하는 면역 강화제나 체내 세포 정화제를 찾아내서 힘들더라도 내성을 생성해서 이겨내야 한다.

인간은 기본적으로 고난을 극복해 내는 동물이다. 관념적 쾌락이나 안일함은 정체된 삶에서 내면에 노폐물이 쌓이는 현상이 나타난다. 끊임없이 숨이 차 죽을 정도로 적당한 운동으로 폐를 단련시키고, 열을 내고 냉탕에 들어가고, 가끔 알 수 없는 체내 기생충이나 지나치게 증식한 유해균을 죽이는 천남성 같은 약을 먹고, 숭고한 예술품을 보며 감동을 받고, 어린아이들처럼 사소한 넌센스에도 배꼽을 잡고 웃을 수 있도록 유머감각도 개발해야 한다.

남쪽 하늘에 있는 별, 천남성이라는 하늘이 준 약이 있다고 했다. 전설적인 동물을 동양에서는 용(龍)이라고 한다. 하늘에 별, 천남성이 있다면 서양에서는 '악마의 상징인 용이 땅에서 솟다'라는 이름의 약초가 있다. '석용예(石龍芮)'[66] 라는 약초이다. 화산이 녹아 나오는 용암 같은 약이다. 버터를 가열하면 녹는다. 청소의 기본 중 하나가 열을 가해서 녹이는 것이다. 영화에 나오는 용은 손에 여의주를 들고 입에서 불을 내뿜는다. 어떤 더러운 것도 태

66　味苦平。主風寒濕痺，心腹邪氣，利關節，止煩滿。久服，輕身明目，不老。『本經』

양 같은 강한 불 속에서는 다 타버리고 악취는 사라진다.

물은 사라지게 하기보다는 녹여서 이동시키는 존재이다. 체내에 생긴 모든 독소는 물에 녹으면 소변이나 땀으로 배출된다. 즉, 배출은 이동일 뿐 소멸은 아니다. 이에 반해 강한 불은 독소를 태워 소멸시킨다. 화산이 터진 자리에 부패한 더러운 냄새는 나지 않는다. 우리 몸은 죽지 않을 정도의 뜨거운 감각을 느끼면 세포는 놀라서 발버둥을 친다. 청소의 기본은 흔드는 자극이다. 빗자루도 빗자루를 흔들어 먼지를 모으는 것이고, 먼지털이개도 먼지를 흔들어서 털어주는 것이다. 경주용 말에 박차를 가하면 말은 놀라서 뛰어나간다. 열 자극 역시 마찬가지이다. 뜨거우면 세포는 놀라서 발버둥을 친다. 여기서 노벨상으로 밝혀진 사실은 우리 몸은 매운맛을 실제 뜨거운 것과 똑같이 느낀다는 것이다. 불에 데면 물집이 생긴다. 반대로 어떤 약을 발랐더니 물집이 생기면, 우리 몸은 불에 데었다고 반응한다는 것이다. 우리는 흔히 아파 죽는다고 한다. '아파서 죽겠어!'. '답답해 죽겠어! 우리가 나이 먹어서 체내 노폐물로 인한 노인성 좀비성 염증 때문에 순환이 안 되고 썩어서 아프다는 것을 충분히 이해했을 것이다.

아픈 원인과 답답한 원인은 세포가 더러워져서이다. 즉 '아파 죽겠어!'와 '답답해 죽겠어!'라는 말은 근원을 파고들면 더러워 죽는 것이다. 죽음을 불러오는 파킨슨병도 몸에서 냄새가 나는 질병임이 조이 밀른 할머니를 통해서 밝혀졌다. '석용예'라는 한약은 말 그대로 불을 뿜는 용처럼 실제로 버터를 녹이듯 피부를 녹여버린다. 불 뿜는 용이 들어오면 우리 몸은 죽지 않는 화산에 빠진 것 같은 착각을 일으킨다.

이런 약 중에 중국의 '천금자(千金子)'라는 이름으로 불리는 약이 있다. 말 한마디로 천 냥 빚을 갚는다는 것처럼 천금의 가치가 있다고 해서 천금자이다. 체내에 생긴 노폐물은 수술칼로는 제거가 안 된다. 끓는 물에 삶아야 하는 것이다. 불을 내뿜는 용이나 천금의 가치가 있는 천금자나 남쪽 하늘의 별이라고 하는 천남성 같은 작용이 강한 약을 써서 세포를 태울 정도의 강자극을 주어야 악성 독소가 나오게 되는 것이다.

'백두옹(白頭翁)'이라는 한약재도 마찬가지이다. 짓찧어서 바르면 불에 덴 것과 같이 피부가 녹는다. 이 약을 몸 안에 적절히 투여하면 독소들이 행주를 끓는 물에 삶은 듯 몸속 찌꺼기가 잘 배출되어 암이 낫기도 한다고 하여 독일에서 연구 중이다. 백두옹은 흰머리의 노인 즉 신선(神仙)이라는 뜻이다. 남쪽 하늘의 별 천남성, 천금 같은 씨앗 천금자, 신선 같은 약 백두옹은 이들의 작용이 너무 강해서 우리의 감각을 충격적으로 놀라게 함으로 죽기 살기의 격렬한 청소반응, 즉 치유반응을 유발한다. 이러한 극도의 청소감각 의학을 서양의학에서도 호르메시스적 치유반응으로 인정하고 있지만, 아직도 일부 성분분석의 관점만을 견지하고 있는 약리학자들은 그 기전이 명확하지 않다고 유사과학으로 의문시하고 있다.

감각의학적 측면에서 보면 진통제나 마약, 술, 설탕, 과식, 지나친 육식, 이기심, 경쟁심 이런 모든 것들이 육체의 더러움을 유발하여 결국 '아파 죽겠다!'는 세포의 변형으로 단백질 썩는 냄새가 나게 하는 것이다. 묵은 암세포에서 나는 악취는 대변 냄새보다 독하다. 대변을 보고 제대로 닦지 않고 잔재물이 묻어서 냄새가 나는 것은 개인의 잘못이다. 마찬가지로 수십 년 동안 체내에 더러움을 누적시키는 것도 모르기는 하지만 잘못된 것이다. 즉 반드시 깨끗한 원형으로 되돌려야 하는 '잘못'이다. 안타깝지만, 유전적 습성까지 겹친 잘못이기에 쉽게 낫지는 않는다.

본질을 정확히 깨닫고 감각으로 느끼며 뚜렷한 역반응으로 교정해야 한다. 더러움의 내부침착은 세포의 썩음이고 노인성 질병이다. 안일하게 더러워지는 쾌락의 습성을 벗어나 하늘을 나는 새들의 깨끗한 활력의 건강을 120세까지 되찾아 보자. 그것만이 신이 있든 없든 궁극적 인간의 존엄을 되찾는 건강한 인간의 권리이자 의무이다.

화타와 조조

故 공동철 씨 같은 이는 전설적 명의인 화타[67]의 의술 이상을 현대화하다가 돌아가셨다. 화타는 조조의 질병을 치료하려 했는데, 조조가 질병을 치료한다는 핑계로 조조 자신을 암살하려 한다고 의심해서 화타를 죽여 버렸다. 화타의 의술을 실제로 구현하는 과학은 초현실주의적인 면이 전혀 없는 것은 아니고, 심지어 양자의학적인 면조차 있다. 때로는 기록을 보면 도저히 기존의 과학으로 설명하기 어려운 치료가 규칙성 없이 일어나기도 하기 때문이다.

현대의학에서도 치매 환자는 암에 걸리지 않는다는 점이 밝혀졌지만, 그 이유는 아직 모른다. 그렇다면 유사 치매유도제는 암을 거의 100% 예방할 수도 있을 것이다. 림프암 같은 경우 전립

---

67 화타(華佗, 145~208년)는 중국 후한 말의 의사로, 화타는 '선생'이라는 뜻의 존칭을 붙여 부르던 것이 이름으로 알려진 것이며, 이름을 부(勇)라고도 하며, 자는 원화(元化)이며 예주 패국 초현(譙縣) 사람이다. 동시대의 동봉(董奉)과 『상한론(傷寒論)』의 저자인 장기(張機)와 더불어 '건안삼신의(建安三神醫)'라고 불린다.

선을 완전히 이완시킨 후에 매일 12시간 정도 치매환자와 같은 무념무상의 상태를 유도해 주면 2~3개월 이내에 암이 다 사라지는 것을 볼 수 있다. 이는 산삼 같은 약을 먹고 효과를 보는 경우 기절한 듯이 2~3일 죽은 듯 자고 나면 있던 병이 많이 좋아지는 경우와 비슷하다.

인체의 현상 중의 하나인 '오한발열'이 있다. 체온을 측정하면 40도 정도의 고열 상태인데도 환자 본인은 추워 죽겠다는 상태다. 이때 정답인 해법은 없다. 여러분이 관념적이면 기계적 수치 (체온)에 따른 '관념의학적' 치료를 하면 된다. 환자 본인이 뭐라고 하든 그냥 열이 나니까 해열제를 주어서 열이 떨어지면 그만이다. 그런데 만일 '이열치열'이라고 환자 본인이 춥다고 하니까 더 뜨거운 온열치료를 하면 어떻게 될까? 여기서 이 글을 읽는 독자는 분명한 노선을 정해야 한다.

강력한 해열제가 없던 시기에는 유방암으로 림프가 막혀서 팔이 코끼리 다리처럼 부은 채 죽는 경우는 거의 없었다. 고대 의서에 그런 질병 기록 자체가 없다. 사실상 우리 인체는 림프 흐름이 막힐 것 같으면 이를 녹여내기 위해 스스로 고열을 발생시킨다. 고열이 나면 웬만한 바이러스나 미세 암세포는 죽는다. 암세포도 내 몸의 일부이다. 자연치유력으로 암을 이기는 반응은 감기 몸살과 거의 반응이 같다. 우리 몸의 반응 가운데 하나가 더웠다 추었다가 반복되는 현상이 있다(한열왕래[68]). 이 반응이 해독과 배독반응을 동시에 해서 몸의 노화독소나 기타 치명적 독소를 밀어내는 몸의 반응이다. 이때 몸이 상당히 힘들게 된다. 현대의 장수법 중의 하나가 근육이 살짝 찢어질 정도의, 단시간의 숨이 찰 정도 강도의 운동임이 어느 정도 밝혀졌다. 몸이 더웠다 추웠다 하면서 고열이 나는데, 정작 본인은 굉장히 추워하는 상황을 잘 견디어 내는 사람(심한 몸살을 잘 견디어 내는 사람)은 암이나 치매 같은 만성 노폐물이 쌓여서 발생하는 질환에 잘 걸리지 않는다. 이런 몸살을 주기적으로 잘 앓는 이들이 오래 사는 경우가 많다.

흔한 말로 골골하게 100세까지 산다고 한다. 반면 평소 감기 한 번 걸리지 않던 사람이 소화가 잘 안되어서 병원에 갔다가 간암이나 폐암 말기라고 진단받는 경우가 많은데, 이것이 현대인의 딜레마 중 하나다. 우리는 가끔 뜨거운 물로 쓰레기통을 청소해 줄 필요가 있듯이 우리 몸의 각종 노화독을 매일 조금씩 내지 적어도 일 년에 몇 번, 최소한 10년에 한 번은 정화해야 한다. 이런 과정을 실증적으로 겪어보고 감각으로 느끼면서 진단과 치료, 예후를 진행하기에 '감각의학', '실증의학'이라고 표현한다. 화타의 의술도 이러했을 것이다.

---

68 寒熱往來, 한의학 용어.

인간이 생쥐와 달리 비타민C를 간에서 합성을 못 해 자연이 제공하는 신선한 식물의 비타민C를 섭취해야 하는 것과 마찬가지로, 과산화지질 제거제나 노화세포 제거제를 외부로부터 얻어서 먹거나 주사해야 하는데, 우리는 세놀리틱의 가장 기본이라고 말할 수 있는 지방간 완치제 및 전립선 완치제, 미세두개림프관 해결의 기본인 치매 예방제를 아직 못 찾았거나, 이미 찾아 놓고서도 고정관념의 벽에 막혀 쓰지 못하고 스스로 폐기시켜 놓은 상태이다.

판타스틱한 치료법을 거의 완성시키고도 미몽에 갇혀 해열제나 진통제만 의지하는 시대의 흐름이라고나 할까? 20년 이상을 이상과 현실, 진리 사이에서 고뇌했던 故 공동철 씨 등 많은 연구자들은 어쩌면 '냉철'이라는 핑계로 시대의 흐름을 해석하며 시대의 흐름이 바뀌기만을 기다리고 있다. 하지만 시대는 같이 만들어 가는 것이기에, 건강수명 120세 활력의 시험의 장을 '실증적'으로 같이 체험하며, 진리를 '감각적으로' 몸으로 단련하는 유토피아를 모두 함께 누렸으면 한다. 정답은 뻔한데, 조조와 화타의 이야기가 우리에게 시사하는 바를 알면서도 시대의 흐름이 바뀌기를 바라는 것은 골든타임을 놓쳐, 그나마 있던 기회까지 날릴 수 있음을 스스로 자각해야 할 것이다.

10장

궁극의
'Sublime'한
세놀리틱
감각의학은
各自가
覺者해야 한다

뒤집어 보는 혁신적 비만 대책

현대인에게 제안된 살을 빼는 방법은 2만 가지가 넘는다고 한다. 하지만 인류는 아직 인간의 생각대로 살 빼는 방법을 찾지 못했다. 진화론적 관점으로는 인류는 역사상 늘 굶주림에 시달려 왔기에 체내의 기아(飢餓)에 대비해서 지방을 축적하려는 유전적 인자가 내재되어 있어서 어떤 다이어트도 실패할 수밖에 없다는 것이다.

우리는 '본능'이라는 말에 일종의 저항감을 가지고 있다. 인류는 본능을 동물적 속성으로 보고 있기에 본능을 다소 무시하고 있다. 하지만 '본질'이라는 표현에는 수긍하고 인정하는 편이다. 우리는 본질적으로 살을 찌우려는 생존 본질을 유전적으로 가지고 있기에 살을 뺄 수 없다는 것이다.

기본적으로 인정해야 할 부분은 사슴이 아무리 먹어도 곰처럼 살찌지는 않는다. 곰이 아무리 굶어도 노루처럼 살이 빠지지도 않는다. 어느 정도 기본적인 체중 차이는 타고 나는 면이 있다. 문제는 나잇살이다. 일종의 독성 과산화지질이 문제인데 신진대사 중에 생긴 찌꺼기가 몸에 이상을 일으키기 때문에 우리 몸은 마치 냄새나는 쓰레기를 작은 비닐봉지에 넣어두듯 지방세포 안에 보관한다. 방안에 기르던 고양이가 오줌을 싸면 일단 걸레로 닦아 걸레통에 넣어두는 것과 비슷하다.

체내 지방세포는 체내 독소를 품고 있는 일종의 완충장치 역할도 한다. 그래서 무리하게 굶어버리면 지방이 연소되면서 지방 안에 있던 독소가 터져 나와 갑자기 심장마비 같은 쇼크가 오기도 한다. 그래서 바짝 마른 노인보다 어느 정도 살집이 있는 노인이 오래 산다는 통계까지 있다.

비만 패러독스(지방 패러독스)라고 그 기전이 어느 정도 밝혀져 있다. 그래서 무조건 굶는 다이어트는 반드시 실패하게 되어있다. 지질 독소를 제거하지 않은 상태에서 지방세포만 굶어서 일시적으로 빼더라도 체내 독소는 그대로 있어서 위험하기에 우리 몸은 다시 기름을 축적해서 독소를 지방세포 안에 넣어두지 않으면 몸에 큰 이상이 올 수 있고 심지어는 죽을 수도 있기에 초비상 상태로 기름을 더 축적해 두려고 하는 요요현상을 보이는 것이다.

즉, 굶는 다이어트는 본능, 죽음과의 싸움이기에 모든 다이어트는 실패할 수밖에 없다. 지방을 빼는 데 초점을 맞추면 유전적으로, 과학적으로, 본질적으로 실패할 뿐 아니라 요요현상으로 살이 더 찌거나 병이 나기 쉽다는 것이다. 이 문제를 푸는 근본적인 방법은 지방보다는 지방세포가 머금고 있는 지질 독소에 포인트를 두고 이를 해결하는 것이다.

먼저 BIA 검사를 하면 세포 활성화 수치가 나온다. 일종의 생체나이다. 생체나이는 노화독소가 쌓이면 올라가기에 암 환자는 본인 나이보다 20년 또는 30년 이상씩 더 나오기도 한다. 40대 말기 암 환자는 생체나이 검사를 하면 90세로 나오기도 한다. 즉, 나이는 숫자에 불과하며 실제 수명과 치명적인 만성질병은 노화독소의 축적이 쌓이는 정도에 따라 결정된다고 봐야 한다.

이 문제를 푸는 방법은 말장난 같지만 '풀'에 있다. 문제를 푸는 풀, 작은 풀 한 포기라도 잘 쓰면 우리는 노화로 인한 문제를 상당 부분 해결할 수 있다. 실제 '약(藥)'이라는 한자는 '艸'과 '樂'의 합성인데 '먹어서 즐거운 풀을 약이라고 한다'는 뜻이다. 우리는 여기서 문제를 좀 더 확장해서, 먹어서 즐거운 풀 이상의 몸의 치유반응을 유도하는 풀을 찾아보자는 것이다. 앞서 설명한 천금(千金)을 주고 사야 한다는 천금자(千金子) 역시 비만에 강력한 약이다. 고용량으로 쓰면 대장의 연동운동이 활발해져서 대량의 대변이 나온다. 문제는 잘못 쓰게 되면 복통이 심해질 수 있다는 것이다. 천금자를 이용한 약으로도 잘만 쓰면 암 같은 난치병도 큰 효과를 볼 수 있다. 고려청자는 흙으로 빚었지만, 그 가치는 엄청나다. '풀'로 만든 약이지만 역시 그 가치는 엄청난 것이다.

천금자 역시 천 냥 이상의 가치가 있지만 자연계에는 천금자보다 수십 배의 가치가 있는 약이 있다. 지금은 그 사용법들이 고려청자처럼 그 맥이 끊어져 있기에 심히 안타까운 면이 많지만, 여러 연구자의 살신성인하는 노력으로 복구되고 있는 점은 다행이라고 할 수 있다.

쓰기에 따라서 대단히 훌륭한 약의 경우 그 약의 이름이나 별칭, 별명에 깊은 의미가 숨어있는 경우가 많다. 천금자 외에 또 다른 한 가지 경우를 든다면 '대륙의 값어치를 헤아린다.'라는 의미의 약초가 있다. 또는 '대륙을 팔아치운다.'라는 의미로 볼 수 있는 약초이다. 거래라는 표현을 할 때 쓰는 '商'과 대륙을 의미하는 '陸'. 즉 '상륙(商陸)'이라는 약초이다. 이 약초 역시 잘 쓰면 천금자 이상의 약효를 나타낸다.

그렇다면 천금자와 상륙과 함께 앞서 설명한 하늘의 별이라는 이름의 천남성(天南星)까지 같이 쓴다면 그 상승효과는 엄청날 것이다. 이 약들은 영하 100도로 몸에 충격을 주는 냉동요법 정도의 격렬한 반응을 유도한다. 때에 따라서는 칼로 하는 수술이 아닌 '약초로 하는 수술' 이상의 효과와 위험성 내지는 난이도가 있다. 세상에 100% 안전한 수술은 없다. 천남성, 천금자, 상륙 같은 약들은 수술하는 정도의 강력한 약효를 가지고 있기에, 잘만 쓰면 체내 독소가 잘 **빠져서** 요요가 없는 뱃살만 **빠지는** 다이어트가 될 수 있다. 물론 BIA 수치도 젊어지는 효과도 늦어도 3개월 전후로 확인할 수 있다.

궁극적인 살 빼는 방법은, 절대적인 장수법과 다를 바 없다. 서양의학의 핵심 개념이 면역이다. 면역을 강하게 하라는 것이다. 문제는 '무엇을'이 아닌 '어떻게'이다. 무엇을 좋게 하느냐가 아니라 어떻게 하면 되느냐는 방법론의 이해와 해결이 문제이다. 어떻게 왜 건강한 장수가 가능해지고 살이 건강하게 빠지는가? 서양의학이 면역을 강조한다면 동양의학은 '거악생신(去惡生新)'의 '어떻게'를 강조한다. 즉 노화라는 관점에서의 세놀리틱을 강조한다. 결국 세놀리틱이라는 첨단 서양의학은 수천 년 동양의학의 거악생신 개념과 일치한다.

구체적 방법으로 서양의학은 라파마이신을 개발했지만, 부작용으로 거의 쓰지 못하고 가능성만 확인하고 연구 중이다. 그 외에도 10여 종의 화학적 세놀리틱이 발견되었지만, 실험실에서만 성공하였고 인체에는 여러 가지 이유로 사용되지 못하고 있다. 반면에, 동양학에서는 천연물을 이용한 다양한 거악생신 즉, 세놀리틱 치료제가 과거에 많이 있었다.

'더러워 죽겠다'라는 말의 반대는 '새롭게 산다'라는 말이다. '신선(新鮮)'이 '신선(神仙)'이다. 동양의 신선은 이중적인 의미로 받아들일 필요가 있다. 동양의 신선들은 대개는 나이가 많고, 살찐 사람이 없다. 그들은 故 공동철 씨처럼 몸을 깨끗이 하기 위해 수많은 방법을 개발해서 성공한 부분이 많았지만 대게는 비법 내지는 비방으로 극소수의 사람에게만 전수하거나 아예 그 기법을 자의 반, 타의 반으로 사장(死藏)시킨 경우가 많다.

종교마다 나름대로 비만에 대한 치료법이 어느 정도 존재한다. 불교 의학에서 비만은 지방과 수분, 기혈의 순환장애로 인한 노폐물의 과잉 축적으로 설명하며, 비파잎 등 생약재 활용을 권고한다. 이와 비슷한 개념으로 도교 의학에서는 비만은 인체 내 에너지 불균형과 기(氣)의 흐름 장애로 해석되며, 식습관, 생활방식, 기운조절을 통해 예방 관리하는 개념을 강조한다. 소식과 절제된 식습관을 중시하며, 과식과 기름진 음식의 과도한 섭취가 비만을 유발할 수 있다고 경고한다. 그렇지만, 아무리 좋은 약도 가능하면 쓰지 않고 심신수련을 먼저 강조했다. 시한부의 말기 질병은 사망률이 거의 100%이다. 도교의학의 정수는 상당 부분 많은 시한부 질병을 완치시키거나 장기 생존하게 한다. 그렇지만 이해하기 어렵게도 그 방법이 많은 부분 차단이 되었다. 그리고 현대에 이르러 많은 연구자가 고려청자를 복원하듯이 그 놀라운 의학을 재현해 내고 있다. 특히나 도교 의학은 방편보다는 심신수련을 강조하는 편이다. 먼저 약을 주는 경우는 거의 없다. 영화나 소설에서나 가능한 영약(靈藥)이나 신약(神藥 혹은 新藥)[69]이 실제 존재하

---

69 중의적 사용이다.

고 나의 비만 같은 질병을 해결하고 궁극적인 장수가 가능한지 확
인해 보자.

자연에서 본 필연적인 생존 법칙

'femto second'라는 단위가 있다. 'second'는 '1초'이다. 두 번째란 뜻이 아니다. 'femto'는 '1,000조분의 1'이라는 뜻이다. 'femto second'는 '1,000조분의 1초'라는 개념이고 실제로 관측이 가능하며, 'femto second'의 분자의 움직임을 측정하는 기계이다.

암세포의 경우, 'femto second' 수준의 기계로 들여다보면 일반 세포와 움직임이 다르다. 즉 암의 발병은 극미시 세계에서 아주 작은 단위에서부터의 문제가 20년 안팎으로 아주 오랜 시간 축적되어 일어난 문제이기에 그 원인도 살피기 어렵고 해결 또한 쉽지 않다.

앞서 많은 노화성 질병이 '더러움'에서 비롯된다는 것을 누누이 설명했다. 꽁꽁 얼어 있는 얼음으로 빨래를 할 수는 없다. 물의 유동성이 더러움을 청소하듯이 우리 몸은 얼음처럼 경직이 되어 있으면 노폐물이 잘 빠져나오지 못한다. 세포 역시 최대한 이완이 되어 있어야 세포에서 발생하는 노폐물이 자연스럽게 빠져나온다.

그런 이유로 과긴장을 유발하는 스트레스가 모든 성인병의 원인으로 지목되고 있다. 그렇기 때문에 긴장을 푸는 명상은 뚜렷한 치유 효과가 있다고 과학적으로 입증되는 것이다. 흥분과 긴장을 유발하는 교감신경은 전투와 전쟁에 필요한 죽음 직전의 상황에 처했을 때 필요한 일종의 필요악이다. 우리의 유전자는 이런 살생, 전쟁의 유전자가 잠재의식에 깊이 박혀 있으며, 어떤 측면에서는 이들은 우성인자이다.

잠을 잘 자는 것이 건강에는 필수요소이다. 하지만 우리의 과긴장된 생활은 늘 긴장해야 하므로 건강한 일상에 매우 좋지 않다. 어쩌면 밤에 적의 기습을 대비하는 전쟁 시처럼, 잠을 자지 못하는 불면증이 각 개인의 수명이나 건강에 미치는 악영향이 매우 크다. 문제는 이런 교감신경 활성화 기질이 습성적으로나 유전적 악습으로 남아 자기도 모르는 만성질병의 원인으로 해결이 안 되고 있다는 것이다.

문제의 해결은 문제를 인지하고 인정하는 데에서 출발한다. 자연을 살펴보라. 여왕개미나 여왕벌은 병정개미나 일개미보다 훨씬 오래 산다. 즉 전투 본능이나 강한 근력을 내는 스테로이드형 생활은 장수나 건강에는 마이너스적 요인이다. 이러한 이치를 잘 생각해서 자신의 건강을 위해 심신을 깨끗이 닦고 비울 필요가 있다.

원시사회에서 가장 필요한 생존 본능은 경쟁과 전쟁이고 이러한 속성은 지금도 여전한 측면이 있다. 지나친 경쟁과 극도의 과 긴장을 유발하는 전쟁 심리를 없애는 것이 건강을 찾기 위한 첫 번째 요건이다. 그런데 이것은 말로는 쉬운데 실제는 잘 되지 않는다. 불면증을 고치기 어려운 것과 마찬가지이다. 건강과 유전과 오랜 기간 내려온 문화적 습성은 깊은 성찰과 깨달음을 통해서만 완성되고 실천될 수 있다.

진화생물학에서 절대선은 '살아남는 것', 생존이다. 먹이가 적 어 젖이 잘 나오지 않을 때 하이에나는 여러 마리 새끼 중 한 마리 를 젖을 먹지 못하게 해서 굶어 죽게 한 뒤 다른 새끼를 살아 남 긴다. 즉 생존 앞에는 형제, 자식, 부모도 필요 없는 것이다. 일부 물고기는 알에서 깨어나 알을 낳아 지쳐 죽은 어미를 뜯어먹고 생 존해 나간다. 심지어 과거 일부 상어는 어미 배 속부터 형제를 잡 아먹고 자궁을 독차지하고 살아남는다. 그렇게 살아남는 것만이 진리인 동물의 세계는 인간의 속성에도 상당 부분 남아있다. 이러 한 잠재적 심리의 긴장 상태와 부자연스러운 섭생과 건강관리는 오늘날 대부분 성인들의 노후 건강을 비참하거나 절망적인 상태 로 만들어 내는 것이다.

아프리카의 어떤 나무는 뿌리를 땅속 30미터까지 파고든다. 그 리고 이런 뿌리를 한자로는 근본이라는 뜻의 '본(本)'이라고 쓴다. '본'은 한글로는 '본다'이다. 이중적으로 해석한다면 본다는 것은 깊은 이치까지 '本'이라는 것이다. 치명적인 질병도 마찬가지이다. 질병의 근원을 깊이 봐야 거기서부터 해결책이 나올 수 있다. 그래서 '근치(根治)'라는 말이 나온 것이다. 뿌리가 더럽거나 썩었는데 진통제 같은 증상만 다스리는 약은 근본적인 대책이 되지 않는다.

서양의학에서는 예리한 칼로 환부를 도려내는 수술을 한다. 나무의 뿌리는 어떻게 해야 할까? 수술용 칼로 땅속 깊은 곳을 새롭게 하거나 제거할 수 있을까? 칼로는 안 된다. 땅속이라는 특성상 삽으로 흙을 파내면서 파다가 큰 돌이라도 나오면 커다란 망치로 돌도 깨부수고 칡뿌리 같은 장애물이 나오면 도끼로 내리찍어 칡뿌리를 잘라내며 땅속 깊은 곳을 파고들어 가야 한다. 즉 동양의학이 이렇다. 동양의학의 난치병 또는 불치병 치료는, 서양의학의 수술보다 대단히 광범위하고 강력한 치료 효과가 있다는 것인데, 지금은 어떤가?

지금은 그런 근원적 치료는 거의 사라지고 없다. 애써 복원한들 성격 급한 현대인들은 그 과정을 견뎌내려 들지 않거나 이해하려 들지 않는다. 즉, 확인하고자 하는 근성이 없거나 희박하거나 드문 것이 현실이다. 분명 평균수명 120세의 가능한 방법이 있었는데 왜 사라지거나 활성화되지 못했을까? 어떠한 맥락에서 그렇게 되었을까?

흔히 '저 사람은 관념적이다'라는 말은 좋은 표현이 아니다. 관념적이라는 말은 '본질적이다'라는 말과는 대치되는 개념으로 보고 있다. 인간은 궁극적인 본질을 알지 못하거나 대개 근원적인 본질에 대해 거부감까지 가지고 있는 경우가 많다. 현재 인류가 겪고 있는 극심한 질병, 인류 종말을 예고하는 기후 위기, 현재도 매해 수만 명이 죽고 있는 전쟁이나 내전, 경제적 불평등의 이유는 인간이 관념적이기 때문이다.

 다소 추상적인 관념의 어떤 부분이 문제일까? 뿌리 깊은 관념의 근원을 살펴보면 '적자생존', '이기심', '위선'. 이 세 가지 개념이 인간 문제의 근원이다. 그리고 이 세 가지는 같다. 그리고 거의 절대적인 본질이다. 적자생존은 모든 긴장의 원인이다. 걱정하는 자만이 살아남는다. 적자생존 법칙은 말 그대로 법칙이다. 그리고 무조건적인 적자생존은 악의 근원이다. 적자생존의 습성을 가지지 못한 착한 사람들은 시간이 갈수록 거의 드물어질 수밖에 없다. 적자생존이라는 대원칙은 선과 악이 없다. 그냥 무조건적이다. 적자생존은 그 맥락이 극도의 '이기심'이다.

 '위선(僞善)'이라는 글자는 '위(僞)'를 풀어서 보면 '人'에 '爲'가 합쳐진 글자이다. 즉 사람을 위한다는 '공익'이라는 뜻이다. 영어로는 'for you'라는 개념인데 이는 위선 즉 허상이다. 적자생존만이 절대적 진리인데 '인류를 위하여'라는 말과 행동,' 당신을 위하여'

라는 말과 행동은 거짓된 위선이라는 것이다. 즉 모든 생명과 인간은 이기적일 수밖에 없는 본능을 가졌다는 것이 절대적 진리이다. 나쁜, 즉 'bad'라는 의미보다 '더한 나쁨(only me)'은 자기밖에 모른다는 것이다. 이것이 생명의 속성이다.

인간을 가장 긴장케 하는 것은 인간이고, 스스로 과긴장을 만드는 것은 스스로의 내부 모순이기 때문이다. 한국 사회에서 흔히들 남자가 술도 마실 줄 알아야 하고, 여자도 어느 정도 함부로 대해도 된다는 말은 흔히 '숫기'라고 일종의 관용 내지는 칭찬으로 통용된다. 그러나, 위선이라고 말할 수 있다. 그러한 것들이 전쟁 같은 상황에서는 좋은 말로 용기이고 실제로는 잔인함이다. 그 잔인함을 나쁜 것으로 규정하면 불편하고, 전쟁에서 꼭 필요한 잔인함을 역으로 용기로 미화해서 허용하는 방편을 인정하는 것일 것이다. 이것 역시 위선이다.

술로 인한 폭력과 살인과 음주운전 사고는 이러한 우성인자들이 널리 퍼져 있다는 상황을 보여주는 것이며, 이는 인간의 잠재의식 내지는 깊은 무의식에 각인되어 있다. 우리의 질병 패턴도 이러한 생존에 필요한 과긴장 내지는 자기도 모르는 잔인함 때문이다.

현대 진화생물학은 생명의 존재 목적 자체가 전혀 존재하지 않는다. 진화생물학은 모든 생물은 우연과 확률, 시간 이 세 가지로 생명이 발생해서 적자생존의 적응성이 우수한 것만이 살아남았다고 설명한다. 진화생물학에 따르면 애초에 인간은 다른 생물보다 존엄하다거나 하는 개념 자체가 없고, 단지 지능이 좋아서 다른 동물을 잡아먹어도 되는 진화론의 최고 정점에 있는 동물 중의 하나일 뿐이다.

전쟁 중의 적군을 죽이는데 아무런 연민이나 죄의식이 없는 사람과 적이지만 사람이기에 죽이더라도 나중에라도 후회하거나 슬퍼하는 사람 중 어느 쪽이 적자생존에 어울릴까? 당연히 전자이다. 선천적으로 사람을 죽이고도 죄의식이 없는 사람이 있다. 흔히 사이코패스라는 사람들로 타인과의 공감능력이 없는 사람이다. 일종의 유전적 정신병인데 전쟁터의 우성 습성이 내려온 것이라, 어떤 사이코패스 살인자는 우월감 내지 쾌감을 느끼기까지 한다고 한다. 살아남은 자들의 비극, 모순은 그런 잔인한 우성 형질이 정도의 차이는 있을지언정 인간이라면 누구에게나 보이지 않게 내재되어 있다.

이러한 과긴장 본능으로 인해, 인간이 자기도 모르게 경화된 심신의 질병을 동물들보다 노후에 심하게 겪는 것은 우리의 의식은 모르지만 어쩌면 필연의 결과이다. 적자생존의 법칙, 거기서 비롯된 필연적 이기심 그리고 세상의 모든 공허한 위선들….

인류의 모든 지식은 인간의 속성을 깊이 관찰한 끝에 어떤 형태로든 개인적으로는 커다란 고통의 질병으로, 전 인류적으로는 기후 위기나 전쟁 같은 파국적 결말을 맞게 될 것이라고 보고 있다. 2022년 유엔사무총장 구테흐스[70]는 인간의 자기 파멸적인 모순에 대해서 이렇게까지 말하고 있다. "인류 자체가 대량 멸종의 무기가 되었으며 각국 정부는 파멸의 난교파티를 종식해야 한다."[71]

여러 가지 인간의 파멸적 속성으로 볼 때 많은 지식인은 인류의 우발적인 종말을 예견하고 있다. 그래서 그 대안으로, 우선 서로 싸우기를 멈추고, 지구의 본질적 생명가치를 복원하는 도덕적인, 위선적인 헛소리보다는 화성에 인류가 살 수 있는 환경을 만드는 것이 훨씬 효율적이고 합리적이고 과학적이라고 생각하고, 이 대안을 천재적인 과학자들과 베이조스[72] 같은 자본가들이 실천하고 이를 인류의 혁신적 나아갈 바라고 굳게 믿고 있다.

이것은 현대판 바벨탑이기에 인간의 악마적 교만의 소치일 뿐

---

70 안토니우 마누엘 드 올리베이라 구테흐스(António Manuel de Oliveira Guterres). 제9대 현직 UN 사무총장이자, 포르투갈의 전 총리. 1995년부터 2002년까지 제68대 총리를 지냈고, 2005년부터 2015년까지 유엔난민기구 고등판무관에 임명되었다. 2016년에 제9대 UN 사무총장으로 선출되었다. 임기는 2017년 1월 1일부터 시작하였다.

71 "Humanity has become a weapon of mass extinction and government must end the party of destruction."

72 Jeffrey Preston Bezos, 미국의 기업인. 아마존의 창업자이자 초대 CEO. 현 이사회의장. 2023년 기준 세계 부자 순위 1위.

이다. 인간 마음의 속성은 진화론의 법칙상으로는 '위선적'이다. 흔히들 인간 마음의 본질을 선한 것으로 본다. '마음을 비운다'는 말은 이 문장 자체는 좋은 말이다. 나쁜 것을 비워야 한다. 궁극적인 마음은 좋은 것이다.

하지만 지금 인간의 마음과 의식은 적자생존, 이기심, 위선으로 온갖 부조화와 자연에서 멀어진 질병을 앓고 있다. 마음을 비우고, 마음을 닦아봐야 자기만 손해인 세상이다. 많은 논리적인 모순인 성경에서도 '세상에 의인이 하나도 없고, 믿을 놈이 없다', '검은 머리 인간은 함부로 거두면 안 된다', '사람은 고쳐 쓰지 못한다'는 등의 부정적인 교훈만이 내려오는 것이다.

사람을 안 믿는 것이 더욱 이익인 험난한 세상이기에 이제는 기후 위기까지 인간이 만들고 인간이 이를 걱정해야 하는 상황이다. 기존의 모든 현실적 한계 속에서 우리는 철저한 절망감을 느껴볼 필요가 있다. 다만 좀 더 지혜로운 인간이라면, 이 바닥의 절망감을 대책 없는 인간들의 한계와 본인 역시 그런 인간적인 속성을 가지고 있음을 너무 늦지 않게 깨달아 기존의 모든 가치를 되짚어보고 정반대이거나 새로운 가치관과 방법론을 찾아내거나 다소 이상해 보이는 방법론까지 재검증을 해서 각자에게 맞는 방법을 확인해야 한다.

냉소적인 사람들은 평균수명 120세는 그냥 이론일 뿐, 헛소리이고 아직 먼 이야기이고 궁극의 'sublime'한 세놀리틱은 그냥 하나의 주장일 뿐이라고 이야기한다. 뭐든 세상에 처음 나올 때는 온갖 의심과 비난을 받기도 한다. 아인슈타인의 이론마저 그랬다. 태권도 고수의 주먹이 기왓장을 당연히 깨지 못할 것이라 생각했지만, 결국 깨지 않았는가?

'아프면 낫는다'는 호르메시스적인 이론은 故 공동철 씨 같은 살신성인의 연구자들에 의해 30년 전부터 주장됐고, 최근에서야 그 실험적 결과가 여러 첨단 과학자들에 의해서 어느 정도 입증되었다. 스마트폰 배터리를 충전하면 충전의 정도를 나타내는 눈금이 올라가듯 세포 생명력(Cell Activity)은 올바른 세놀리틱의 종합 프로그램과 엄청난 깨달음의 약물로 복원이 된다. 절망의 바닥에서, 무의식의 심연에서 희생을 한 여러 선각자들에 의해 개발이 완성되었다. 바른 마음으로 그 사실 여부만 근기(根氣) 있게 확인만 하면 된다.

자연 속 깊은 사랑의 이치를 잘 살피고 같이 행동하자. 그러면 우리는 어렵지 않게 건강히 평균수명 120세 이상을 살 수 있을 뿐 아니라, 인류의 모든 인문학적 소양 부족에서 오는 문제들을 숭고하게 해결할 수 있다. 그런 인류를 위한 시스템이 완성되는 현실을 위해 故 공동철 씨 같은 연구자들이 남겨준 비법은 인류의 현실적 생명 자원이 될 것이다. 우리 모두는 철학, 의학, 종교 및 과학 등을 총체적으로 융합시켜 현실의 난제를 풀고, 우리의 뿌리 깊은 무의식의 오류를 풀고, 다 같이 건강하고 행복하게 살 수 있도록 해야 한다.

감각의학과 압전자의 과학성

세상에 가장 맛있는 빵을 먹는 사람은 돈 많은 사람이 산 비싼 요리사의 수제 빵이 아니라, '배고픈 사람이 먹는 빵'이라는 말이 있다. 아무리 고가의 생수일지라도 사막에서 갈증에 시달린 사람이 먹는 수돗물만 못한 것이다.

감각의학이라는 말은 처음 듣는 생소한 영역이기에 황당하거나 과학이 아니라고 느낄 수 있다. 목마른 사람 입장에서 물을 마시면 되는 것이지 물의 과학적 성분이나 분석은 당장은 중요치 않다. 목이 말라 1시간 뒤에 죽을 사람 앞에 휘발유 냄새가 나는 물을 주면서, 물속에 유독물질이 있을 수 있어 위험하니 1시간 정도 분석 후에 휘발유를 기화시키고 마시자는 과학적 생각은 비현실적이다.

감각의학은 '실용적 쓸모'가 있다. 그리고 사실은 상당히 과학적인 측면이 있다. 먼저, 죽은 사람을 살린 심리학자 집안의 실제 사례를 살펴보자. 평범한 심리학자도 아닌 칼 융(Carl Jung)[73] 집안의 이야기이니 죽은 사람도 살린 예수의 이야기에 비견될 법하다.

칼 융의 집안에도 조이 밀른 할머니처럼 초감각적인 것을 인지하는 사람들이 있었다. 그 당시 융의 외가에 치명적인 전염병으로 의사가 사망진단을 내린 18세 나이의 구스텔레라는 소녀가 있었다. 집안사람들은 의사가 사망진단을 내렸기에 소녀를 관에 넣고 장례식을 준비했다.

진화론에서 인체세포 내에 미토콘드리아가 들어온 것은 역사상 단 한 번이라고 한다. 사실 이것은 현상에 이론을 대입한 추정일 뿐이다. 지금 명백해 보이는 현상에 도저히 설명할 길이 없을 때 수십억 년의 '시간'과 '수천조 개의 세포들'이 엉키다 보니, 0.000…1% 확률로 기전도 밝혀진 바 없고 본 적도 없지만 미토콘드리아가 합체했다고 논리적으로 추정할 뿐이고, 실험실에서 재현된 적도 없다. 누누이 이야기하지만, 되는 현실이 중요하다. 이론상 도저히 안 된다는 현실에서 고통받을 필요가 없는 것이다. 조이 밀른 할머니는 지금도 살아서 우리가 흉내조차 낼 수 없는 감각의 탁월함을 보이고 있다.

---

73 1875~1961. 스위스의 심리학자이자 정신과 의사이다. 지그문트 프로이트와 함께 심리학, 정신분석학의 큰 줄기를 만든 인물이다. 콤플렉스 심리학 그리고 분석 심리학의 선구자이며 서양 지식인 사회에서 큰 반향을 얻고 있는 영성주의에도 많은 영향을 미쳤다. 집단무의식, 콤플렉스, 그림자, 페르소나, 아니마와 아니무스 등의 개념을 도입하였다. 프로이트의 수제자라 불릴 정도로 많은 영향을 받았지만 결국에는 아들러의 사상을 받아들였다.

위에서 말한 18세 소녀 구스텔레는 다시 살아났다. 어떻게 살아났을까? 우황청심환이라도 녹여서 먹였을까? 구스텔레를 살린 것은 놀랍게도 구스텔레 어머니의 사랑의 광기(狂氣)였다. 아니, 사랑이었다. 어린 딸의 죽음을 도저히 받아들일 수 없었던 어머니가 달구어진 인두로 목덜미를 지져댔다. 결과는 관 속에 누워있던 딸이 눈을 떴다. 죽은 사람이 살아난 것이다. 죽은 사람은 절대 살아나지 않기에 거의 죽을 뻔하다 살아났다고 보는 게 맞을까? 이 글을 읽는 독자는 죽은 사람이 살아났다고 보지는 않을 것이다. 재현성이 없기 때문이다. 인두로 목을 지져 단 한 번 죽은 사람이 살아났다. 그 뒤로 구스텔레는 남다른 감각을 가지게 되었다고 한다. 이런 사례들을 깊이 연구한 칼 융은 심리학의 새로운 영역을 개척할 수 있었다.

이론에 현상을 맞추든 현상에 이론을 맞추든 꿩 잡는 것이 매라고, 우리는 목표도 지향적이어야 한다. 죽은 딸의 목에, 불에 달군 인두를 들이대는 것이나 아픈 환자의 몸속에 사랑의 눈물을 모아서 주사하는 것이나 뭐가 다를까? 결국은 어떻게든 살리려는 사랑이 근원일 것이다.

과학은 과정을 설명하는 설명체계이다. 진리적 실증체계라고 보기는 어려운 부분이 많고 더구나 생명이나 장수학이라는 측면에서는 맞지 않고 정반대인 경우도 많다. 그래서 '과학적'이라는 것보다 중요한 것은 우리에게 도움이 되면 되는 것이다. 서양에서 불로 지져서 죽은 사람을 살렸다면 동양에서는 없었을까? 동양에서도 거의 같은 사례가 있었고, 더욱 놀라운 것은 상당한 학문적 연구 가치가 있고 여러 재현 사례가 있었다는 것이다.

더군다나 2021년경에는 이러한 감각의학의 분자생물학적 기전이 어느 정도 밝혀져서 노벨상까지 받았다. 칼 융 집안에서 인두로 지졌다면 동양에서는 배꼽과 치골 사이의 하복부(단전)를 주먹만 한 쑥불로 지져대는 것인데, 뜨거운 강도나 감각은 인두와 비슷할 것이다. 여기에 관한 더 자세한 내용은 80년대 김일훈[74]이라는 쑥뜸 연구가가 쓴 『신약』이라는 책에 '영구법(靈灸法)'이라는 치료법으로 설명되어 있으니 참고하면 된다. 현대 한의학에서 구스텔레를 살려낸 인두요법과 유사한 영구법을 환자 수백 명에게 모 한방병원에서 실시한 경우가 있었다. 실제로 도저히 죽을 수밖에 없는 말기 암 환자 몇 명이 살아났다. 그리고 그 치유기전이 2021년경 어느 정도 규명된 것이다. 그렇지만, 영구법을 시행했던 그 한방병원은 쑥으로 '불고문(?)'을 하는 환자의 고통 확장소로 고발

---

74 金一勳, 1909~1992. 한국의 한의학자이자 독립운동가, 성리학자, 철학자, 약초연구가이다. 우리가 알고 있는 죽염과 유황오리의 최초 발명자이다. 유황과 다슬기의 효능을 연구하였고, 홍화씨의 근골 강화 약성을 발견하였으며 암치료제인 오핵단과 사리장을 개발하였다. 호는 인산(仁山)이다.

당하고, 관련 의사들이 재판에 넘겨져, 끝내 그 치료법은 사장되고 말았다.

고통이 심한 말기 암 환자에게 치명적인 마약성 진통제인 펜타닐을 주어 안락사시키는 것은 합법이고, 고통이 심한 말기 암 환자에게 영구법을 시행하여 한 명이라도 실제 살아나는 치료법은 감각적 고통이 심해 상식에 어긋난다고 도태되는 것은 어떻게 설명되어야 하는 것일까?

'성인종시속(聖人從時俗)'[75]이라는 말이 있다. 만일 칼 융이 살아와서 인두요법을 시술하는 의사였다면 온갖 소송에 시달리다 고생만 했을 것이다. 일반인들은 생명을 하나라도 살리려는 가치와 노력보다 펜타닐로 편히 죽는 것을 선호하는 대중성을 가지고 있기 때문이다.

그러기에 감각의학은 시대적 흐름이 바뀌기 시작해야 본격적으로 가능하기도 하지만 대중적이기도 힘들다. 구스텔레 어머니는 죽은 이가 자기 딸이기에 인두를 들이댈 수 있었다. 남의 딸에게 그랬으면 시체훼손으로 처벌받았을 것이다. 평균수명 120세를 구현하는 것은 인류의 가치관이 한 단계 올라서야 가능한 것이고, 구현된다면 인류의 위대한 발전을 의미한다.

---

75 성인도 시대의 흐름에 따른다.

그 과학적 기전을 하나의 단면으로 설명해 보자. 과학적으로 방사성 동위원소를 이용한 연구에서 인체 내에 '압전자(Piezoelectric element, 압력이나 진동 등 외부 물리적 힘을 전기에너지로 변환)'라는 것이 있다는 것이 노벨상 수상자를 통해 밝혀졌다. 그리고 이 압전자는 인체에 고루 분포하면서 혈액압력이나 림프액의 흐름에 관한 정보를 뇌에 전달한다. 즉 시각, 청각, 후각, 미각, 촉각의 오감처럼 '유각(流覺)', 흐름을 인지하고 행동하는 감각이 있다는 것이다. 이러한 흐름을 느끼는 압전자는 자극을 받으면 세포를 재생 내지 활성화시키는 기본 활동을 한다. 맑은 공기와 산들바람이 불면 움직이고 싶은 것과 마찬가지이다.

물에 빠진 배에는 뒤집히면 상층부에 공기가 모이는 에어 포켓이 생긴다. 즉, 모든 흐름이 멈추는 상태이다. 여기서 운동을 하면 산소가 없어지니 더 일찍 죽는다. 최대한 가만히 기초대사를 줄이며 안정되게 있는 것이 생존가능 시간을 늘려 구조될 확률이 높은 것처럼, 우리 몸에 실제 실존하는 압전자는 세포를 재생시키는 것이 원칙인데, 흐름이 없으면(갑갑하면) 오히려 세포를 퇴화시켜 버린다.

모든 과긴장은 흐름을 멈추거나 약화시킨다. 흐름이 멈추면 압전자는 주변 세포를 파괴시키는 것[76]이다. 그래서 나이를 먹으면 이가 빠지는 틀딱노인이 되고, 건치가 오복 중의 하나로 장수의 상징이 되는 것이다. 이가 빠진 개수가 나이 먹어 늘어날수록 노화가 깊숙이 진행되고 있는 것으로 보이며, 이는 치매가 생길 가능성이 높다고 통계적으로도 입증이 되었다.

이 정도 이야기가 진행되었으면, 감각의학과 압전자가 단순한 유사의학, 경험의학이 아닌 첨단과학임을 느낄 수 있을 것이다. 그래서 의사들이 매일 운동하라는 것이다. 영하 100도 저온요법도 쓰고, 쑥으로 지지기도 하고, 쓴 약으로 혀에 자극도 주고, 장내 유해균을 설사시켜 청소도 하고, 위장 근육을 손상시키지 않게 구토도 시키고, 땀구멍을 열었다가 닫았다 하는 감각 훈련(냉온탕교대욕) 요법, 울었다 웃었다 하는 희비교차 요법 등 한마디로 변화를 주라는 것이다. 즉, 변화는 움직이는 것이다. 움직이는 것(動物)이 움직이면 당연히 대사산물 찌꺼기가 생기고, 찌꺼기는 흐름을 막는다. 그리고 70세가 넘어서 생기는 지독한 지질독(脂質毒)이 림프를 막기 시작하면 서서히 산소가 없어지는 에어포켓 같은 상황이 노화의 독 안에 갇혀 비참한 '되짐'[77]의 고통이 생기는 천형이 발생한다.

감각의학은 과학을 뛰어넘는, 과학을 아우르는 영지주의

---

76 퇴행성관절염, 노인성 디스크, 파킨슨병, 잇몸의 파괴로 이가 빠짐 등을 사례로 들 수 있다.

(Gnosticism, 헬라 철학과 동방의 신비주의, 그리고 유대교의 율법주의 등이 혼합하여 이룬 사상적인 혼합주의)적인 실용의학이다. 궁극적인 건강한 활력장수는 각 개인이 가진 각각의 우주관에서 구현된다. 참된 물체(眞人)를 기본으로 한다. 그리고 늘 '新'하라고 한다.

그 방법까지 여러 가지 사례를 잘 살펴보면 충분히 나와 있고 지금은 유기적으로 개인 맞춤형 프로그램까지 완비된 상태이다. 압전자가 우리에게는 우리를 살리는 '神'적인 역할도 하고, 더럽게 사느니 죽게 하는 '新'적 제거 기능을 하는 양면성을 가지고 있다. 세포를 살리기도 죽이기도 하는 양면성의 감각 인자인데 무조건 살려서도 안 된다. 세포를 죽이는 압전자를 괴물 '하이드'라고까지 말하고, 같은 압전자가 세포를 살리면 착한 '지킬 박사'라고도 한다.

림프가 과산화지질 등으로 막히면 백약이 무효인 상태가 된다. 과산화지질은 '전립선 배독(排毒)' 단계만으로도 대부분 해결된다.

---

77 '되지다'. '흐름이 뻑뻑해진다.'. 과산화지질 성분이 이런 상태를 유발한다. 과산화지질이 단백질과 결합하여 리포푸스친이라는 물질로 변하는데 이 물질은 노화물질로 노인반점의 성분이 되는 물질이다. 과산화지질은 그 자체로 독성이 강하기 때문에 체중 1kg당 17mg 정도면 반수치사량이 된다. 즉 실험동물의 절반 이상이 죽을 수 있을 정도의 독성을 지닌 독물의 양이 된다는 이야기이다. 체중 60kg인 사람은 불과 과산화지질 1.02mg으로도 죽을 가능성이 50% 이상 된다는 말이다.

'起承轉前(前立腺)'을 다시 한번 명심하였으면 한다. 감각의학은 흐름을 느껴 '새포(새로운 胞)'를 새롭게 살리는 첨단과학적 '유감(流感)' 의학일 수 있다는 점을 각자가 깨달았으면 한다.

밸브의 밸류(Valve's value)

　우리는 '압전자'를 언급한 앞 장에서 압력 내지는 흐름에 대해서 언급했다. 흐름이라는 느낌은 일종의 '쓰다듬기'라고 볼 수 있다. 어린아이나 원숭이에게 먹을 것만 준 경우와 손으로 쓰다듬기를 같이한 경우 생장발육에 큰 차이가 실제로 난다고 한다. 압전자의 세포활성화 역할 때문일 것이다.

　사물을 인지하는 감각도 노트북 모니터로 책을 읽는 그룹과 손으로 주요 단어나 문장들을 필기하면서 공부한 그룹은 실제 뇌에 각인된 정보 이해력에서 명백한 차이가 남이 입증되었다. 그래서 유럽 교육기관에서 컴퓨터 전자책보다는 종이책 보급이 다시 시작되고, 필기체 공부를 다시 시킨다고 한다. 손 글씨로 쓴 손에 입력된 감각이 뇌로 작용한다는 것이다.

　우리 몸은 전기의 흐름과 체액(혈액, 임파)의 흐름 두 가지가 흐름의 주를 이루고 있고, 여기에 만지는 압력감각이 주요 인자로 세포건강에 관여된다는 것이 삼위일체(전기의 흐름, 체액의 흐름, 압력감각) 역할로 확인되고 있다.

　숨을 못 쉬면 죽는다. 현대의학은 입이나 코로 쉬는 숨보다, 세포 단위의 호흡을 더 중요시하고 있다. 주로 실내에 거주하는 현대인은 2~3시간에 한 번씩 창문을 열어서 환기해 주라고 한다. 대문이나 방문을 열어 필요한 것은 들여놓고 불필요한 쓰레기를 내보내야 한다.

자동차의 흡기 배기 밸브 같은 것이다. 자동차의 엔진 회전은 분당 회전수로, 분당 3천~5천 번의 회전을 한다. 그렇게 백만 킬로를 엔진은 유지된다. 지구를 수십 바퀴 도는 거리다. 자동차 밸브에 해당하는 기관이 사람의 세포에는 열리고 닫히는 통로가 있다. 수소 이온($H+$)이 통과하는 '양성자 펌프'도 있고 나트륨 이온($Na+$), 칼슘 이온($Ca+$) 및 칼륨 이온($K+$) 등 각종 이온이 오가는 관을 '이온채널'이라고 한다. 이런 전하들의 세포막 내외의 차이가 70mV 정도라고 측정되었다. 신경과 근육세포는 결국 충전 가능한 미세 배터리라고 보고 있다. 우리 몸에는 40조 개의 배터리가 이온채널을 통해 존재함이 밝혀지기도 했다.

이 이온채널이 우리가 질병 치료에 사용하는 약물의 중요 표적임에도 우리는 이온채널에 대해 아는 것이 거의 없다. 즉 우리의 필요에 따라 이온채널 여닫기를 할 수 없다는 뜻이기도 하다. 예측도 어렵다. 그래서 40대 돌연사를 막지도 못하는 것이다. 그리고 세포와 세포 사이, 인접 세포끼리 인접한 두 방을 연결하는 비밀통로 같은 역할을 하는 간극연접(Gap junction)이 2개 이상의 전기통신 네트워크가 작동하고 있다고 추정한다. 과학적으로 이상한 것이고 신비(神祕, 신이 감춘다)하다고 할 수 있다. 생명은 신비하다는 말을 들어보았을 것이다. 과학적으로 생명은 이상한 것이다. 클래식 지휘자는 마에스트로라고 존칭하며 우대한다. 아직 오케스트라 지휘를 인간만큼 하는 AI는 없다고 한다. 매 순간 모든 악기의 상황을 순간순간 실시간으로 피드백하며 조화를 이루기가 어렵기 때문이다. 그런데 우리 몸의 수십조 개의 세포가 수백조 개의 밸브(門)를 우리의 의지와 무관하게 자율적으로 잠을 잘 때에도 정확히 유기적으로 움직인다는 것은 정말로 놀라운 일이다. 분당 5천 회 회전하는 자동차 밸브를 들여다보면서 자동차의 놀라운 동력 성능을 생각해 보자. 그보다 수백만 배 복잡한 내 몸의 수백조 개의 세포 이온채널의 에너지 대사와 물질대사를 명상해 보라.

정밀한 노트북에 외부에서 부자연스러운 전류가 끼어들면 약한 전류로 작동하는 CPU 및 메모리는 타버릴 것이다. 그러한 우리 몸이기에 늘 신경을 쓰라는 것이다. '심장마비 걸리면 어쩌지?' 하는 스트레스는 오히려 심장의 원활한 움직임에 방해만 된다.

수백조 개의 밸브의 밸류, 이것만 잘 깨달아도 많은 신경성 질환을 예방하고 치료할 수 있다. 즉 자연명상을 실용적이고 과학적으로 할 수 있다. 압전자는 아주 미세한 흐름이나 압력도 느낀다.

그리고 조화롭게 작동한다. 모든 플라시보나 치료적 의식은 이러한 미세 밸브의 조절이나 전기적 저항을 개선시켜서 치유반응을 일으키기도 한다.

문제는 이런 전기를 흐르게 하거나 물리적 흐름(림프액과 혈액의 점도, 탄성)을 전달하는 매개체의 '성질'이다. 일종의 전달 매질인데, 크게는 혈액과 림프액이다. 늙은 쥐와 젊은 쥐의 혈관을 연결해 젊은 쥐의 피(매질)를 늙은 쥐에게 흐르게 하면 늙은 쥐가 활력이 생기고 피부노화 등이 호전되는 것이 증명되었다. 젊은 군인들의 수혈이 노인 환자에게 효과를 보이는 경우도 단순한 수혈로 인한 효과만은 아닐 것이다.

모든 잠재적 긴장은 자신도 모르게 자기 피를 더럽히고 밸브의 작동을 더디게 한다. 우리는 서로 간의 사랑의 에너지로 살아간다. 어차피 근원적인 림프액의 지독(脂毒) 개선법은 아직은 완전 미지의 분야이고 우리는 아직 대부분 그 방법이 있는지도 모른다.

평균수명 120세는 관념적 계산만으로는 이루기 어렵다. 이 글을 읽는 독자 개인이 120세를 건강히 산다고 생각해 보라. 각 개인의 운명이 바뀌는 일이다. 그리고 그 개개인이 모여 평균수명이 120세가 된다면 인류의 역사가 바뀐다. 인간의 가치, 즉 밸류(Value)는 밸브(Valve)의 기능을 좌지우지하는 전기적, 매질적, 정신적, 유전적, 섭생적, 사회적 모든 인자가 복합적으로 상승작용을 내면서 빚어내는 종합과학 이상의 종합 현상학이다. 궁극적 장수는 본질적, 진리적 실체를 이해하고 실행할 때 비로소 장수는 기본이고 모두의 궁극적 행복을 이루어 낼 것이다.

재미난 것은 100세인 사람은 가끔 본다. 60세 노인 500명이 있다고 가정하면, 10년 뒤 70세에 500명의 60대 노인 중 80%는 살아있을 것이다. 100세에서 5년을 더 살 확률은 즉, 105세까지 살 확률은 2만 명 중 1명이라고 한다. 105세에서 5년을 더 사는 110세는 90만 명 중 1명임이 통계적으로 증명되었다. 결국, 100세가 돼서 10년을 더 사는 110세는 100세 노인 500명 중 1명으로 입증이 되었다. 이 책이 주장하는 평균수명 120세는 꿈의 의학이 아닌 과학을 아우르는 영지주의 의학임이 분명하다.

인간을 장수케 하는 쑴기도문

우리는 앞 장에서 수십조 개의 밸브의 밸류를 살펴보았다. 오케스트라 지휘에 있어 잡음은 음악을 망치는 주요 요소이듯, 대뇌신경의 불규칙적이고 전기적 혼란은 인체 생리에 치명적 해를 유발해 온갖 질병을 직간접적으로 자기도 모르게 발생시킨다고 설명했다. 잠재 의식적이고 유전적 속성이 인간에게 불필요하다 못해 자기 건강을 해치는 악습이나 생활 습관을 유발한다고 다소 유사 과학적인 설명을 했다. 그런데 이러한 선천적 인간의 악습이 인간 스스로 망치는 내부 기전임을 미국 켄트 주립대 오언 러브조이 교수팀은 신경학적으로 어느 정도 입증을 했다.

구체적 기전은 인간을 포함한 영장류 13종의 '뇌신경 펩타이드 Y(Neuropeptide Y(NPY); 뇌와 신경계에서 분비되는 신경전달 펩타이드로 식욕조절, 스트레스 반응, 감정 조절 등 다양한 생리적 기능에 관여)'의 분포도를 분석한 결과, 인간만이 그 밀도가 유독 높았다고 한다. NPY는 여러 가지 지독(脂毒)을 만드는 지방, 당, 술, 약물을 인간이 갈망하는 물질로 확인되는 것인데, 중독을 유도하는 물질이 선천적으로 과잉화되어 인간을 악습에 병들게 하여 건강과 장수를 근원적으로 방해한다는 것이다.

우리는 전쟁 습성이 인간에게 남아있다는 심리적인 추론을 할수 있으며, 이것이 신경생리적으로 입증이 되었다. 과잉 신경긴장이 암의 원인이며, 발암물질인 술, 담배, 당독소 등을 탐닉하게 하는 것이 우성인자로 다른 영장류보다 발달하게 되었다는 것이다.

이것은 기독교에서는 유전적 원죄라고도 하고 동양학에서는 선천적 관념이라고 한다. 관념적 인간, 탐닉적 인간, 잔인한 인간은 고통을 자기도 모르게 자초하는 동물 중 전쟁을 가장 많이 하는, 살인하는 인간이라는 것이다. 술은 1급 발암물질이며, 해마다 술로 인한 직간접 질환으로 죽는 이가 부지기수이다. 과잉 당섭취로 인한 당뇨합병증 역시 마찬가지이다. 그래서 기독교인들이 주기도문을 외우듯 이러한 인간의 유전적 악습을 끊을 수 있는 苦기도문[78] 하나를 소개하고자 한다.

> 고통이 나에게 좋은 것이라면 고통을 주소서
> 갈등이 나에게 좋은 것이라면 갈등을 주소서
> 병이 나에게 좋은 것이라면 병을 주소서
> 비난이 나에게 좋은 것이라면 비난을 주소서

---

78 겔세 톡메의 기도

빈곤이 나에게 좋은 것이라면 빈곤을 주소서

죽음이 나에게 좋은 것이라면 죽음을 주소서

　이런 자세를 우리 개개인은 가질 수 있을까? 모든 고(苦)가 좋은 것이라는 목표를 지향할 수 있을 것이다. 뭐가 좋은 것인지는 각자의 의식에 따를 수 있다. 악순환의 반복이 될 수도 있는 위의 시는 좋은 것을 이기는 것으로 해석하느냐, '잘 남(잘 나눔)'으로 해석하느냐에 달려있다. 고통을 이겨 어떤 고통도 겪지 않고 갈등도 이기고, 병도 이기고, 비난도 이기고, 빈곤도 이기고, 죽음도 이기는 관점을 가질 수도 있을 것이다. '이김'의 관점을 끝까지 유지할지는 또 '잘 남(잘 나눔, 愛)'의 관점을 가지고 갈지는 각자의 깨달음이고, 그 깨달음의 밑바탕에 평균수명 120세 건강 실체가 그림자처럼 같이 갈 것이다. 서양의 좋은 것은 투쟁으로 이기는 것이라면 동양의 좋은 것은 조화와 해결(풀어냄)이다. 어떤 것이 최종적 방법론이 될지는 각자의 몸으로 대대손손 확인될 것이다. 패러다임 전환이 필요함에도 인간은 좋지 않은 습성적 우월함을 타성적으로 유지하기에 평균수명 120세 의학이 와닿는 느낌이 없이 허황되게 느껴질 것이다.

　느낌대로 가는 감각의학과 느낌을 현실화하는 영지주의적 의학에 따라 인간의 궁극적 존엄성을 찾고 곤충처럼 병 없이 기능적으로 활발히 살다가 평균수명 120세 전후의 어느 날, 삶을 조용히 마무리하고 편하게 잠드는 매미의 모습을 그리면 어떤 느낌일까 상상해 보고, 실제로 그렇게 병 없이 고통 없이 편안하게 잠들어 보자.

최종 완성 단계에서 멈춰진
치매 완치제

Seeing is believing. 보고도 못 믿는 것은 뭐라고 해야 할까? 앞서 칼 융 집안의 구스텔레 같은 경우이다. 구스텔레는 분명히 죽었었다. 죽은 지 (의사 진단하에) 수 시간이 지났는데 인두로 목을 지지니까 살아났다. 그런데 죽은 이가 살 수 없다는 이론이 있기에 이론에 맞추어 기절했다가 깨어난 것으로 정정해야 하는 것이다.

조이 밀른 할머니도 마찬가지였을 것이다. 냄새로 파킨슨병을 진단한다는 것은 그전까지의 과학적이고 의학적인 관점에서 말도 안 되는, '지나가는 개가 웃을 일'이었음에도 사실임이 밝혀졌다. 동양학에는 '의학(醫學)'이 있고 '의술(醫術)'이 있으며, '의도(醫道)'가 있다. 의학은 일관성 있는 설명체계이고, 의술은 배워서 따라 할 수 있는 기술이다. 의학도 아니고 의술도 아닌 '의학의 도'는 무엇일까?

조이 밀른 할머니는 현대과학이 냄새 센서를 개발해서 기계적으로 파킨슨병 진단 장치를 만들 수 있도록 인류에게 도움을 주었다. 최신의 대뇌신경생리학에서는 마약이나 술, 호전성(전쟁 속성) 등에 대해 신경생리학적 기전을 밝힘으로써, 단순한 심리적 마음가짐의 문제가 아님을 밝히고 있다. 즉, 분명히 실존해서 작용하는 현실이나 현상이 있는데, 재현성이 불분명하거나 기전이 명확하지 않으면 형이상학 또는 유사과학으로 취급되는데, 동양학에서는 긍정적인 것을 '의도(醫道)'라고 하고 이상한 것을 '사술(私術)'이라고 한다.

『심청전』에 나오는 심봉사가 눈을 뜨는 일은 18세 소녀 구스텔레가 살아나는 일처럼 있을 수 없는 일이다. 우리는 죽었던 구스텔레가 살아나듯 치매가 완치되는 것을 정확히 목격했다. 벌써 약 10년 전 일이지만 뇌의 두피가 아닌 뇌의 두개골에서 기름 같은 버터 질감의 지독(脂毒)이 배출되면서 치매가 뚜렷이 나은 사례였다.

치매환자 본인이 매일 가족들에게 머리카락에 버터처럼 기름독이 녹아 나오는 사진을 수개월 동안 찍게 하였다. 그렇게 몇 달 지독이 나온 뒤 치매의 극심한 고통으로 자살을 결심했던 장태식(가명)이라는 환자가 완치되었다. 궁극의 'sublime'한 세놀리틱 제제 치료를 활용한 기적 같은 경우 중 하나였다. 그러나, 아쉽게도, 이런 우수한 치료의학이 유사과학으로 몰리면서 그 맥이 거의 끊어지고 말았다.

고려청자보다 수천수만 배의 가치가 있고, 현재 기업가치가 높은 일론 머스크의 테슬라보다 헤아릴 수 없을 정도의 가치가 있는 인간 평균수명 20~30년을 늘릴 수 있는 의학을 유사과학으로 취급해 묻어버린 것이다. 전립선 같은 순환시스템 개선으로 치매가 완치

되었는데, 단지 명확한 기전을 보여줄 수 없다는 이유로 사장되어
버렸다.

그 후 2019년도에 KAIST[79]에서 '뇌의 하수도' 역할을 하는 미세
뇌림프관 지도를 완성해 『네이처』[80]에 논문을 발표했다. 뇌에서 하
루 약 500ml의 뇌액과 함께 독성물질이 배출된다는 것이었다. 노
화는 뇌액 배출 능력을 약화시키고, 독성물질을 배출하지 못해 뇌
에 쌓이면서 치매증상을 유발한다. 뇌액 배출 경로는 현대의학에서
100년 넘게 미해결 과제로 남아있었다. 생명활동과 밀접한 뇌가 단
단한 두개골로 쌓여 있어서 연구가 어려웠기 때문이다. KAIST 연
구진은 뇌에 형광물질을 넣어 MRI를 반복 촬영해서 50~100μm의
수백 개 미세림프관을 찾아낸 것이다. 故 공동철 씨는 30여 년 전
에 뇌에도 미세림프관이 있다고 선견지명 예측을 하였고, 감각의학
(세놀리틱 제제)으로 치매를 고칠 수 있다고 예견하였다. 2015년경

---

79 Korea Advanced Institute of Science and Technology, 한국과학기
    술원

80 「Meningeal lymphatic vessels at the skull base drain
    cerebrospinal fluid」, doi:10.1038/s41586-019-1419-5), 2019. 7. 24.
    기초과학연구원(IBS) 고규영 단장(KAIST 의과학대학원 특훈교수) 연구팀
    은 뇌 노폐물 담은 뇌척수액이 빠지는 구체적 경로 및 뇌막림프관 위치
    에 따른 구조와 기능의 차이를 밝혔다. "노화된 쥐에서 뇌하부 림프관이
    비대하고 판막이 망가져 있어… 뇌 배수기능 높이는 퇴행성 뇌질환 치료
    제의 개발가능성"이 있다고 밝혔다.

에 치매 환자를 뇌내 미세림프관을 활성화시키는 방법으로 고쳤음에도 불구하고, 말도 안 되는 유사과학이라고 오해받아 관련 의사 4명이 의사 자격정지 행정처분을 받았다.

이 케이스는 치료제가 먼저 개발되고 진단 관찰법이 나중에 발견되어 생긴 웃픈 일이다. 심장의 관상동맥이 막히면 당연히 환자는 죽는다. 치매 환자의 막힌 미세림프관을, 마치 심장관상동맥을 스텐트 치료로 뚫어주면 낫듯이, 궁극의 'sublime'한 세놀릭틱 제제 프로그램을 뇌미세림프관 막힘이 확진된 치매 환자에게 3~6개월 시행 뒤 뚫린 림프관을 확인하면 치매완치가 입증된다. 뇌미세림프관은 관상동맥에 비하면 너무 미세하고 길이는 길어 스텐트 시술은 불가능하다. 거의 '신(新)의 의학' 정도가 해답이다. 기존의 감성적 '新' 의학이 아니다. 이런 시대를 앞서가는 한국의 의학을 사이비 사기 의학으로 치부해 땅속에 묻어두는 것은 아마도 겨울철에 김장독을 땅에 묻어 김치를 숙성 발효시키는 것과 무엇이 다를까?

故 공동철 씨는 신(新)의학의 기원이 도교적 의학이라고 여겼다. 도교적 의학에서는 사회의 전쟁 상황 등을 피하는 것을 상책으로 여기기 때문에, 어차피 태생부터 사회성을 갖기는 어려운 의학이었다. 도교의학자들은 사회참여를 잘못하게 되면, 조조를 고치려는 화타처럼 죽는다고 보았다. 이제 막 세상에 내보인 도교 전통의학은 '호구휼리(互救恤利)[81]를 기본 바탕으로 하는 자본주의를 기초

사회원리로 본다. 30년 전 이런 시대정신과 치료의학을 전수한 故
공동철 씨의 혜안과 헌신 그리고 사이비로 몰린 의사들의 희생이
그나마 오늘의 불씨를 살린 것이고 이를 사회화 제도화하여 힘 나
는 평균수명 120세를 사는 것은 각 개인의 '프랙탈 합체(작은 패턴
이 반복 융합되어 전체 구조가 복잡하게 확장되는 원리)'만이 가능
한 것이다. 이 부분은 각자가 공부해 보기 바란다. 이 책이 답이 될
수 없으나, 하나의 따뜻한 기운 내지는 봄볕일 것이다. 봄볕을 느껴
태양을 확인하든지 더 깊은 심연으로 들어갈지는 여러분 각자의 선
택일 것이다.

---

81 서로를 구원하고 가슴 아파하는 것

감각의학은 당뇨도
치료할 수 있다

현대의학의 미래적 희망 프로젝트에는 당뇨의 완치가 암을 치료하는 것보다 어려워 암 정복 후 20년 정도 지나야 당뇨 완치 방법이 나올 것이라 예견하고 있다.

2022년 전후로 KAIST에서는 유기발광다이오드(OLED)를 의료용 카테터를 이용하여 쥐의 체내에 삽입해 십이지장에서 빛을 내었더니, 2형당뇨의 경우 혈당이 감소하고 인슐린 저항성이 줄어듦을 실험으로 입증했다. 그 실험 결과를 설명하는 기전은 OLED 빛으로 장내 유익균이 증가한다는 것이다. 빛을 쬐었더니 췌장 기능이 살아난다는 압전자 이론은 유사 과학이고 장내 유익균 증가는 과학으로 본다는 결론이다. 발광하는 것으로 당뇨가 좋아진다는 현상을 설명하지 못하고 있다고 봐야 한다. 장내 유익균이 원인이라면 OLED를 쬐지 않고, 유익균만 넣어주면 되는 것이다. 하지만 유익균을 넣는 것보다 체내 온열을 쪼여주는 것이 결과적으로 당뇨가 좋아졌는데 그 메커니즘을 장내 유익균으로 추정해 설명해 내는 것으로 보인다.

감각의학은 그 구체적 방법으로 '천남성' 같은 강자극제를 마치 복잡한 뇌수술을 하듯 쓴다. 뇌는 수술이 무척 까다롭고 뇌하수체에 생긴 종양은 건드리기가 무척 까다롭다. 천남성 같은 약을 6개월 정도 매일 수술하듯, 먹는 것은 화타가 조조의 뇌수술을 매일 하는 것만큼이나 어렵다. 압전자의 돌발적 특성상 도저히 회복 가능성이 없는 사람은 지저분하면서 아프게 오래 사는 것이 아니라 컴퓨터의 오프(Off) 버튼 누르듯 불붙은 신문지에 물을 부으면 불이 꺼지고 재만 남듯 환자는 조용히 잠이 든다.

당뇨 치료도 치매 환자의 미세림프관 청소와 마찬가지이다. 너무 늦은 환자는 완전히 녹으로 막힌 금속관 같아, 녹을 완전히 닦아버리면 멀쩡한 부분이 거의 남아있지 않아 손을 댈 수가 없다. 아주 애매한 경우는 확률이 반반이다. 여러 가지 결과를 놓고 이해득실을 미리 설정하고 치료해야 하는 것이다. 뭐가 되었든 '新'한 결과를 보인다. 불에 타 죽을 것인지 끝까지 불을 끄다 죽을 것인지는 본인이 결정해야 한다.

화타가 만일 궁극의 'sublime'한 세놀리틱으로 백 명의 조조를 치료해서 99명을 살리고 1명이 죽었어도 1명의 황제를 죽였다고 사형을 면치 못했을 것이다. 말기 암이나 말기 치매를 100% 고치는 약은 섭리에 맞지도 않기에 개인에서 개인으로 전수되는 수준에서 대중화되지 않고 묻혀버린다. 실제로 대중적 시도를 했던 여러 의사들이 사이비로 몰려 정약용이나 갈릴레오 꼴이 되어 외국으로 떠나버렸다.

 감각의학은 계산만 하는 관념적인 머리 좋은 영장류에게는 어울리지 않는다. '新'적인 의학은 지금보다는 적어도 반차원 높은 '新'인류와 같이 번성해 나갈 것이다. 적어도 반차원 높아지려는 지향성만이라도 지니는 자세를 가질 때 우리는 '新'나는 노후를 'Bogd(福)'[82] 되게 지낼 수 있을 것이다.

---

82 몽골어로 '성스러움'을 뜻한다.

휴대폰과 발달장애

일본에서 7천 명 정도의 만 1세 이하 아이에게 하루 4시간 모니터를 시청하게 하고 시간대별로 1~2시간, 2~4시간의 시간 차이를 주었다. 4시간 이상 스크린을 본 아이는 개인 및 사회 스킬 분야가 1년 뒤 측정해 보니 2.1배 발달장애가 생겼다고 한다. 1~2시간 본 아이는 1.6배였다고 한다.

그 정확한 분자생물학적 기전은 알 수 없고 아이는 시각만을 쓰는 것이 아닌 어머니나 주변 사물과 청각, 촉각, 압각, 후각 등을 통해 총체적 감각을 써야만 종합적인 발달을 할 것으로 추정하고 있다. 즉, 어른이 되어서도 인간은 자연 속에서 신체의 모든 감각을 쓰는 행동을 해야만 활기를 유지할 수 있는 것이 분명하다. 감각이라는 것을 두뇌 쓰기만을 선호하는 현대 관념적 지성인들은 흔히 동물적 감각이라 하여 무시하는 경향이 있다. 현대 자본주의적 인간은 돈 벌기를 원한다. 그리고 AI 등이 발달한 상황에서 노동의 가치는 갈수록 설 자리를 잃어가고 있다. 전 세계의 모든 경영학 서적과 논문을 머신러닝(Machine Learning)시킨 AI에게 돈 버는 방법을 물으면 뭐라고 할까? 획기적 발명이나 혁신 같은 것을 하는 사람은 돈 벌 확률이 미미하다고 대답할 것이다. 평생 쓰지도 못할 돈을 벌고 싶어 하는 인간의 감각이나 계산은 어디서 오는지 모르겠다.

사실 전 세계적으로 큰돈이 되는 기술 목표는 대개는 정해져 있다. 요즘 어린이들의 목표는 조물주 위의 건물주라고, 대기업에 들어가 의자에 앉아 일하며 월급을 받느니, 서울의 건물주가 되어 월세를 받는 것이 목표라 하고, 이는 이미 우리 사회의 보편화된 현실이자 정서가 되어버린 지 오래되었다.

이미 모든 사회 각 분야가 특수한 천재 아니면 기득권화되어 있기에 안정적으로 높은 연봉을 받는 의대 광풍이 초등학교 의대반 현상으로까지 확대되고 있다. 그런 과잉 경쟁의 디스토피아에서 우리가 안 아프고 평균수명 120세를 산다고 한들 큰 의미가 없을 수도 있다. 사회 각 분야에서 故 공동철 씨 같은 혁신적이면서도 헌신적인 사람이 오랜 기간 제대로 활동하는 토대가 마련될 때 좀 더 종합적인 행복의 건강이 마련될 수 있을 듯하다.

우리를 장수하게 하는 共감각

여태껏 우리는 어쩌면 과학적 기전이 정확하지 않은 감각의학에 대한 가능성을 이해하기 위해 여러 가지 이야기를 했다. 이미 노벨상을 통해 밝혀진 압전자도 인간에게 완벽히 유익하게 작동케 하는 과학적 기전을 정확히 알지는 못하기 때문에 가능성의 정도에서 이야기할 수밖에 없다.

나이가 들어 골다공증이 생기는 이유도 인체 내에 존재하는 조골세포와 파골세포 중 파골세포가 더 활동하면 생기는데, 인체에 해가 없이 파골세포만 억제하는 확실한 방법을 못 찾아냈기에 나이를 먹으면 골다공증으로 고생하게 되는 것이다. 더 쉬운 예를 하나 들어보자.

쥐나 바퀴벌레약의 재료로 쓰이는 비소(As)는 치명적 독약으로 인간 역시 예외가 아니다. 인간은 소량의 비소라도 먹으면 몸에 축적되어 건강을 해치는데 병아리에게 적당량의 비소를 먹이면 혈색이 좋아지고 살이 쪄서 2013년부터는 미국의 모든 병아리 사료에 비소를 포함하도록 하고 있다. 그리고 오스트리아 스티리아 지역 사람들은 일주일에 몇 번씩 치사량의 비소를 먹고도 죽기는커녕 더 오래 살고 체력이 좋아진다고 한다. 병아리나 사람이나 기본 단백질 구조가 같음에도 정반대의 작용을 하는 비소가 인간에게 필수 영양소인지도 불분명하지만, 비소는 또한 일부 백혈병 치료에 응용되고 있다.

앞서 OLED 빛에너지의 경우 인간에게 도움이 되는 장내 유익균은 증식시키고 장내 유해균은 사멸시키기에 당뇨병이 호전된다는 것을 살펴보았다. 사실 병아리는 사람이나 다른 동물, 미생물, 벌레에게는 독소인 비소를 영양분으로 쓰고 있기에 자신만의 건강을 유지하고 있으며 일부 사람들도 마찬가지이다.

더 쉬운 예를 든다면, 대나무의 경우 사람이 많이 먹으면 죽는다. 하지만 판다의 경우 하루 수십 킬로그램을 먹어서 배타적 건강을 유지하며 판다의 장내에는 대나무의 독성으로 인해 유해균이나 잡균은 자리를 잡지 못하기 때문에 판다는 암 같은 병에도 잘 걸리지 않는다. 늙은 세포와 젊은 세포를 인체에 해로운 자외선에 노출시키면 어떤 것이 먼저 죽을까? 늙어서 약한 노화세포가 먼저 죽을 것 같지만 의외로 젊은 세포가 먼저 죽는다고 한다. 그러하다면 자연계에는 세포 독성 중에서 늙은 세포만을 선택적으로 죽이는 단일물질이나 복합물질이 역시 존재할 가능성이 있다. 문제는 단순한 독성이 아니라 압전자에 작용해서 압전자의 기능을 끌어 올리면 압전자는 부활 또는 청소 작용을 시작하는데 청소 작용이 시작되면 사람은 더 깨끗이 일찍 죽기도 한다. 그래서 간혹 온열 사우나나 숯가마 찜질방에서 찜질 중에 사망한 사람이 나오기도 하고 운동 중에 죽는 사람도 나오는 것이다.

자동차 핸들은 오른쪽으로 꺾으면 오른쪽으로, 왼쪽으로 꺾으면 왼쪽으로 가야 한다. 같은 자극을 주었을 때 압전자는 인간의 관념으로 볼 때는 고장 난 행동을 한다. 모든 의학은 주사나 약물이나 수술이나 카이로프락틱(약물이나 수술을 사용하지 않고, 주로 손을 이용해 신경 근골계의 장애를 진단 치료 예방하는 수기치료법) 도 일종의 자극이다. 인위적인 자극이다. 과거 입시에 체력장 종목이 있었는데 젊은 청소년도 100미터 달리기 테스트 중에 죽는 사람이 있어 체력장이 없어진 적도 있다. 압전자를 강하게 자극하는 뜸 요법의 경우 때로는 죽을 수밖에 없는 사람을 살리기도 하지만, 그 책임소재의 한계성 때문에 현대 한의학에서는 사라진 상태이다. 현대의학은 거의 100% 불치병을 진단해 내고 있기에, 100% 안 낫고 죽을병을 30% 정도 살릴 수 있으면 70% 환자를 죽이는 치료법이라고 하지는 않는다.

더 쉽게 말해, 파킨슨병이나 치매의 경우 진행이 심해지면 합병증으로 죽는다. 과거에는 치매를 100% 고치는 방법이 아니면, 70~90%의 치매를 완치시키더라도 그 방법은 쓰지 않았다. 왜냐하면 낫지 않은 사람은 죽게 되고 죽어버린 사람은 그 치료법으로 죽었다고 오인당하기 십상이어서 왕의 주치의들은 70% 고치는 방법이 있어도 하지 않고 그냥 방치할 수밖에 없어서 대단한 치료법들이 사장될 수밖에 없었고 인명은 재천이라고 했다.

궁극의 'sublime'한 세놀리틱은 분명히 평균수명 120세를 가능케 하는 과학을 포함하며 아우르는 훌륭한 의학이다. 나이 든 치매 환자의 경우 언제든 치매 합병증성 폐렴으로 죽을 수 있다. A라는 프로그램을 시행해 치매 환자 중 788명이 낫고 3명이 폐렴으로 죽었다고 할 때 이 방법을 유지 발전시킬 것인지, 용도 폐기할 것인지는 사회시스템의 문제이다. 실제 동양학에서는 통계적으로 90%의 효과가 있어도 그 방법을 유지 발전시키지 않는다. 10%가 큰 문제를 일으키기 때문이다. 조조를 치료하려던 화타조차 죽기 일쑤였고 실제 옛날 왕들은 의사를 죽이는 경우가 많았다.

그 사이 서구에서 리스크를 감수하는 수술 등의 기법이 크게 발전한 것이다. 서양은 수술동의서를 쓰고 득실을 따져 위험해도 의학적 처치를 한다. 동양은 큰 질병에 90% 완치가 될 수 있음에도 동의서를 쓸 정도의 중병(重病)은 손대지 않고 죽게 내버려두었다. 실제 100% 죽음이 예정된 환자들에게 뜸을 뜨다 죽으면 불로 태워죽였다고 소송을 거는 경우가 발생해서 의사들이 곤욕을 치렀기 때문이다. 그래서 동양학에서는 90%의 완치율이 있다 하더라도 각 개인의 성향을 보고 이 환자는 혹시 치료 중 죽으면 원래의 병으로 죽은 것이 아니라 치료법 때문에 죽었다고 할 것 같으면 손대지 않는 것은 물론이고, 아예 치료법 자체를 없애버린 경우가 많았다.

 큰 틀에서 보면 정말 안타까운 일이다. 이런 이유로 치매 완치법이 있었음에도 사장이 되었다. 하지만, 다행히 최근 그 방법이 거의 완전히 복원되었다. 정말 기쁜 소식이 아닐 수 없다. 실제로 100명의 아니 수백 명의 말기 치매 환자군을 집단 동시 치료를 해 뇌 림프 MRI로 치료 전과 후의 완치를 확인하였는데, 90%가 낫고 10%가 치매 본연의 예후로 죽는 것을 확인하였다. 이는 온 인류의 말기 치매 완치는 물론 거의 100% 치매 조기예방이 가능케 됨을 시사하는 바이다.

감각의학의 다른 이름 Bogd(福)

기계가 무엇인가 잘못되면 고장이 났다고 한다. 곤충의 경우 고장 났다고 하지 않고 병이 났다고 해야 하지만 실제로 병도 잘 나지 않는다. 곤충이 이상이 생기는 경우는 주로 다치는 경우이다. 벌새는 병이 날까? 병이 나서 고생할까? 벌새는 에너지 대사가 빨라서 하루만 굶어도 죽어버린다. 즉 사소한 질병이라도 걸려서 움직이지 못하면 아프고 말고 할 것도 없이 하루 내에 굶어 죽는다. 즉 활발히 날아다니다가 길어야 하루 내에 죽기에 고통의 기간이 길지 않다.

매미는 땅속에서 수십 년을 살다가 나무에 올라 짝짓기하고 길어야 한두 달 내에 아무런 병이 없는 데에도 죽는다. 그냥 회전하는 선풍기가 서버리듯 정지한다. 즉, 움직임이 없으며 별 고통 없이 죽는다. 하루살이는 물속에서 지내다 날개가 생겨서 하루 정도 날다가 그냥 병 드는 과정 없이 죽는다. 날개가 나자마자 죽어버리기에 주둥이도 없다고 한다. 먹을 필요도 없이 그냥 짝짓기하고 죽기에 애벌레에서 성체가 되며 입이 없어져 버린다고 한다.

만물의 영장인 인간만이 수만 가지 질병을 앓다가 온갖 비참한 상태에서 불행하게 죽는다. 곤충의 죽음과는 확연한 차이를 보인다. 흔히 인간은 마음가짐에 따라 짐승만도 못한 면도 있고 한 번도 확인된 적은 없지만 뭔가 좋은 개념의 숭고한 존재(신)일 수도 있다고 한다. 흔히 진화론과 창조론으로 설명하고는 하는데 120세 활력장수를 위해서는 양쪽의 장점을 취합해야 한다. 둘 중에 어느 것이 120세 활력장수에 도움이 될지는 결과를 놓고 원인과 방법을 뒤집어 생각해 볼 필요가 있다.

F. 스콧 피츠제럴드(Francis Scott Key Fitzgerald)[83]는 '두 가지 상반된 생각을 동시에 하면서도 흔들리지 않는 능력이 있다면 최고의 지성을 가진 것'이라고 했는데 두 부분 모두가 일정 정도의 도움이 되기 때문이다.

현대 생물학은 세포를 기계라고 본다. 아주 미세하고 복잡한 물리, 화학, 전기적 기계 정도로 본다. 눈이 없는 사람(선천적인 시각장애인)이 색깔이 없다고 한들, 다른 사람이 볼 때는 있다. 내가 못 본다고 색깔이 없는 것은 아니다. 이것을 확대해 보면, 모든 사람이 시각장애인인 상태에서 몇 명만이 눈이 있다면 색깔이 있다는 것이 다수결은 아니기에, 한 명이라도 색깔을 본 것이 맞으

---

83 미국의 소설가, 어니스트 헤밍웨이, 윌리엄 포크너와 함께 잃어버린 세대를 대표하는 작가 중 한 명. 그의 작품인 『위대한 개츠비』는 영미권에서는 20세기 최고의 작품으로 꼽힌다.

면 색채의 세계는 존재하는 것이다. 현대 진화론은 무생물에서 생물이 생기는 최초의 생물, 하나의 세포 발생을 추론만 할 뿐 재현 방법이나 메커니즘을 모른다.

그냥 지금 일련의 세포들이 존재하니까 그것을 관찰하고 기본 단위부터 생겨서, 단세포들이 시간이 지나다 보니까 고등생물이 생겼다고 본다. 만약 지적 설계론이 맞았다면 그 행위 주체는 보이지 않기에 지적 설계론이든 진화론적 세포의 발생이든 보지 못한 것은 마찬가지다. 어느 쪽이 100% 맞고 나머지는 틀렸다고 볼 필요는 없다. 그냥 이것들을 이용해서 인류가 아프지 않고 부유하고 행복하게 모두가 우주의 역사가 다 할 때까지 영원히 살면 된다.

북극여우는 눈 속에서 보이지 않는 눈 밑의 쥐를 눈 위로 점프해서 미리 눈 속에 쥐의 위치를 파악한 후 잡아내는데 과학자들은 여우가 지구의 자기장을 이용해 좌표를 찍어내는 능력을 갖춘 것으로 연구되었다. 북극여우는 인간이 느끼는 감각 외에 자기장을 느낀다는 것이다.

故 공동철 씨의 이야기를 들어 보면 공기의 흐름, 자기장의 형성, 동서남북 및 고도의 공간 감각, 시각, 청각, 후각, 압전자 등의 감각적 부분 등에 있어서 사람의 입체적 감각이 시간상으로 존재한다고 볼 필요가 있다는 것이다. 폭포수가 위에서 아래로 늘

흐르고 자기장이 늘 흐르고 오로라를 만들 듯 물도 하늘에서 내려와 바다를 지나며 다시 하늘에 올라 비로 내리듯 우리의 감각이 어떠한 흐름을 역동적으로 형성한다는 것이다.

비가 오다 보면 예측할 수 없이 번개가 치고, 지각 밑 맨틀의 흐름이 예측할 수 없이 발생하듯 인간의 잠재 의식적 흐름이 존재한다고 볼 필요가 있다는 것이다. 그리고 이것이 도움이 되는 경우가 있다. 구스텔레 어머니가 딸의 목을 인두로 지진 것이 하늘에서 벼락이 치는 듯, 땅이 갑자기 갈라지는 지진이 나는 듯, 딸을 살리는 영감이 불현듯 떠 오른 것이다. 뭐가 되었든 우리를 활기차게 평균수명 120세를 살게 하면 된다. 인간이 가지는 감정적 사랑이 입체적으로 흐르기는 하는 것일까? 그냥 그럴 가능성은 만의 하나를 생각해서 열어두고 살자.

감각의학 중 최고의 감각은 무엇일까? 천재적 영감이나 발상력은 어디서 어떻게 오는 것일까? 우리 말에 '깃든다'는 말이 있다. 감각의학은 깃드는 느낌이다. 역사를 포함한 인류애에 대한 깊은 공감각이다. 인류애가 하늘의 비가 강물을 이루고 바다를 만들 듯, 우리에게 생명 에너지로 작용하고 있고, 어떤 방법도 필요하면 보이게 하고 어떤 경우 창의적 느낌이나 꿈에서 계시로도 나타난다고도 한다. 마치 "너 어제 그 이야기 어디서 들었어?" 하고 물었을 때 라디오에서 들은 경우의 대답처럼 깊은 명상의 상태에서 어떤 아이디어나 방법론이 영성 감각의 맨틀(지각 하층) 부위에서 솟아 올라온다는 것이다. 그냥 그러한 우리의 관념이 알기 어려운 차원이 좀 다른 감각의 세계가 있다는 가능성을 열어두고, 그것이 우리에게 실질적 도움이 되는지만 확인하면 될 것이다.

인간에게 도움이 되는 지진은 없다. 땅에서 지진을 예측해서 대비할 수 없는 재앙이듯 'Bogd'한 개인에게 오는 넘치는 행운은 우리들 누구도 경험치 못한 지구의 역사상 존재한 적이 없던 유토피아를 실제로 구현해 내게 된다. F. 스콧 피츠제럴드의 말처럼 한 명의 성인 같은 이가 애써 인류를 구하는 것과 도교에서의 사회는 그냥 바다처럼 늘 흐름대로 가는 것이기에 남이야 어찌 되든 말든 자기 수양만 하는 것, 이 두 가지는 정반대이지만, 도교적 개인 관점과 살신성인의 희생정신 모두가 고려할 부분이다.

가장 일어나서는 안 될 일이 도교적 관점의 훌륭한 업적을 이룬 이가 살신성인의 희생을 했는데 아무도 도움받은 이가 없는 경우일 것이다. 120세 무병장수의 프로그램을 개발했는데 어찌 보면 아프리카 토인이 원자폭탄 보듯이 스쳐 지나가는 것과 마찬가지라고나 할까? 인두로 목을 지지는 그래서 역사상 단 한 번으로 보이지만 실제 있었던 일의 근원적 흐름을 잘 명상해서 각자의 건강에 실질적 도움이 되었으면 한다. 눈에 보이는 것만이 다가 아니라는 겸양의 자세를 가져보자.

건강은 유약함의 조화에서 나온다

흔히 인간은 '털 없는 원숭이'라고 한다. 진화론적으로 그렇다. 호랑이나 사자의 경우 인간보다 그리 오래 살지는 못한다. 그리고 앞서 살펴본 바와 같이 인간은 대뇌피질에 탐닉성 공격 본능이 내재되어 있다[84]고 관찰되었다. 고대 잉카문명은 평화롭게 문명이 발달했음에도 스페인 제국주의에 수많은 사람이 학살당했다. 한 번도 외국을 침략한 적이 없다고 한 우리나라도 외세의 침입을 막다가 전사한 사람을 누적 인원으로 합치면 백만 명은 넘을 것이다.

밸브의 밸류(이온채널)를 다룬 장에서 수백조 개에 이르는 마이크로 밸브를 오랜 기간 안정적으로 사용하기 위해서는(장수하기 위해서는) 과긴장과 지나친 흥분이 궁극적 건강에는 극히 해롭다고 했다. 과거에는 상대방의 공격이 나의 죽음을 의미하기에 밤에도 보초를 서야 하고, 늘 과긴장할 필요가 있었다. 현대인들은 이제는 그러한 전쟁적 요소가 없어졌음에도 스스로 과긴장하는 스트

---

84 NPY를 기억하라.

레스가 자기 세포 밸브를 망가뜨리고 있다.

　물론 현대 사회에서도 외부적 긴장 요인이 있기는 하다. 하지만 현대의 긴장은 대인관계가 대부분의 원인이기에 화를 많이 내기보다는 상대방에게 온화하고 부드럽게 대하는 것이 더 좋은 결과를 낸다. 과거 원시시대의 돌도끼 문화에서는 큰소리치고 화를 내고, 위압적인 사람이 높은 자리를 차지하고 남들이 알아주었을 가능성이 높다. 현대에 와서 그런 사람은 오히려 외면당하고 성공하기가 어렵다. 현대인은 자기를 지배하려는 자를 경멸하거나 피하기 때문이다. 하지만, 지금도 전쟁 후유증이 인간의 잠재의식에 내재하여 사회 곳곳에 남아있고 여러 가지 정신적 질환이나 마약 문제 등을 사회적으로 일으킨다. 그리고 인문학적으로 가장 체계화된 이론이나 학설인 이즘(ism)은 캐피탈리즘(Capitalism)이다. 캐피탈리즘은 많은 생산성 향상을 통해 인류의 전반적 행복의 총량을 늘린 것도 사실이고 평균수명 증대에도 이바지한 측면도 분명하다. 한국 같은 경우도 60~70년대에 많던 길거리 거지도 거의 없어졌다. 그런데도 어떤 측면에서는 헬조선(지옥의 Hell+우리나라 Chosun의 합성어로 열심히 노력해도 살기 어려운 한국 사회를 부정적으로 이르는 말)이라고도 한다. 출산율이 전 세계 꼴찌 수준이고 자살률이 OECD 국가 중 1등이라는 여러 통계가 이를 말해 주고 있다.

합계 출산율이 0.7 정도면 거의 전쟁 수준이라고 보아야 한다. 우리나라는 6.25 전쟁통에도 또 전쟁 직후에도 인구는 늘어났다. 2025년 1분기 기준으로 합계출산율은 0.82로, 2022년 이후 가장 높은 수치를 보여주고 있으나 2015년 1.32에 비하면 회복될 기미가 별로 보이지 않는다.

오늘날 서유럽의 상류층 사람들은 자식을 의사 시키고 싶어 하지 않는다. 그러나, 현재 한국 사회에 초등학교 의대 열풍이 부는 것은 중산층 붕괴 현상이 심해지면서 비교적 안정적인 중상층(Upper-Middle Classes)이 될 가능성이 큰 것이 의사 직종이기 때문이다. 의사라는 직업이 중상층이 될 수 있는 사회는 정상은 아니다. 현직 의사들에게 자식을 의사 시키고 싶냐고 물으면 그 대답은 대부분 의사 시키고 싶지 않다고 한다. 돈은 상대적으로 더 벌지 몰라도 여러 가지 의료사고, 스트레스, 업무과잉 등으로 그리 큰 행복을 못 느끼고 있다는 것이다. 그렇다면 이보다 못한 다른 직종은 말할 필요도 없는 것이다.

한국은 세계 10대 경제 대국이다. 1980년대에 한국 사람들이 일본에 대해 느끼는 감정은 나라는 부자인데 국민은 가난하다는 것이었다. 지금의 한국도 그때의 일본과 비슷한 상황이다. 나라는 선진국이 되었는데 개인의 삶은 더 피폐해지고, 아이 키우기가 더 어려워졌다. 삶의 의미나 보람을 찾기가 어려워 술이나 마약 의존증 등이 더 늘고 있다. 노동소득만으로는 살기가 어려워 자본소득에 모든 사람이 매달리고 있다. 9급 공무원 경쟁률이 수십 대 일의 시대가 된 것인데, 정부에서는 이러다 나라가 망한다고 출산율을 올리기 위해 수십조 원을 쓰고도 답이 나오지 않자 70년대 독일에서 한국 광부를 모집하듯 해외 근로자를 대거 이입하는 것에서 해답을 찾고 있다. 이런 난리통이 지속되는데 평균수명이 120세까지 늘어나는 것이 무슨 큰 의미가 있을까 하는 생각이 든다.

건강과 사회문제는 떼려야 뗄 수 없는 관계성이 있다. 궁극적으로는 각 개인의 신체 건강과 사회성이 거의 동시에 이루어져야 한다. 故 공동철 씨는 도가의학의 원리를 바탕으로 '휼(恤)'이 '리(利)'를 만드는 '선비(仙比)'[85]문화 자본주의가 정답이라고 했다. 그는 그 방법론으로 궁극의 'sublime'한 세놀리틱으로 치매, 암, 중풍 같은 질병이 없으며 사람이 사람을 사랑하는(인간을 도구화하지 않는) 작은 마을을 구현해서 온 우주로 확산해야 한다는 생각으로 좀 더 구체적이고 바로 쓸 수 있는 솔루션을 찾기 위해 본인 몸에 과다한 실험을 한 결과 죽었다고 한다.

수많은 거대 악어가 총칼 없는 민가를 덮쳐 사람을 죽이는 것과 암과 치매 같은 질병이 인간의 존엄성을 갉아먹고 비참하게 하는

---

85 신선에 비유

것은 본질적으로 같다. 악어는 말로 해서 도망가지 않는다. 총으로 죽일 수밖에 없다. 치매를 없애는 프로그램은 총을 잘 다룰 수 있는 인간만이 누릴 수 있다. 그 기준이 'Bogd'이다. 사자성어로 한다면 '호구휼리'일 것이다. 훌륭한 'Bogd'한 사람은 '뒈지지' 않는다. 다만 매미처럼 모든 기능이 정지될 뿐이다.

취약성(Volnerablility)과『아함경』

대항해 시대에 인간은 바다 위에서 항해 도중 많이 죽었다. 그 원인은 괴혈병 때문인데 같은 배 안의 쥐들은 사람처럼 괴혈병에 걸리지 않는 이유가 쥐의 체내에서 생존에 꼭 필요한 비타민C를 합성하기 때문이다. 인간은 진화하다가 어느 시점에 비타민C 합성유전자가 있다가 없어졌다고 한다. 그 이유는 모른다. 진화론적으로는 생존에 유리하고 꼭 필요한 기능이 우연히 없어졌다는 것이다. 지적 설계론 관점에서는 인간은 처음부터 비타민C 합성을 체내에서 한 적이 없게 설계되었다고 본다. 고등한 인간이 왜 처음부터 비타민C 합성기능을 가지지 않게 태어났을까?

취약성(Volnerability)이 필요하기 때문이다. 제레미 리프킨(Jeremy Rifkin)[86] 같은 학자는 천국이나 유토피아에는 공감이란 감각이 존재하지 않을 것이라고 한다. 모든 개개인이 죽음도 고통도 투쟁도 없기에 모든 것이 완벽한 상태에서 굳이 번거롭게 타인을 신

---

86 1945~. 미국의 경제학자, 사회학자, 작가, 사회운동가. 미국 및 국제적 공공정책 수립에 영향을 미쳤으며 워싱턴 경제동향연구재단(Foundation on Economic Trends, FOET)의 설립자이자 이사장이다.

10장 궁극의 'Sublime'한 세놀리틱 감각의학은 各自가 覺者해야 한다

경 쓸 필요가 없기 때문이라고 한다. 한마디로 완벽함(불멸)은 공감의 구슬을 허용하지 않는다. 에스텔 페라레즈[87] 같은 이는 취약성을 보완해야 할 한계나 부족함이나 모자람이 아닌, 취약성이 주체 형성의 조건이며 인간의 모든 행동에 이 근원적인 취약성을 보호하고 돌보고 근원적 해결을 함께해야 하는 절대 요소로 보고 있다.

이러한 관점에서 인간은 자연에서 비타민C를 절대적으로 의존해야 하는 약점을 가지게 하였고, 인간보다 열등한 쥐 같은 동물들에게는 비타민C를 스스로 체내에서 합성케 하여 자연에 대한 의존도를 줄이게 하였다는 관점이다.

『아함경』[88]이라는 경전에서는 "늙고, 병들고, 죽음은 이 세상에 보내진 3명의 천사"라고까지 이야기하고 있다. "신은 인간에게 날개를 주지 않았다. 날개 없이 위로 나아가려면 어딘가를 밟아야만 한다"라는 문구 역시 날지 못하는 인간의 나약함을 이야기하고 있을뿐더러 역사상 인간은 어딘가를 밟는 대상을 같은 인간으로 보고 무수한 전쟁과 악을 행하는 속성이 있음도 대뇌 생리학적으로

---

87 철학자. 취약성을 보완해야 할 한계로만 고찰하는 전통적인 비판이론을 넘어, 취약성이 주체 형성의 조건이며, 이는 곧 행동, 보호, 돌봄에 대한 요청을 통한 새로운 정치적인 것의 발명으로 이어져야 함을 주장했다.

88 『阿含經』. 부파불교의 경전모음이다. '아함'의 뜻은 '전승된 가르침과 그 모음'이라는 뜻의 산스크리트어와 팔리어의 '아가마'의 음사어이다.

밝혀지고 있다.

인공지능을 자유자재로 부리고 소유한 인간과 그렇지 못한 후진국의 인간은 향후 아예 경쟁이 되지 않기에 선진국과 후진국의 격차는 더욱 벌어지고 개인과 개인 간의 격차 역시 더할 것이라고 보고 있다. 인간의 관념으로는 지구가 멸망하는 것이 여러 가지로 보면 당연하다. 일론 머스크가 화성에 우주기지를 건설하는데 수십조를 쓰려고 하는 것도 인류는 언제든 상호확증 파괴적 핵전쟁으로 망할 수 있는데, 이는 대화로 풀 수가 없는 일이기에 그냥 화성 이주가 더 확실한 정답이라고 보는 것이다. 2016년 알파고가 이세돌을 완벽히 이기기 시작했을 때, 이미 인간의 나약함 내지는 취약성으로 기계(생각하는 기계, AI)를 절대 못 이김이 입증되었다. 즉, 데카르트의 인간이 생각하기에 존엄하다는 명제도 깨진 것이다.

삶의 무게는 '천근만근'이라고 했다. 그 해결이 무게를 들어 올리는 기계가 아니라 '따끈따끈'한 인류의 '닷근닷근'한 가슴이라고 했다. 이를 현실 세계에서 구현한 의학이 AI의학이 절대 할 수 없는 '따끈따끈'한 평균수명 120세 의학이라고 이야기하는 것이다.

80년대에 '영구법'을 이야기한 선각자는 서양이 인간을 죽이는 무시무시한 '살인핵(殺人核)'을 개발했다면, 동양은 인간을 살리는 '활인핵(活人核)'을 개발해 내거나 과거의 숨은 의학을 고려청자 비법을 찾아내듯 찾아낼 것이라고 했다. 그 후 반세기 즉, 50여 년

이 지난 지금 그 프로그램이 거의 완성이 되었다. '따끈따끈'한 가슴을 가진 감각의학이 소립자 물리학을 이용한 중입자가속기를 훨씬 능가한 수준의 의학으로 실현 가능해진 것이다.

예전에도 이세돌은 알파고를 이기기가 쉽지 않았지만, 지금은 이세돌은 알파고를 절대 못 이긴다. 서양의 모든 AI의학은 치매 완치제를 찾아내지 못하지만, 감각의학은 알파고가 이세돌을 이긴 것과 다르게 의학 AI보다 치매 치료나 120세 장수 실현에 있어서 비교가 안 되는 압도적 우위를 보일 수밖에 없다.

사람이 사람을 사랑하고 느끼는 감각의학은 인간의 근원적 취약성을 현실적 사랑으로 치유케 하고, 반면 사람이 사람의 취약성을 노예화하고 이용하는 서구의 관념주의는 피곤한 경쟁으로 말미암아 천근만근의 질병과 노후의 괴로움만을 남길 것이다. 어떤 의학의 길을 갈지는 각자의 선택이고, 총체적 결과만이 말해 줄 것이다.

악마는 필요한 것이 하나도 없다. 오직 지배욕만 있다. 인간은 갓난아이만큼 취약한 면이 너무나 많다. 약육강식의 동물적 삶을 바탕으로 한 관념의학의 길이 바른지 인간의 필연적인 취약성을 공감각으로 서로의 심장을 공유하며 해결해 나갈지를 각자가 느끼고 확인하면 결국 깨닫게 될 것이라고 본다. 인간을 인간답게 하는 그 무엇만이 우리를 건강케 하지 않을까 싶다.

림프배독법

우리나라 말에 죽겠다는 표현이 많다. 웃겨 죽겠다, 배불러 죽겠다, 아파 죽겠다, 뜨거워 죽겠다, 짜증 나 죽겠다… 셀 수도 없이 죽겠다는 표현을 사용한다.

진화론적으로 보면 인간은 단세포에서부터 발전해 온 것으로 본다. 세균은 더러운 곳에서도 인간보다는 잘사는 경향이 있다. 진화론적으로는 살아남는 것만이 목적이고 가치이다. 그리고 인간을 살아남은 최고점의 상위 생물로 보고 있다. 사실 인간의 생존조건은 그리 강하지 않다. 더구나 치매, 암 같은 노화성 질환에는 대단히 취약한 면모를 보인다. 미국에서만 비만이라는 대사성 질환으로 한 해 40만 명이 죽는다. 비만은 그 원인이 인체 4가지 구성 성분(물, 단백질, 지방, 무기질) 중 하나인 지방이 많을 뿐인데 너무 많은 사람이 희생당하고 있다.

간에 지방이 침착되는 지방간이 있으면 지방간이 없는 사람보다 16.7배 간암에 잘 걸리는 것으로, 통계적으로 밝혀졌다. 하지만, 이런 간암치료제는 물론 지방간 치료제는 아직 없다. 즉, 암 예방 중의 하나가 지방간 치료인데 지방간 치료제조차도 없으니 암 예방은 아직도 먼 훗날의 일일 수밖에 없다. 이 책은 처음부터 끝까지 대사성 질환에 대한 이야기를 하고 있다.

세균은 ACD(Asymmetric Cell Division)을 이용해 노폐물을 해결했다. 이런 기본적인 필수 작용기전이 인간에게는 왜 사라진 것일까? 아니면 다른 무엇인가 대안이 있을까? 이것이 이 책에서 이해시키고자 하는 모체이다. 이 장의 서두에서 죽는다고 이야기하였다. 그중 하나가 답답해 죽겠다는 것이다.

답답하면 왜 죽을까? 대사성 질환은 일종의 '답답병'이라고 직감적으로 이해해야 한다. 얼굴에 면 보자기를 씌우고 보자기 위에 식용유를 부으면 공기를 마시지 못해서 사람은 숨 막혀 죽는다. 한 사람의 생명이나 하나의 세균이나 하나의 세포 역시 마찬가지이다. 사람은 숨통이 막히면 죽는다. 흔히 숨 막혀 죽겠다고들 한다. 숨 막혀 죽기 전 느낌이 답답해 죽겠다고 한다. 여기까지는 이해가 쉽다.

그러면 무엇이 우리를 답답하게 하는 것일까? 무엇인가가 우리를 막는 것인데 대개는 뭔가 더러운 것이 막는다. 흔히들 '드러워 못 해 먹겠다'고 하는 표현이 이와 관련이 있다. 집안의 구조를 이해하면 쉬울 것이다. 인간이 생활하는 집이 사용하지 못하게 되는 경우를 생각해 보면 쉬운 것이다. 집의 기본적이고 필수적인 기능은 비바람을 막고, 수돗물이 잘 나오고 하수도나 변기구조가 이상이 없어야 한다. 집안 관리를 안 하게 되면 발생하는 상황이 쓰레기와 대소변이다. 만약, 변기가 막힌 집은 일주일도 살기 힘들고 각종 오물로 파리 등 벌레가 생기고 더러운 상태가 지속되다 썩은 냄새 등으로 인간은 살 수가 없게 된다. 인간 역시 마찬가지이다. 소변을 며칠 못 보면 요독증으로 죽게 되듯 세포도 각종 대사 노폐물을 내보내야 한다. 물은 관을 통해 공급받지만, 물보다 소중한 공기는 관 없이 소통을 한다.

나이를 먹어서 오는 퇴행성관절염의 반원판 연골은 혈관이 없이 물질대사를 한다. 혈관이 없는 수정체도 마찬가지이다. 수도관보다 중요한 것이 공기의 흐름이듯 혈관이 없는 곳의 대사는 림프가 한다. 동물도 피는 냄새로 인지하지만, 림프는 인지하지 못하는 것처럼, 아직 인간은 림프의 병을 치료하는 방법을 모른다. 우리가 마시는 물은 주로 혈관으로 흐르고 우리가 먹는 지방성분 등은 달걀 흰자위 같은 점액질처럼 되어서 림프관 내를 흐른다고 이해하면 될 것이다. 그리고 세균의 ACD 같은 역할을 하는 것이 림프관이라고 생각하면 쉽게 이해될 것이다. 수많은 혈액검사가 이루어지고 있지만 림프액 검사는 거의 없는 실정이다. 자동차의 미션오일 필터, 엔진오일 필터와 공기가 드나드는 에어필터는 역할이 완전히 다르다. 단세포 세균의 ACD를 하나의 세포단위가 아닌 장기기능으로 발전시킨 것이 고등동물의 림프기관이다. 인간은 대사성 질환인 노화로 인한 질병 이외의 것들은 거의 정복을 해가고 있지만 마치 화산 속 분화구에는 들어가서 활용 못 하는 것처럼, 대다수의 대사성 질환의 핵심이며 기본인 임파를 치료하는 방법을 모르고 있다.

모든 대사성 질환의 핵심에 지질이 있다. 즉, 노화는 기승전결에서 '결' 부분에 '지(脂)'가 있는 것이다. 그리고 지질대사 기관이 림프선과 림프절임을 이해하고, 변비 환자가 변비를 고치듯 신진대사의 근본인 림프순환을 고치면 인류의 해묵은 문제가 낙뢰의 공포를 해결한 피뢰침에서 경우처럼 쉽고 가볍게 풀린다.

기타 파편들

현재 인간의 기술로는 치아에 생긴 치석을 부작용 없이 제거하는 약물이 없어서 치석은 치과에서 끌이나 그라인더로 갈아야 한다. 나이 먹어 생기는 동맥경화 역시 치석처럼 약물로는 제거 불가능하다. 치아는 눈에 보이니 그라인더로 치석을 갈아 낼 수 있지만, 전신에 분포하는 수만 킬로 길이의 모세혈관 속 치석 역할을 하는 노폐물을 제거하는 방법은 나노봇 외에는 그 해결책을 생각할 수 없기에 궁극적인 동맥경화의 치료제는 현재로서는 없다고 보는 것이 맞다. 진화론의 최정점에 있는 노화로 인해 생긴 좀비세포나 암세포를 부작용 없이 죽이는 세놀리틱 제제 개발은 기존의 의학계에서는 한계에 부딪혀 있다. 동맥경화 역시 마찬가지이기에 예방만이 최선이라고 기존 현대의학은 이야기한다.

동맥경화를 100% 예방할 수 있고, 체내의 노화세포, 만성염증, 당독소, 지질독소를 초기 단계에서 제거할 수 있다면 중풍, 심장질환, 각종 암, 치매 등의 질병이 예방되거나 치료된다. 그 외 나머지 질병일지라도 합병증이 관리되기 때문에 평균수명은 어렵지 않게 혁신적으로 늘어날 수밖에 없다. 병으로 죽을 이유가 사라지기 때문이다. 모든 병이 치유되거나 예방이 된다면 500살까지 살아야 함에도 평균적으로는 120세, 최대 150세 정도에는 질병이 없더라도 '잠든다'. 여기서 잠든다는 말은 고통스럽게 죽지 않고 그냥 아픈데 없이, 병든 곳 없이 졸리다가 '죽는다'는 것이다. 사실 대부분의 곤충은 내부장기에 질병이 없어도 죽는다. 마치 전기 코드 뽑아 놓은 선풍기처럼 정지한다. 그게 벌레 같은 하등생물의 죽음이다.

벌레의 죽음을 보건대 현재 인간의 죽음과 질병은 짐승만도 못한 것이 아니라 벌레만도 못한 면도 있다는 것이 분명한 현실이다. 현대의학에서도 스트레스는 만병의 근원이라고 이야기한다. 50세가 넘으면 화를 잘 내고 과긴장하는 사람은 유순한 스트레스를 받지 않는 사람보다 심근경색의 경우 5배 이상 유병률의 차이를 보인다는 연구 결과까지 있다. 그런 연유로 의사들은 상식적인 이야기를 할 수밖에 없다.

'기악명상(棄惡瞑想)'이라는 말이 있다. 일반적인 명상은 마음을 비우고 아무 생각도 하지 않는 것으로 알려져 있다. 명상에서 '명상'(요즘 유행하는 '불멍' 같은 것도 하나의 명상이다), 그냥 무념무상 아무 생각도 하지 않는 것도 명상의 하나이다. 모든 것을 잊어버리는 치매 환자 같은 상태도 좋은 명상이기는 하다. 기악명상도 명상의 본질이다. 치매 환자가 암에 걸리지 않는 것이 어느 정도

증명이 되어 있지만, 바보가 된 들 무념무상의 달인이 된 들 궁극적인 장수를 누린 사람은 거의 없다.

휘어진 굵은 철삿줄은 반대 방향으로 구부려 주어야 펴진다. 가만히 놔둔다고 펴지지 않는다. 물론 용수철은 놔두어도 원상 복구가 되듯이 인간은 회복 탄력성(자가치유력)이 있어서 무념무상만으로도 원상 복구가 되는 경우도 많이 있다. 기악명상은 단순한 무념무상이 아닌 적극적 교정을 위해서 망가진 방향의 반대로의 생각을 해보는, 좀 더 다른 방향의 차원 높은 명상이다.

그리고 우리는 자연의 이치나 법칙과 필연의 현상을 종합적이고 복합적으로 이해함과 동시에 그 이상의 감각을 가져야 한다. 감각을 가져야 한다는 의미를 잠깐 생각해 보자. 자전거나 수영은 이론만으로 익힐 수 없다. 처음 타는 자전거는 넘어지며 배우고 수영 역시 마찬가지로 허우적거리며 배우게 된다. 자전거는 감각으로 익힌다. 인간은 달리는 것보다는 서 있을 때 넘어지지 않는다. 서 있는 것이 달리는 것보다는 덜 힘들다. 하지만 자전거는 다르다. 자전거에 타고 달리지 않고 좌우 균형을 잡는 것은 자전거로 달리는 것보다 수십 배 이상 힘이 더 든다. 그래서 자전거 타기를 배우는 것은 감각을 훈련하는 것이다.

동결면역치료

　오른쪽 팔뼈에 골육종이 생겼다면 당연히 오른팔을 잘라내야 한다. 우리 몸을 섭씨 영하 200도의 찬 공기 안에 얼려 죽지 않을 정도로 들어갔다 나오기를 반복하면 몸의 기능이 회복된다는 강냉자극 요법에 대한 이야기하고자 한다.

　목에 불을 달군 인두를 지지는 것과 같은 거의 고문에 가까운 영구법(靈灸法)의 실제와 효과를 살펴본 것처럼, 동결 면역의학은 어찌 보면 원시 야만의학에 본질적으로 가까운 의학이다. 만일 한국에서 골육종에 걸린 사람의 뼈를 근육에서 완전히 분리한 후 영하 196도의 액체질소에 담가 모든 세포를 얼려 죽이는 방법을 시행한다면 그야말로 사람을 동태로 만드는 원시적인 방법이라고 비난할 수 있을 것이다. 더군다나 이 방법이 왜 효과가 있는지도 메커니즘조차 아직 밝혀지지 않았다. 하지만 이유 여하를 막론하고 이런 황당한 치료법을 개발해서 시행했더니 암의 전이가 멈추거나 암의 크기가 축소되어 암에서 완치되는 경우가 있다는 것을 일본의 가나자와 대학의 쓰치야 히도유키 교수가 발견해 내서 골육종암치료법으로 활용하여 많은 환자가 그 효과를 보고 있다.

이 치료법을 개발한 사람은 도대체 최초의 착안을 어떻게 했을까? 인두로 지지고, 쑥불로 태우고, 영하 196도의 액체질소에 담그고, 죽을 만큼의 구토를 유발하는 약물을 쓰고, 액체질소에 20분 아닌 2시간을 담그면 완전히 뼈가 죽어버리는 것처럼, 강자극 약물요법은 그 용량을 잘못 맞추면 유효량을 초과하면 환자가 죽을 수도 있다. 이런 위험이 따르지만, 호르메시스적인 약물요법은 수술로도 완치가 안 되는 질병을 완치시키는 경우가 많다. 이러한데도, 동양의학의 역사적인 특성상 1%라도 리스크가 있다면 훌륭한 치료법이라 할지라도 사장되거나 그 맥이 이어지지 않는 경우가 많다. 이제 우리는 일본이 동결 면역치료를 발전시켜 내듯이 100명 중 99명 이상의 치매를 예방하거나 완치시킬 수 있다면 1명 정도의 리스크는 감수해야 하는 상황에 놓인 것이다. 사실 호르메시스적 약물요법은 상대적으로 부작용이 거의 없는 방법이다.

밸브의 밸류(Valve's value) 장에서 설명한 세포 채널을 원활히 할 자극일 뿐이다. 채널이 막혀 죽음을 기다리는 사람은 사실 언제든 죽을 수 있다. 이런 상황의 죽을 수밖에 없는 사람을 호르메시스적 약물요법은 많은 경우 환자를 살려내거나 수명을 연장할 수 있고, 죽더라도 큰 고통 없이 삶을 마무리할 수 있도록 하는 현실적으로 가장 유용한 방법이다. 유효율의 범위도 일본의 동결

면역요법보다 수십 배, 수백 배 정도 이상으로 범위가 넓다. 감각 생명 의학은 지금껏 나온 의학 중 가장 현실적이면서 궁극적 의학임에 틀림이 없다. 다만 우리 개인의 관념이 현실에 의해 주어진 관념의 벽을 넘지 못하고 있기에 '各自'가 '覺者'가 되어 깨달은 개인이라는 우주가 많아질 때, 점점 그 영역이 넓어져 모든 인류가 활력 120세 평균수명을 사는 그날이 틀림없이 올 것이다.

일본에서 개발된 동결 면역요법은 보는 관점에 따라 첨단의학일 수도 있지만 그 방법의 기괴함은 원시 야만의학과도 상통하는 면이 있다. 화타가 조조에게 뇌수술을 제안했을 당시 뇌수술은 지금 일본에서 개발한 동결 면역요법과 다름없는 취급을 받았을 것이다. 21세기 조조가 골육종에 걸려 동결 면역요법을 위해 뼈를 몸에서 분리해 내 영하 196도로 얼려서 치료한다고 하면 그 치료자를 미친 사람 취급하고 화타처럼 죽였을 것이다. 원시 야만의학과 첨단의학은 그 발상적 기이함이 크게 다르지 않다.

비슷한 예를 하나 더 든다면 이집트에서 전쟁하던 유럽 군인들이 사막에서 심한 원인 미상의 설사병으로 죽어가고 있을 때 누군가가 낙타 똥을 먹으면 낫는다고 하기에 어차피 죽을 바에 이판사판의 생각으로 낙타 똥을 먹었더니 많은 사람이 치료되어 죽지 않게 되었다. 그 후 연구를 해보니 낙타 똥에 있던 어떤 유익균이 이질균을 억제하는 기전이 있다는 것이 밝혀졌다. 개똥도 약에 쓸려면 없다는 속담이 낙타 똥에서만큼은 예외였다. 또한, TOG(Tear of God Cold, 누애요법)요법도 원시 야만보다 더 상위개념인 양자의학적 방법으로 큰 효과가 실제로 있지만, 눈물은 과학적으로는 그냥 생리식염수에 불과하다. 그러나, 그 느낌이나 효과가 동결 면역요법과 비슷한 반응을 보이는 측면이 있다.

동결 면역요법은 암에 걸린 뼈까지 얼려 죽이는 치료방법으로 전신의 면역력을 회복시키는 기전이라면 죽음의 추위를 동반한다는 것이 놀라운 일이 아닐 수 없다. 이는 구스탈레 같은 소녀에게 사용한 극히 희귀한 인두요법도 아니고, 영구법처럼 보기에 따라서는 다소 고문 같은 방법도 아니다. 지금까지 전 세계적으로 양자의학적 면역치료법이 확립된 것은 없다. 인간 몸이 양자 생리학적으로 작동한다는 것도 아직은 현실화하지 않은 미래의학인 정도이다. 명상이 암치료에 수명연장 효과가 있다는 것은 과학적으로 입증되어 있다. 양자의학에서는 명상기법을 양자적 관점에서 설명하고 있기 때문이다.

아직 우리는 극저온 요법이나 극저온 감각이 왜 우리 몸에 치유반응이 일어나는지 모른다. 다만 분명한 것은 우리는 아직도 나이 먹어서 생기는 만성통증의 원인조차도 모른다는 것이다. 조선에서 먼저 개발된 은제련법은 조선에서는 사장되었지만, 일본으로 건너가 일본을 부강한 나라로 만들었다. 조선이 은제련법을 사장한 이유는 돈을 국가가 많이 벌게 되면 도덕적인 해이가 온다는 유교적인 이유에서였다. 일본에서는 동결 면역요법으로 골육종암 환자를 치료하고 있음에도 사회적으로나 법적으로 규제를 받지 않는 반면, 영구법이나 누애요법을 개발한 많은 이 땅의 의과학자나 종교인들이 감옥에 가고 치료법이 매몰되고 있는 현실은 무엇이라고 말해야 할까? 이는 분명 이 시대가 낳은 현대판 신유박해이고 분서갱유임이 틀림없다.

원시의 야만의학, 허황한 종교의학, 미래의 양자의학

『만들어진 신』의 저자, 리처드 도킨스는 종교적 의학이나 관념의 폐해를 논리적으로 반박하기 어렵게 비판했다. 페스트가 창궐하던 시기에 신의 구호를 바라는 종교모임은 오히려 질병의 창궐을 촉진했고, 엉뚱한 마녀사냥으로 많은 사람들이 죽음을 맞이했기 때문이다. 기존 종교에서 인간 존재의 목적은 신을 찬양하는 것이라고 한다. 이런 신본주의를 깨고 인간 중심으로 넘어온 휴머니즘은 많은 분야에서 거듭된 발전을 가져온 측면이 있지만 기존의 과학으로는 인간은 그저 IQ가 좋은 동물일 뿐이다.

인간의 궁극적 행복을 위해서 질병의 고통과 전쟁 같은 지옥의 상황을 막거나 피해야 함에도 현실은 그저 그렇지 못한 면이 많다. 인체의 세포막이나 미토콘드리아의 막에서 일어나는 신진대사는 자동차 밸브의 여닫음에 비유하면 세포 하나당 매초 1천만 개 이상의 ATP가 만들어져 쓰인다고 한다. 단백질 대사 또한 공기 속의 질소를 식물의 뿌리에 공생하는 박테리아들이 암모니아 형태로 변형시켜 식물에 공급하고 식물은 이를 원료로 아미노산을 만들고 인간이나 동물은 이를 바탕으로 단백질을 만들어 심장 근육 등이 움직이게 한다. 우리가 대사성 질환이라고 하는 신진대사의 기원 물질은 공기다. 우리 인류는 합성비료를 통해 막대한 식량 증진을 이루었지만, 뿌리혹박테리아의 질소고정 효율과 비교하면 그 효율성이 수백 배 이상 차이가 난다. 즉, 엽록소가 하는 광합성을 인간의 공학으로는 재현해 내지 못하고 있다. 엽록소 하나하나가 양자효율로 움직이는데 인간은 아직 양자효율의 비밀을 모르기 때문이다. 우리가 먹는 한 수저의 밥과 달걀 하나에 엄청난 양자역학이 적용되어 있다는 것이다. 이런 음식이 체내에 들어와서 ATP로 움직이는 데는, 전자의 움직임인 산화, 환원 반응이 일어나는데 이런 전자전달계의 반응에서는 분자끼리의 거리가 원자 지름의 수십 배인 경우가 있지만 전자는 엄청난 속도로 움직이며 대사하고 있다. 여기에는 양자역학의 터널효과 외에는 설명할 수 없다고 추정된다.

원시의 야만의학으로 몰린 쑥을 지지는 요법인 영구법이 현재 국내에서는 거의 사장되었다. 지금은 시술하지 않는 금침요법이라는 것도 있었다. 순도 99.99% 이상의 순금을 실처럼 가늘게 잘라 침놓는 경혈 자리에 집어넣는 방법이다. 나이를 먹으면 생기는 하지 무력증 등에 효과가 큰 편이다. 만성 디스크 통증 등에 효과가 있었지만, 이것 역시 기전이 명확하지 않아서 체내 이물질을 집어넣는 고대 연금술처럼 미신 같은 의학으로 취급받아 사장되었다.

최근 현대 물리학에서 금의 전자는 빛의 60% 정도의 초고속으로 움직이는 것이 입증되었다. 빛의 속도에 가까울수록 공간의 휘어짐이 나타난다는 상대성이론을 적용해야 설명할 수 있다는 이야기이다. 우리가 손으로 마사지할 때 피부 표면의 잔잔한 진동이 빠를수록 효과가 미세하게 강할 수 있다.

그렇다면 금덩어리에서 나오는 빛의 속도에 가까운 전자의 흐름은 인체의 양자물리학적 세포 터널효과를 활성화할 수 있다. 과거에는 심리적인 플라세보 정도로 여겨졌던 금침요법이 양자의학적인 효과가 있을 수 있다는 기본이론이 밝혀졌기에 지금이라도 사장된 분야이지만 되살릴 필요가 있다. 원인도 모르고 근본적인 치료법도 없는 루게릭병 등에 활용하면 큰 효과를 볼 수 있기 때문이다.

사실 호르메시스적 방법의 메커니즘도 명확하지 않다. 그런저런 이유로 의학은 현상학일 수밖에 없어서 대체의학 분야가 그나마 인정받는 것이다. 우리는 이 책에서 여러 가지 각도로 감각의학의 유효성과 놀라운 효과를 이야기해 왔다. 왜냐하면 그 정확한 메커니즘을 알 수 없는 부분이 너무 많기 때문이다.

모든 스마트폰은 전기, 전자의 작용이다. 인체의 신호전달 정보

체계는 배선이 없이 무선으로 움직이는 스마트폰보다 수십만 배이상 복잡한 생명 시스템이다. 그러기에 대사성 질병을 정복하고, 종국에는 120세까지 건강을 유지하게 시킬 확실한 방법을 못 찾는 것이다. 그러기에 인명은 재천이라는 다소 허망한 수명론만 있을 뿐이다.

우리는 광합성의 양자적 이론을 모르고도 농사를 지었고, 하버·보슈법보다 훨씬 양자적으로 정교한 공기 중 질소를 고정하는 방법을 모르고도 근육을 유지해 왔다. 누애요법은 일본에서 개발한 동결면역요법보다 큰 효과가 있다. 그 과학적 기전은 미래의 완성된 양자의학이 밝혀줄 것이다.

폴 데이비스는 기계 속의 악마를 주장했다면 우리는 자비의 눈물 속의 신의 사랑이 치유의 근원 에너지임을 실증하고자 할 수 있겠다. 큰 사랑의 눈물만이 우리의 대사성 질환의 막힘을 느슨하게 풀어줄 수 있기 때문일 것이다. 우리를 질병의 고통에서 풀어주는 것은 그 기본이 완벽한 이완이고, 완벽한 이완은 대사순환 해결의 근원이다. 풀 한 포기에 양자의 흐름이 내재하여 작동하고 있다. 한 포기의 천남성도 양자적 풀림 상태에서 자연의 이치에 맞게 잘 쓰면 천남성이라는 이름처럼 하늘의 북극성이 남쪽으로 인간에게 내려와 극적인 치유 효과를 나타낸다. 한 포기의 풀, 자애가 담긴 눈물이 실증적 기적을 이루어 낸다.

인명은 재천이라는 말은 어쩌면 인간이 할 수 있는 것이 없다는 무력감을 표현한 것일 것이다. 아직 책임질 수 있는 절대적 장수법이 없다는 방증이기도 하다. 이 시점에서 우리가 수명을 증가시키기 위해서 하늘을 움직이면 된다는 능동적인 생각을 해볼 필요가 있다. 하늘을 움직인다는 말은 얼핏 황당한 이야기일 수도 있다. 동양학에서는 진인이라는 개념이 있고 서양에서는 페르소나라는 개념이 이와 유사한 것이라 보인다. 페르소나의 본질적인 뜻은 지혜와 자유의사를 갖는 독립된 인격의 실체라는 뜻이고 진인은 말 그대로 심신이 진리적인 사람이라는 뜻이다. 페르소나는 perfect와 son의 함축적인 의미가 있다. son은 신의 자식이라는 뜻이다. 온전한 신의 자식이나 진인은 완전한 건강과 장수를 당연히 누리게 된다.

아직 인간은 궁극적 행복의 기본인 건강한 120세의 노후 건강 관리법과 전쟁 없는 유토피아를 만드는 방법을 모르거나, 알지만 실천하지 못하고 있다. 인간 문제의 상당 부분은 지나친 격차에서 오는 문제가 많다. 코끼리는 어미 잃은 새끼 코끼리도 무리에서 잘 키운다. 현실 사회에서 고아의 삶은 절대적으로 평균의 삶을 살기가 극히 어렵다. 많은 인문학자나 철학자, 종교가들이 실천적 나눔을 이야기하지만, 현실은 그렇지 않다. 인명은 재천이라면 하늘을 움직이는 것은 지성이면 감천이라고 하늘의 섭리를 잘 알고 이를 인체에 적용하면 된다. 하늘의 섭리(攝理)라는 한자에는 귀(耳)가 3개 있다. 동물적인 소리를 듣는 것이 하나라면 과학적인 의미를 들으라는 현대 지성의 개념이 두 번째 들음이고 영지주의적 들음이 그 세 번째일 것이다.

인간의 지성으로 구현한 광합성과 단백질합성의 기본은 하버 · 보슈법이지만, 광합성의 효율을 재현하지 못하고 있고 질소고정도 인류가 사용하는 전기의 2%를 이 질소고정에 쓰고 있을 만큼 비효율적이다. 자연계의 박테리아는 그것의 극히 일부분의 에너지만으로도 이 공기 내 질소고정 작업을 해내고 있다. 이것을 설명할 방법은 양자이론으로만 가능할 것이다.

우리 몸의 세포는 실제 양자적 대사를 하고 있다는 것이 분명하다. 양자 터널효과가 그 실사례 중의 하나이다. 인간이 자연 속의 식물과 미생물의 양자 합성을 이용해서 에너지 대사를 하듯 면역 대사 또한 양자적 자연 속에 있음이 분명하다.

우리는 이 책의 서두에서 질병 치료와 장수법에 노폐물의 제거가 핵심임을 이야기했다. 현대 물리학과 생물학은 광합성과 이를 역순으로 하는 세포 내 대사 중 양자 터널효과가 모두 양자 차원의 복잡계라고 보고 있다. 세포 내 노화에 의한 불순물도 역시 양자적 분해에 의해서만 해결할 수 있다.

호르메시스적 치료의 이해가 난해한 것은 우리가 양자적 방법론을 모르기 때문이다. 오케스트라 지휘자를 마에스트로라고 존중한다. 각각의 악기의 흐름을 파악하고 조정하는 것은 아주 정교한 컴퓨터로도 하기 어려운 일이다. 인체의 세포 밸브를 조절해 내는 전자의 대사는 자동차 흡배기 밸브 조정보다 수십억 배 이상 복잡하다. 아인슈타인은 이러한 복잡하고 정교한 시스템과 원리의 이면에는 뭔가가 있을 수밖에 없다고 보았다.

기존 진화론은 눈먼 시계공의 비유처럼 그냥 시계 부속이 수십억 년의 시간 속에 조립된 것이라 본다. 하지만 생명의 신비는 상온 양자 광합성을 하는 하나의 풀잎이나 질소의 단백질화를 인간이 흉내내지 못할 고효율로 완성하는 박테리아에게서도 확인할 수 있다. 이런 엄청난 지성적인 산물이 무작위 확률적 조립만으로 절대 생겨날 수 없을 것이다. 아직도 우리가 모르는 무언가가 많이 존재하는 것이다.

인류는 빈부격차라는 인문학적 문제는 해결하지 못했지만, 배고픔의 문제는 해결했다. 절대 빈곤은 해결한 셈이다. 그 결과로 과거 어느 때보다 많은 인류가 지구에 생존하게 되었다. 물론 아프리카 같은 빈곤국에서 기아로 아직 고통받는 이들도 있지만 선진국에서 버리는 음식만으로도 나눌 방법을 인문학적으로 풀 수 있다면 해결할 수 있는 문제다. '위고비'라는 비만약의 수익만으로도 잘 나누면 절대 빈곤은 해결되리라는 것은 누구나 알 수 있다.

인공지능이 개발되었다면 인공도덕, 인공신학은 왜 나오지 않을까? AI가 많은 의약품을 개발한다고 한들 궁극적 생명의 장수법을 찾아낼 수 있을까? 양자컴퓨터 연구가들은 양자컴퓨터가 활성화되면 해결이 될 거라고 하는데, 아마도 안 될 가능성이 매우 크다.

생명의 비밀이 풀리면, 기계를 역분해 하듯이, 부모가 자식을 낳듯 거꾸로 자식이 죽은 부모도 만들어 낼 수 있다. 원인과 결과를 상호순환적으로 만들어 내는 기계공학적 관점을 모든 분야에 적응해 만들어 내려는 것이 인간의 속성이기 때문에 가능할 것이다. 마치 원자력의 속성으로 원자폭탄을 만들었듯 말이다. 하지만 어쩌면 인간은 원자폭탄이나 양자컴퓨터보다 더 복잡하고 숭고한 존재이다. 인명은 재천이고, 지성이면 감천이라는 말은 막연한 감성적 표현이다. 그렇다면 다음의 서사는 어떨까?

큰일을 위해서 언제라도 자기 육체의 안락함과 생명까지도 내던질 마음가짐이 없는 자는 아무 가치도 없는 인간이다. 루스벨트 대통령의 말이다. 우리 인류가 겪고 있는 암성통증이나 당뇨병으로 인한 족부궤양으로 하지 절단이 빈번하지만, 현대의학으로도 그 궁극적 치유법은 아직 모른다. 칼 융 집안의 인두요법이나, 쑥고문으로 오해받은 영구법, 동결면역법, 천남성 요법은 그 기원이 문제해결을 위한 내던짐의 자세에서 온 방법들이다.

물에 빠진 사람을 구하는 사람은 자칫 같은 급류에 휩쓸려 같이 죽을 수도 있다. 인두로 목을 지지고, 쑥불로 몸을 태우고, 잘못 먹으면 죽을 수 있는 약초요법들은 전쟁터 사형대 앞의 포로들을 탈출시키는 방법이기 때문에 구하려고 하는 사람이나 탈출하려고 하는 포로나 모두 100% 안전하기는 어렵다. 인간다운 죽음과 병마에 고문당하다 비참한 최후를 맞는 '되지는' 상황은 다르다. 생명은 사실 막연히 존엄하지 않다. 생명은 실제로 엄청난 양자 복잡성을 뛰어넘는 가치적 결과물로 존재한다. 모든 생물 중 그 가치가 인간이 가장 존엄하다. 만물의 영장이라는 감각 때문이다. 지식적으로 만물의 영장에 대한 설명을 AI에게 물으면 뭐라고 할까? 팔만대장경을 이야기하고 천사의 말을 하더라도 느끼기 어려운 표현이다. 궁극적 사랑의 객관적 표현이 만물의 영장이라는 표현이기 때문이다.

전기자동차를 움직이는 것이 배터리라면 인간의 양자적 세포전자 활동은 양자 포괄적 사랑 에너지일 수 있고 자연의 이치와 치유자의 사랑과 치료받는 자의 이완은 극한의 질병에 있어서 대개 궁극의 효과를 나타내는 경우가 많다.

누구나 120세에서 150세를 사는 방법은 체내 노폐물 제거라고 이제 이해했을 것이다. 2025년 현재 100세에 도달한 한국인은 약 2,600명 정도이다.

기본적인 노화물질도 제거하지 못하고도 한국에서 2,600명의 100세 노인이 새로 생긴 것만 해도 대단한 것이다. 즉, 옷을 전혀 빨지 않고도 묶은 때를 지닌 채로 100년을 입었다는 것과 마찬가지이다. 이를 닦지 않고 치아가 100년을 간다는 것과 같다면 치아를 닦아주는 것만으로도 우리는 누구나 필연적으로 120~150세를 살 수 있다는 것이다. 그 문제는 이 노폐물이 극히 양자적 미시세계에서 일어나기에 이 양자의학적으로 침착된 독소를 제거하는 방법을 찾는 것이 기존 의학으로는 거의 불가능하다. 그리고 당혹스럽게 영하 190도 정도 특수상황의 자극 등이 그때그때의 상황에 따라 효과가 있다는 것인데, 궁극적 방법의 1% 정도에 그치는 정도이다.

　즉, 우리는 빙산의 일각도 아닌 빙산의 0.1% 정도도 보지 못하고 있을 수도 있다. 영하 190도 정도로 몸 일부를 얼려 죽이며 나머지 몸이 활성화된다는 기전도 모르는 현상만을 경험한 정도이다. 맑은 공기가 많은 숲속이나 바닷가에 사는 사람의 수명이 도시에 사는 이들보다 평균 몇 년 이상 늘어나는 현상은 입증이 되었고, 이는 단순하게 공기가 깨끗한 것이 아닌 나무에서 만들어내는 피톤치드의 영향도 많음이 밝혀지고 있고 피톤치드에서 치드는 죽이는 성질이다. 나무의 치드 성분은 곰팡이 등을 죽이는 성질이다. 노화세포를 죽이는 세놀리틱도 결국은 피톤치드처럼 우리 몸의 일부를 영하 190도의 동결면역처럼 성분보다는 체내 체온중추를 극한 상태의 자극을 통해 활성화함으로 기능하는 것이다. 그리고 이 치드 원리는 실험실의 성분분석이나 테스트보다는 감각에 의해 발생한다. 그리고 이것은 기전을 이해하기가 어렵지만 다분히 양자적 속성을 가지고 있다고 볼 수밖에 없다.

이런 감각의학의 양자적 속성을 이해하기 위한 하나의 예를 들자면 웃음요법이다. 포복 졸도할 정도의 웃음이 나면 전신의 내부 장기나 신경세포들이 먼지 털리듯 진동이나 마사지 효과가 나서 신진대사 활동이 일어나 치유에 도움이 되고 여러 가지 몸에 좋은 면역 호르몬이 나온다.

그렇게 사람을 웃기는 약은 세상에 없다. 그냥 마음이 문제지만 대개의 중병환자는 그렇게 웃지 못한다. 동결면역도 액체질소를 쓰지 않고 그냥 소름이 돋고 몸이 덜덜 떨릴 정도의 추위를 느끼게만 하면 전신의 노화세포가 죽고 체내 노폐물이 제거된다. 동결면역의 실제적 도구는 액체질소이다. 뼈는 액체질소에 담글 수 있지만 체내 장기에 액체질소에 넣은 것과 같은 냉기를 주는 방법은 우리의 노화면역을 젊게 복구시킨다. 우리가 실제로 본 누애요법이 그랬다.

문학적으로 피 끓는 청춘의 뜨거운 피라고 하는 서사처럼 흔히 감동의 눈물을 뜨거운 눈물이라고 하지만 눈물 온도는 체온과 같다. 그런데, 아주 논리적으로는 기괴하지만, 실제적 효과는 동결 면역 방법 이상의 황당한 반응과 효과를 보이는 누애요법은 도대체 어떻게 설명하고 과연 현대인은 어떻게 받아들일 수 있을까?

중요한 것은 대단한 효과가 있다는 것이다. 느끼는 반응 또한 명징하다. 이 치료의 경이로움은 관성의 법칙을 무시하고 자유자재로 움직이는 UFO를 보는 것과 비슷하다. 그리고, 대개의 노인성 무력증과 원인을 모르거나 알고도 대책이 없는 암성통증, 극심한 편두통, 관절염 등 현대인을 괴롭히는 귀신같은 통증들을 잡아낸다는 것이다.

우리를 병이 나을 정도로 웃게 하고 영하 190도로 액체질소를 혈관에 넣은 듯한 동결면역의 느낌을 주는 사랑의 눈물은 도대체 무엇이라고 설명할 수 있을까?

아인슈타인은 자신이 신에 대해 알아챈 이유는 우주에 대한 경이로움 덕분이라고 말했다. "우리가 경험할 수 있는 가장 아름다운 감정은 신비로움이다. 그것은 진정한 예술과 과학의 요람에 있는 근본적 감정이다. 이 감정에 낯선 사람, 더 이상 경이로움과 경외감에 사로잡힐 수 없는 사람은 꺼진 촛불처럼 죽은 것이나 다름없다."

달라이 라마는 우리는 항상 사실과 일치하는 견해를 채택해야 한다고 말했다. 즉, 달라이 라마는 현실, 특히 인체는 믿음, 과학,

신비가 융합되면서 치유가 일어난다는 것이다. 우리는 노인성 만성질환과 장수법에 대해 이 놀라운 감각의학을 잘 인식하여 받아들이면 누구나 평균수명 120~150세를 아프지 않고서 누릴 수 있다고 확신해 본다.

골프와 장수의 명징성

골프는 건강과 자본 산업이 얽혀 있는 총체적 운동이다. 별 운동도 되지 않는 사치스러운 귀족 운동으로 여겨지기도 하지만, 파크골프의 경우 노인들의 건강과 사교에 도움을 주는 서민 친화적 운동으로 여겨져, 최근 국내에서 파크골프의 붐이 일고 있다. 또한, 일부 문학인들은 골프가 道에 해당하는 진리가 숨어 있다고 보기도 한다. 분명한 것은 골프 역시 노화에 따른 퇴행이 심해지는 스포츠이다. 다른 운동과 달리 에이지 슈터(Age shooter)라는 용어까지 있을 정도이다. 에이지 슈터란 나이만큼 타수를 치는 기준점이다. 합리적이게도 나이를 고려한 적정도를 설정하기에 어떤 운동보다도 보완점을 잘 갖추고 있다.

인간은 평균수명 100세에 도달할 수 있는 확률이 매우 낮다. 주변 친인척 노인들 100명 중 100세 넘어 살고 있는 사람이 몇 명이나 있는지 살펴보면 거의 한 명도 되지 않는 경우가 대부분이다. 100세가 되면 잘 걷기조차 힘든 경우가 많은데, 100세가 되어서

에이지 슈터인 100타를 친다는 것은 축구에 비유하면 페널티킥을 차서 골인시킬 가능성이 높은 것과 유사한 표현이다. 지팡이를 짚지 않고 찬 공이 어느 정도 힘차게 날아간다는 의미이기 때문에, 이는 완벽한 活力 노후 건강 상태가 되기 전에는 거의 불가능하다는 의미이다. 흥미로운 것은 골프를 잘 치는 방법과 장수하는 방법의 이론이 유사하게 복잡하다는 점이다. 골프를 잘 치기 위한 개발적 이론이 실제로 수백 가지가 넘고, 장수에 관련된 건강법도 수백 가지가 넘는다. 하지만 실제로, 100세에 축구를 하거나 골프를 100타 치는 사람이 드물고, 100세에 건강하게 활동하는 노인도 드문 것이 현실이다.

이미 컴퓨터가 인간의 산술 능력을 따라잡은 지 오래되었지만, 인간의 생명공학은 평균수명 100세에 이르는 방법을 전혀 찾지 못하고 있는 것이 현실이다. 골프는 말이 필요 없는 결과론적인 현상학적인 스포츠이다. 평균 100세 장수 역시, 이론보다는 현실이다. 故 공동철 씨가 초석을 다진 Superb Senolytics은 빠르면 2~3주 안에 노인들에게 活力을 주기도 한다. 스위치 오프 된 전기 배선을 스위치 온 시키는 것 같이 심각한 기저질환이 없는 단순 무력증의 경우 일주일 만에 활력이 나기도 한다.

골프의 한국적 유사 운동은 자치기나 물수제비 뜨기 동작과 유사하다. 자치기는 순간적 균형 동작의 추구이기에 골프의 임팩트와 비슷하다. 골프를 일부 귀족층의 전유물로 보는 것은 자동차를 사치재로 보는 면과 비슷할 수도 있다. 과거에 자동차는 집 한채 가격이었지만 지금은 가격 또한 일부 슈퍼카(Super Car)를 제외하고는 많이 대중화된 것처럼, 골프 역시 지금은 대중화된 면이 있다. 골프를 잘 치려면, 이론보다는 실제가 중요하다. 장수 역시 마찬가지이다. 그러나, 시중에는 정반대의 이론들도 공존한다. '물도 많이 마시는 편이 좋다'에서 그렇지 않다고 보는 견해도 있고, 커피, 지방, 섬유소 섭취, 운동요법도 상충되는 많은 견해가 있다. '사공이 많으면 배가 산으로 간다'라는 이론만 따지다가는 아무것도 할 수 없는 것과 마찬가지이다.

세놀리틱 제제의 경우, 운동요법과 같이 호르메시스(Hormesis)라는 자극의 정도가 개인마다 다를 수 있다. 생체나이가 100세 전후의 노인들은 자다가도 죽는 경우가 있다. 100세 전후의 노인이 골프를 친다면 언제든 골프장에서 활동 중에 죽을 수도 있다. 중환자실에서 각종 진통제를 맞다가 죽는 경우와 걷다 움직이며 신나게 골프를 즐기다 아픔 없이 죽는 경우를 비교하면 후자가 분명히 나을 것이다. 100세에 골프 100타를 치기는 여러 가지 복합적인 요소가 필요하다. 정신적, 사회적, 육체적, 영적인 4대 요소가 복합된 결과물일 수 있다. 사람마다 노력해야 할 약한 부분(Weakpoint)이 모두 다를 수 있다. 그럼에도 타수(打數)라는 장수는 거의 측정 가능한 동일한 결과물로 추정이 가능하다는 기준 결과물이 존재한다.

> 88세에 팔팔하게 88타(打),
> 100세에 넉넉하게 100타.

누구나 120세에 어쨌든 걸어서 120타를 친다면 인류의 건강과 경제문제가 범인류적으로 해결될 수 있을 것이다. 골프는 3~5명이 같이 어울리는 사회적인 운동이다. 경제적으로 어려운 친구들과 허물없이 즐길 수 있는 스포츠이기에 골프를 범사회적으로 확대한다면 건강과 복지 문제까지도 해결이 가능하다고도 볼 수 있다.

복지와 연결한 친환경적인 방법을 찾는다면 관리가 복잡한 잔디보다는 농약이 필요 없는 약초로도 사용 가능한 식물로 대체할 수도 있다. 잔디보다 잘 자라고 식용, 약용 모두 가능한 대체 식물도 찾아낼 수 있다. 골프의 규칙만 약간 바꾸면 가능하지 않을까? 무성히 자란 약초를 베어내면서 치는 골프도 더 유익할 수 있다는 뜻이다.

인간이 사고방식의 유영성을 나눌 수 있다면 건강과 재미와 복지와 경제 모두를 같이 나눌 수 있다는 의미이기에 각자(各自)가

각자(覺者)의 행복한 전인적(全人的)인 장수를 구현하는 사회가 실현되고 언젠가는 이루어질 것이다.

궁극의 의학을 위하여

다시 한번 이 문장을 음미해 봤으면 한다.

The universe is made of stories not atomic.
우주는 이야기로 만들어졌다. 원자가 아니라.

이 책은 형이하학적인 의학의 상당 부분을 넘어서는 이야기를 하고 있다. 일반적인 의학은 아픈 곳을 고치는 것을 말한다. 그렇지만, 여기에서는 다소 허황한 종교, 철학 및 인문학 등을 포함하기도 하고, 또 그것을 초월하기도 한다. 굳이 이야기하자면 '숭고론'이라고 할 수도 있겠다. 숭고론은 개념적 현실감각으로는 모신론(母神論)이라고 할 수도 있다. 러시아를 침공한 나폴레옹의 이야기에서 모신론의 감각적 일화를 느낄 수 있다. 러시아 지역을 침공해 러시아 겨울의 혹한 속에서 먹을 것이 없어 수많은 나폴레옹의 군인들이 죽어 나갔다. 한 마을에 이르러 아이에게 모유를 먹이는 여인을 발견하고, 아이에게 줄 젖이 나오는 상황이면 식량이 있을 것으로 생각하고 비상식량을 찾기 위해 마을 사람들을 고문했다. 그러나, 먹을 것을 찾을 수 없었다. 자세히 알아보니, 어머니들은 젖을 자식들에게 먹이기 위해 자기 젖꼭지를 잘라서 나온 피를 조금씩 자식들에게 먹이고 있었던 것이다. 그만큼 어머니의 사랑은 경이로울 만큼 숭고하다. '어머니의 사랑은 숭고하다'를 세 글자로 말한다면 모신론이다.

현대과학에서 없다고 하는 신을 모실 필요는 없다. 어머니는 굶어서 죽어가면서도 자기의 피를 짜서라도 자식을 먹인다. 니체가 신이 죽었다고 말하고 교황청에서는 굶어 죽어가는 아이가 많은 현실 속에서 신의 의중을 알 수 없다고 했다. 수많은 비참한 질병의 참상은 또 다른 지옥이다. 기아, 전쟁, 질병. 이 세 가지가 없는 곳이 기본적 행복의 조건일 것이다. 궁극의 'sublime'한 감각의학은 이러한 현실적 모혈(母血)적 의미에서 나온 실용의학이다. 그리고 내용상으로는 양자론을 바탕으로 한 원자폭탄에 비견될 만큼의 강력한 작용적 힘(예: 동결면역)을 가지고 있다.

현대 면역학이나 장수학에서 가장 문제가 되는 노인성 노폐물 제거도 엄청난 힘과 감각적 작용으로 실제적 치유가 일어난다. 노폐물을 없애는 작용이 거의 양자 지우개에 가깝다고도 할 수 있다. 지우개가 물에 젖은 휴지를 닦아 낼 수는 없다. 즉 너무 늦은 나이의 질병이면 몸 자체가 노폐물 덩어리라 닦아 내고 말고 할 것이 없다. 쇠에 녹이 슬어 녹 덩어리가 되면 이미 중심부까지 녹이 슬어 녹을 없애면 그냥 녹물만 남는 것과 같다. 이런 경우, 궁극의 'sublime'한 세놀리틱 감각치료를 하면 수일 내에 편하게 그리고 영원히 잠들 수 있다.

전 세계적으로 부의 지도자는 없다. 즉, 인류의 많은 기아를 해결할 부의 리더가 없으나, 부를 지배하는 자는 많다. 현재 정치 및 종교 역시 인류의 고통을 근원적으로 해결할 지도자적인 힘이 별로 보이지 않는다. 지배적 종교의 힘을 제거한 숭고한 본질적 愛物의 종교적 모신론(母神論)에서 나온 실증적 힘과 실체만이 우리 모두를 행복하게 할 것이다. 이것이 지배적, 아편적, 모순적 힘을 제거한 영지주의적 의학이다. '나쁜'의 어원은 '나뿐(only me)'이고 '좋은'의 어원은 '주는 이'라고 한다. 이는 불교의 보시, 기독교의 낮은 곳에 임하는 사랑과 같은 의미이다.

전 세계인이 인정하고 애용하는 한국 인삼의 경우 관련된 수많은 논문이 존재한다. 하늘의 별이라는 이름이 붙은 천남성에 관한 논문은 이에 비하면 거의 없다. 또한, 인체의 신진대사 질환에 큰 효과가 있었던 금침요법도 거의 사장되었다. 영구법은 거의 퇴출

당하였고, 죽을 날만 기다리던 만성질환 후유증으로 걷지 못하던 사람들을 수일 만에 걷게 하고 수명을 늘렸던 의학 역시 관련자들의 욕심이 램프의 거인처럼 감옥에 가두어 사장되었다.

남아있는 유물 같은 단서들이 과거와 같은 효과를 나타내려면 얼마의 시간과 노력이 필요할까? 비참하게 죽어가는 사람 100명 중 80명 정도 살리는 의학이었다면 지금은 그 절반 정도도 힘들 것 같다. 사실 그 정도만으로도 엄청난 의술임이 분명해 보인다. 모신론적 감각의학은 그것을 구현해 보거나 자세히 관찰한 바로는 판도라 상자의 마지막에 남은 희망의 의학이다.

지금의 과학은 자본주의 경제학의 로봇 정도이기에 인류의 낮은 곳의 비참함을 해결하지 못한다. 종교나 철학 역시 같은 맥락이다. 모든 경제학 및 종교학의 근원은 생명현상의 엄청난 경이로움과 숭고함을 바탕으로 다시 수치화되어야 한다.

본질적인 義는 글자를 근원적으로 풀면 ‘羊’ + ‘我’의 합성어이다. 앞 글자는 ‘양의 머리’이고 뒷글자는 ‘나’이다. 고대의 양은 먹을 것과 아름다움을 뜻한다. 중병에 효과 없고 병색이 깊어 다리가 썩는 괴사증에 아름다움이라고는 찾아볼 수 없으므로 우리는 병든 사람을 병신이라고 업신여기거나 피하게 된다. ‘의’란 나를 궁극적으로 아름답게 하고 건강하게 하고 양털처럼 춥지 않게 하고 양의 고기처럼 나를 굶주리지 않게 하는 것이다.

모신론적 치료에 있어서 현대의학적 만성통증은 대개는 수일 만에 해결된다. 사실 평균수명 120세는 너무 쉬운 청소에 가까운 노폐물 제거법으로 해결이 된다. 문제는 우리의 추한 의식이다. 아픔의 원인은 막힘이다. 즉 불통과 노폐물이다.

　동결면역이나 천남성은 이 노폐물을 얼려 죽이거나 세포 자극으로 죽여 풀어내는(빼내는) 방법이다. 즉, 어떤 과정이 필요하기에 故 공동철 씨는 아파야 낫는다(변화의 감각적 과정이 있어야 낫는다)고 이야기했다. 아(我)를 푼다. '아파(我破)'이다. 비나이다. 비나이다. '비나'는 '貧我' 즉 나를 비우는 것, 명상이다. 극도로 이완시킨다. 내 몸의 노폐물을 비운다. 모두 같은 맥락의 깨달음이다.

　너희는 하늘나라의 의를 먼저 구하라는 말이 있다. 지진이 났는데 나만 살 방법은 없다. 생명의 법칙은 때로는 무섭다. 우리는 언제 지진이 날지 예측할 수 없기에 지진을 두려워한다. 우리는 반드시 죽는다. 하지만 언제 어떻게 죽을지 모른다. 그러기에 죽음 앞에서 겸손해져야 한다고들 한다. 감각의학은 심신을 잘 단련시켜 죽음의 본질도 깨닫게 한다. 그러하기에 아인슈타인 같은 경우 편안히 죽을 수 있었다(여러분이 원하는 안 아프게…). 인간은 블랙홀의 신비를 모르기에 연구하고 그러한 현상을 경외시한다. 생명의 본질은 알수록 신비하고 경이롭고 모르는 부분도 많기에 경이롭기까지 하다.

이제 인간은 머지않아 양자컴퓨터까지 동원해서 우주의 신비를 규명하여, 자동차를 만들 듯 우주를 만들 수 있다고까지 한다. 이른바 유발 하라리의 표현대로 호모 데우스, 신이 된 인간을 주장한다. 아마 현대판 바벨탑이 될 것이다. 핵융합을 구현하다 불장난에 타버린 초가집처럼 과학에 의한 과학에 집착하다가 우는 미친 일이 일어날지도 모른다.

이야기를 마치기 전에 인간의 머리로 알 수 없는 하나의 사례만 소개하고자 한다. 사금은 보통 작은 강가에 있다. 일종의 금 부스러기가 깨어져 흘러나오는 것이라고 보는 것이 타당하기에 그 물줄기를 근원까지 거슬러 올라가면 당연히 금덩이가 나오게 된다. 그런데 아무리 근원 줄기를 파헤쳐도 금이 나오지 않았다. 오히려 올라갈수록 금이 적어지는 것이다. 최종적 결론은 믿어지지 않지만, 포도에서 시간이 지나면 포도주가 만들어지듯 암흑 미생물이 원자의 구조를 바꾸어 수만 년에 걸쳐 금 입자를 생성했다는 것이 밝혀졌다. 심지어 우리가 먹는 달걀의 경우와 갓 태어난 병아리의 칼슘 비율이나 절대량은 큰 차이를 보인다. 병아리는 알 속의 흰자와 노른자를 이용해 칼슘 덩어리를 만들어 낸다는 것이다. 이는 물질 보존의 법칙을 뛰어넘는 생명현상이다. 돌이 금으로 바뀌고, 기름이 뼈로 바뀌는 정말 경이로운 일이 달걀 속 생명세포 안에서 일어난 것이다. 미생물학의 발달로 많은 장내 유익균 및 유해균의 역할이 밝혀지고 있지만, 여전히 인류는 미생물의 과학적 작용 기전이나 종류를 99% 모르는 암흑 미생물로 남겨 놓고 있다. 밸브의 밸류(Valve's value) 장에서 서술한 세포 관문을 제어하는 것을 논리적으로 이해하고 수행하려면 인간은 수천 대 슈퍼컴퓨터가 필요할 것이고 이런 슈퍼컴퓨터가 세포의 관문을 자동제어 한다면 인간은 계산 시 발생하는 열로 타 죽을 수밖에 없을 것이다.

그런 고도의 생명현상이기에 아직 모르는 부분이 의학에 널려 있는 것이다. 즉, 우리는 양자터널을 이해하지 못해도 밥을 먹고 양자적 대사를 한다. 우리는 세상에 존재하는 것을 전혀 몰라도 동결면역법, 영구법, 약초요법 등 호르메시스 치료법으로 평균수명 120 또는 150세까지 충분히 살 수 있다는 것이다. 계산이 아닌 인간다운 사랑의 감정을 바탕으로~.

Love happens each other.

닥치고 오래 살기

초판 1쇄 인쇄 2025년 12월 30일
초판 1쇄 발행 2026년 01월 15일
지은이 이동경·박성완

펴낸이 김양수
책임편집 이정은
교정교열 연유나

펴낸곳 도서출판 맑은샘
출판등록 제2012-000035
주소 경기도 고양시 일산서구 중앙로 1456 서현프라자 604호
전화 031) 906-5006
팩스 031) 906-5079
홈페이지 www.booksam.kr
블로그 http://blog.naver.com/okbook1234
페이스북 facebook.com/booksam.kr
이메일 okbook1234@naver.com
ISBN 979-11-5778-730-2 (03510)

맑은샘, 휴앤스토리 브랜드와 함께하는 출판사입니다.